中醫稿抄本叢刊

上海辭書出版社圖書館藏

段逸山◎主編

第十二册

·保嬰總論集要
·保赤心筌
·吕祖一枝梅
·外科傳薪集

上海辭書出版社

保嬰總論集要

保嬰總論集要

《保嬰總論集要》不分卷，清稿本，四册。清周振飛編訂，成書于清嘉慶十七年（一八一二）。周振飛，汝南（今屬河南）人，號柏溪山人，清乾嘉時期生活于檇李（今屬浙江嘉興）。此本封面殘損，無序跋與目録，部分經絡圖設色。書高二十四點二厘米，寬十四厘米。無版框界欄。第一册首葉有『中華書局圖書館藏書』印。

第一册書前首載《酌聚保嬰總論集要》，論述小兒驚風辨證及推拿治法，提出驚風治療必須認明嬰兒虚實，辨正急慢之症，始可用藥。然雖用藥，不如推拿更妙。後論五運六氣，包括《推五運》《推主運》《推客運》《推五運邪正二化》《推六氣》《推主氣》《推客氣》《推天符歲會太乙天符法》《推六氣所勝用藥》《推南北政二》《推寄宫》等十一篇。文後載編者按語，云『此全録明吴（菊泉）、袁（顥孟）氏八世名家之痘科秘藏珍書』，檇李周柏溪録，始于乾隆五十年（一七八五）春，終于嘉慶十六年（一八一一）小春月，歷時二十六年之久。

第二册論述經絡。主要載十二經脉圖、各經諸穴歌，以及任脉經圖、仰人形圖、側人形圖、覆人形圖、仰手形圖、覆手形圖、足前形圖、足後形圖和圖説，末題『嘉慶十七年壬申歲次桃月，柏溪山人注書方蘭書屋』。其中除載明十二經脉穴位、經絡走向外，還論述各經之驚與痘病出現的症狀，如：『心包絡經之痘，病在氣者，臂肘攣急腋腫，甚者，胸脇支滿，心中大動。病在血者，心痛，或煩，或心掌中熱。』『三焦經之驚與痘，病在氣者，耳聾，嗌腫，喉痹；病在血者，汗出，目鋭眥痛，頰腫，耳後肩臑肘臂外皆痛。心包絡與三焦相合，此二經之痘，包絡宜從心經，三焦宜從腎經。』

第三册解説治痘法。首先載面形圖、面具一身之形圖、五募圖、八會圖和圖説，論述四關、十二原、十三骨空、四海等理論。再論痘疹，闡述痘疹的病因、預推吉凶、出痘之期、相傳日數等，後載痘疹治法，包括痘前治法、十八首方藥症治、關于痘症的十問、三疑，以及痘疹順逆、傳期治法等。提出治痘三法，祛解梟伏之毒、調理脾胃之氣、補助榮衛之元，三者不可缺一；同時治痘要結合四時之氣，春時要疏暢，夏時要和解，秋時要發散，冬時要暖治。此外，還詳論痘疹夾症的治療，如夾食、夾瘻、夾疹、夾傷寒、夾癍、夾驚、夾瘧、夾痢，以及痘症兼症的原因，如痘裏發噎、痘裏鼻嚏、痘裏口吐蟲、痘裏手足指冰冷等。

第四册爲小兒推拿論治，編者對此尤爲推崇。首載《論推拿之由》《表小兒無患歌》《風氣命三關説》《看指節定訣》《面部分五色》《小兒被驚》《五臟六腑歌》《論推陽掌之法訣》《論陰掌推挪》以及《論字説》等。後載十一種推拿手法，包括天門入虎口、黄蜂入洞、赤鳳摇頭、打馬過天河、水裏撈明月、飛經走氣、按弦搓摩、雙鳳擺尾、二龍戲珠等。接載二十一種驚症的症候及推治之法，包括臍風驚、蛇絲驚、馬蹄驚、水泄驚、鯽魚驚、烏鴉驚、潮熱驚、肚脹驚、夜啼驚、宿沙驚、急驚、慢驚等。又載十六種雜症的推治之法，包括肚疼症、火眼驚症、氣腫症、水腫症、黄症、痰迷心竅症、走馬牙疳症、痰瘧症、食瘧症、虚瘧症、邪瘧症等。書末另載《兒郎歌》《挪拿變通之法》《運行八卦法》三篇。

此本前三册主要摘録明代袁顥《袁氏痘疹全書》中的内容，論述五運六氣、經絡以及治痘法。第四册論述小兒推拿，認爲『任是驚風、痰熱及一切内外等症，一以後法行之，若能尋經推挪，按穴運行，無有不頃刻立應者。誠心造不刊之書，救世之妙訣也』。書末言『推挪運行之末卷，蘭香書屋置録』，内容亦較豐富，但未曉摘録何書。

（熊　俊）

目録

遵馬祖法　酌聚保嬰揔論集要

凡治驚風必須認明嬰兒虛實辯正急慢之症始可用藥然雖用藥不如推拿更妙但要知推拿有真假現有等不知進退則只想圖利不思性命交關之重大亂言有上好救命之丸散哄論人財帛非但不能治症而且害人性命豈非世患之小人再者混稱推拿可笑爾知推拿之法從何處用起從何處交代之法者曉亂掐亂推即為推拿再者用巴霜散有等愚人相信是實用此單要知巴霜散大黃為肉巴

豆為夜耳实火之症即瀉見鬆再者大黄巴豆之毒存留於腸胃之中何藥可消豈非積痛乎後提屠不抄耳遇虛寒之症瀉而不止耳何結局何藥可得安痊矣假耳再有一此雜道个个婴孩有病就其合就之藥俱可用得雖道驚風無急慢婴孩無虛实病症止有一樣再要口稱珠黄散更豈有此礼凡遇症將珠黄散撮一撮与他所到手几乎之謝意豈非說真真方而賣假藥乎予劝人也世人千切不可听信愚人必須考察真真才是实為要有病闭方定剂有驚推揶第一耳有驚無病推揶定方此為上策也耳一切幼科只曉藥用不曾驚風又要

推言看驚看驚罔言有病互相推諉此症有誤矣再者驚与
痘相連假如心經痘重驚而起一用驚藥將如之何推揶有攻
補瀉散之法豈勿妙哉何必闖投藥餌手要知病重藥輕反生
他忌豈可可亂豈勿人財兩失豈勿傷哉痛哉予抱不才畧表
愚意以辯驚痘疹病症誒用藥誒推揶詳細廣註並舉手之
形像從頭止尾一併摘録假如嬰兒如象傷風之症不可用化風祛
痰之藥此像即是慢驚風之類再者用藥即變單厥弓之症如
帶泄瀉畧畧嘔吐如吃抱龍丸或菖蒲汁或荊芥汁此症變成双
掬弓之症如小便撒出赤色少停變白如腐醬色樣此症即是

搦弓反掌不治之症見此症者推挪四五次此症平安矣推挪要知
真假異容易辯大方脉望問聞切推挪之法看其面色即知病症即
是真推挪法亦假不能交代之糊〻的〻何〻哄騙而已即可明辯之
必須慎思之驟勿篤行之此等弊病衆皆知之不得有悞嬰孩矣豈
勿樂哉無患手再有等覡狼或尼姑之類將米收驚到煞得他道彼
者要其財米到手無害於事要意掐〻押〻連叫几声相公大爺
扨〻太太倘或病脱體即可相信有功叻利矣再有等方脉之輩
以為道地將嬰兒按脉乃知拇指按三部脉名為衰轉尋況大方脉四
指為整指幼科揩為整七指即為遲按慣大人脉六七指彼有火即

用涼藥況且嬰童是純陽之火儘可用得涼藥豈非大悞其事予出外看症每每如是大悞蒼生痛恨之孜不知脉遲寒涼藥亂用開口嬰孩純陽之骵如涼藥藥死人慢慢平沉死無險像此所以現今混世之醫生每用涼剂無害於己用熱藥要脉精通拿得定當即附子肉桂乾姜等藥倘有差遲熱症用熱藥七竅流紅如服毒一搬將如如之何豈勿可怕現今世患之輩將涼剂以為世論醫資而已每每如此再遍用涼剂嬰孩平沉下來推言者會治病勿謂看驚症以回驚豈勿傷哉再皆請明驚之友到家裡、看回報一声躭擱日脚許久不能治矣豈勿於戲哀哉

性命送脫予所以勸世友勿吃藥為中醫假以嬰孩或咳嗆或遍身
微熱或壯熱或乍熱乍寒者此六歲之内總算在变蒸之症此
係千萬不可用藥以吃抱龍一粒即卒或推拿鬆骨節領臟腑
再者俗語云大座列可勿害以投凉劑此症難治矣薛立斋醫案
巢氏全書錢仲陽法錄馬郎全錄總云推拿小兒之脉氣不和
則弦急傷食則沉緩虛驚促急風浮則冷沉細脉亂者不治之
症水鏡诀云陰陽運合男女成形 已分九竅四肢乃生五臟六腑部
位所逆順雖明若憑寸口之浮沉必乃横亡於孩子須明虎口辯別
三關以三関专是四足驚赤是水驚黑色人驚紫色泻痢黄色

雷驚三関通度即是極驚此症不治或青或紅有紋如線一直者是亂食傷脾發驚熱左右一樣者是驚母積齊發有條或散是肺生風痰或似齁䶎聲有赤是傷食寒及嗽如紅火是瀉紅黑相兼主下痢青白痢紅赤痢紫色相兼發渴如虎口脉紋亂主胃氣不和青者驚與積青黑慢驚脉入掌乃内釣指紋出裡風盛如彎弓食積此論三歲以上之法若三歲以下用一指按高骨乃分三関定其息數呼吸八至為平脉九至不安十至危困浮主氣風沉遲主虚冷實主有熱緊主癲癇洪主熱盛沉緩主虚瀉微有積有虫遲濇主胃脘不和沉主乳食難化沉細主乳食停滯緊弦

主腹中熱痛牢實大便秘沉而帶數者骨節熱弦而帶長腸
肝有風驚數者乃急驚風為患四肢掣顫浮洪乃胃口有熱沉
緊主腹痛有寒虛濡者有氣不和又主慢驚芤主大便血四歲以下用一
指衮轉尋三部脉以関為準七八歲移指少許九歲定依三関部位於十
一歲十二歲亦同十四十五歲依大方脉部位診視凡看脉先定浮沉遲數
陰陽冷熱沉遲為陰浮數為陽更兼看部位形像氣色為要不可圖行
有悞青主驚風白主虛浮赤主痰熱黑主病甚黄主脾疳以此相參察
病治療庶無誤矣又全幼心鑑云小兒半歲之際有病當於額前眉
端髮際之間以名中食三指曲按之兒頭在左舉右手在右舉左手

食指為上中指為中名指為下三指俱熱主感風邪鼻塞氣粗發熱咳嗽若然三指俱冷主外感風寒內傷飲食發熱吐瀉水若食中二指熱主上熱下冷名中二指熱主夜驚之疾食指熱主胸滿食滯又當參辯脉形主之水沉形主飲所傷內熱欲吐或腸鳴自利煩燥啼哭用助胃法消飲食分陰陽若然消食而病仍作用磨臍察掌助胃法兼補脾胃水螺珠形主脾虛停食胸膈脹滿煩渴發熱用心經退熱法將中指共上推至掌運四九扁扶脾土後用六君子湯調養中氣長珠形主脾傷飲食積滯肚腹脹作痛寒熱不食先用扶脾法手掌中運八卦臍上磨臍法中指三焦運四九扁者停滯即

消再用扶土法行之○長蛇形主脾胃濕熱中脘不利乾吐不食此因痞邪内作用剋熱散邪法後用四味肥兒丸再用六君湯補脾即安矣○去蛇形主脾虛食積嘔吐煩渴氣短喘急不食飲食困睡用補中益氣法調補脾土○弓反裡形主感冒寒邪哽氣出氣驚悸倦怠四肢稍冷小便赤色咳嗽吐涎推祛外邪然后用五味異功散加茯苓當歸養心血助胃氣若邪既解而驚指冷此以受傷也宜用七味白朮散補之若洞亂氣粗喘促哽氣者此症難治脾虛甚故也弓反外主痰熱心神恍惚夾驚夾食風癇痰盛先以天麻防風推治之次用異功散調中氣○鎗形主風熱生痰發搐先

用抱龍丸未應用牛黄清心丸若傳於脾肺或過用痰〻藥而見一切
諸症者專調補脾◯魚骨形主驚痰發熱先用抱龍丸治〻未
應屬肝火實熱少用抑青丸以青肝隨用六味丸以補肝或發熱
少食或痰盛發搐乃肝木尅土〻故用六君子湯加柴胡補脾土以
制肝木◯水字形驚風食積胸膈煩躁頓悶少食或夜啼痰盛口
噤搐搦此以脾土虚弱飲食積滯而木尅土也先用大安丸消導
飲食次以六君子加鈎〻補中清肝若已服消食化痰〻劑而病不
愈者用四君湯升麻柴胡鈎〻升補脾氣平制肝木◯針形主心肝
熱極生風驚悸頓悶困倦不食痰盛搐熱搦先用抱龍丸祛風化痰

次用六君子湯加鈎〻平肝実脾治法　透関射指形主驚風痰熱
聚於胃陽此乃脾肺虧損痰邪乘聚先用牛黄清心丸清脾肺化
痰次用六君子湯加桔梗山藥補脾土益肺金治法　透関射甲形主
驚風肝木尅制脾土之敗症急用六君子湯加木香鈎〻肉桂温補脾
土未應即加附子以回陽氣多得生氣嘗聞古人云小兒為芽兒状
作〻萌芽水〻濕也蓋因臟腑脆嫩口不能言最難投済耑察其
面色而知其所屬次驗唇口以辯其所因実為治法之簡要也再
表推拿勿用藥〻簡要也或嬰孩初生或窟強或牙関不開此等
多不能用藥或夜尽更深一時不能倍办藥料急且将推拿

周之何意有此表後現今有等化言之單不平推揶之法前首
用賈面合虛心此所多讀即將推揶處之法細擇一二凡遇症先
將頭頂從百會穴推起天庭眉輪風池氣门兩太陽三根年壽鼻
正兩顴骨兩頤唇中兩口角直至承漿穴再太陽之下兩夾叉穴
後面枕骨髮際風门風池推至高荒穴面部交代再推手上手心即內
勞營行八卦按弦搓摩或小腸不利或大腸不下或便溏泄瀉
即將按指取徑按揶收大指即是脾土點指其小腸第三節大
腸中指心大第三節三焦無名指其肺徑第三第節肝小指其
命门第三第節腎水手背為外勞營也行運壁再行到曲池

穴捏陰陽兩穴如不惺人事即急捏威靈精寧兩穴即惺再向上行到曲池穴捏肩井肩思穴交代再掐心窩安五臟領六腑安魂定魄厥胆氣而平肝木掐乳防穴按氣门而補脾土即為辯子出而定陽陰再用摩膀摖掌掐肚角穴應丹田分利大小腸合防胱行環跳穴運至膝蓋骨螯鬼眼穴兩魚肚穴涎帶穴直行到湧泉穴止再將背上対運至腰督如此行四十九遍再方肯運下到尾閭穴俱以行到按三百六十五骨此通用行運如再疑難之症按症交代方法一一細書載明於後

遵

馬郎祖師扎聚 袁氏驚痘疹疹並穿 薛氏保嬰撮要録全訂 栢溪書録

凡五運皆主一年之運平歲與司天同在大寒日交

推五運

五氣經天之圖

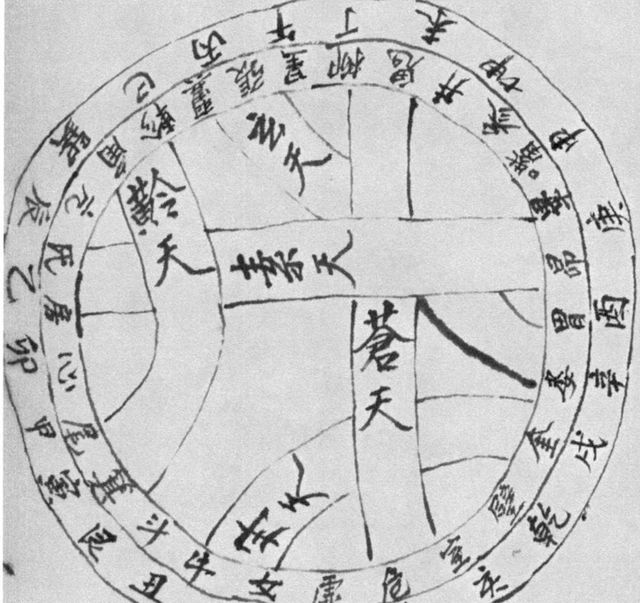

甲己土運

乙庚金運

丙辛水運

丁壬木運

戊癸火運

太過則先十三日有奇不及則後十三日有奇之善候天者常於是日望氣於甲己年後土運即見有黃氣經於尾心軫角之間乙庚年後金運即見有白氣經於亢氐昴畢之間丙辛年後水運即見有黃黑氣於翼張婁胃之間丁壬年後木運即見有青氣經於柳鬼危室之間戊癸年後火運即見赤氣經於牛女婁胃之間此造化自然之候萬古不爽者也

推主運

五運配五音甲己屬土配宮乙庚屬金配商丙辛屬水配羽丁壬屬木配角戊癸屬火配徵陽曰太陰曰少每歲主運皆始於角一年分

五運每運各主七十三日零五刻總五運之數則三百六十五日廿五刻共成一歲從年干上起如甲丙戊庚壬屬陽皆從壬字壬為太角則初運皆從太角起大寒日交丙運癸為少徵春分後十三日交三運甲為太宮小滿後二十五日交四運乙為少商大暑後三十七日交五運丙為太羽秋分後四十九日交而一年畢矣乙丁己辛癸年屬陰皆從丁字丁為少角則初運從少角而起丁見戊即二運為太徵戊下見己即三運為少宮己下見庚即四運為太商庚下見辛即五運為少羽而一年終矣凡主運陽年起壬陰年丁初木二火三土四金五水正與四時之序相合乃年年不易者惟丁壬二歲適從太起主客相

合故內經于此二歲各註正字

推客運

客運每從年干變而數甲年五運甲為太宮土為初運乙為少商金乃二運丙為太羽乃三運丁為少角乃四運戊為太徵乃五運乙年五運乙為少商乙下見丙即兩運太羽丙下見丁即三運少角丁下見戊即四運太徵戊下見己即五運少宮其餘倣此推之

推五運邪正二化

土為雨化火為熱化金為清化木為風化水為寒化陽年太過運只一化數甲年土運只是雨化乃正氣化度也陰年不及并運所剋所生而

同化之水丁年木運本宜風然木運下金乘之金能尅木故兼清化又木能生火故兼化熱運於丁丑丁未年而命之曰其運風清熱蓋為丁之本化而清之熱則其所兼之化也下又云清熱勝復同蓋謂清熱之勝復與風運同也乃邪氣化度也此邪正二化不可不知也下載太過不及之運以備參考

太過五紀　木曰發生　火曰赫曦　土曰敦阜　金曰堅成　水曰流演

辰戌　上羽其運風　暑　陰雨　涼　寒肅

其化鳴紊啟拆　暄暑鬱燠　柔潤重澤　霧露蕭殺　凝慘凓冽

其變振拉摧拔　炎赫沸騰　震驚飄驟　肅殺凋零　冰雪霜雹

其病眩目瞑　热鬱　濕下　燥背膂滿　大寒留於溪谷

寅申上徵其運風鼓　暑　陰雨　涼　寒

其化　其變照前一式

其病　掉眩支脇驚　上热血热血泄心痛

體重胕腫痞飲　肩背胸中寒浮腫

子年上徵其運風　炎暑　陰雨　涼勁　寒

其化　同前　暄曜鬱燠　同前　同前　同前

其變　同前　同前　同前　同前　同前

其病　支滿　上热血溢　中滿身腫　下清　寒下

凡定期是以既其紀不必皆然者變動病之用也所以其間亦非太過者推之可知也其病者病由生也則為太角風勝脾土受邪風病飧泄食減體重煩冤腸鳴支滿忽忽眩冒巔疾雲物無動草木不寧甚而搖落反脇痛而吐甚則衝陽絶者死

歲太徵火勝金肺受邪民病瘧疾少氣欬喘血溢血泄注下嗌燥於耳中熱肩背熱甚則病反胸中痛脇支滿痛膺背間痛兩臂內痛身熱膚痛骨而為浸淫復則雨水霜寒天符則火燔焫水泉不動凍病反譫妄狂起欬喘息鳴下甚則血溢血泄不已太淵絶者死不治

鳴太宮土勝腎水受邪民病腹痛清厥意不樂體重煩寃甚
則飢肌肉痿足痿不收行善瘈脚下痛飲發中滿食減四肢不收
反下甚而太淵絶不治歲太商金勝肝木受邪民病兩脇下少腹
痛目赤目背痛耳無聞肅殺而甚則躰重煩寃胷引背痛甚則
喘咳逆氣肩背痛引尻陰股膝髀腨足皆病金炁峻本木炁下草
木蒼乾反心脇暴痛不可反側欬逆甚而溢太淵絶者死不治
歲太羽水勝心火受邪民病身熱煩心燥痿陰厥上下皆寒胆妄心
痛寒氣早至甚則反病腹大脛腫喘欬寢汗出憎風復則大雨且
至埃濕霧露朦鬱天符則雨水霜雪不時雨降炁變反病腹滿

腸鳴飧泄食不化神门绝者死不治

凡五運太過之勝由乎变也变則勝至有勝則必復之勝之作病

蓄也五運不及則其化减半已所不勝來兼其化則如土不及而気

木化之數也已所不勝來於其勝衰而受邪屈伏不伸求救子之

報母讐必復其過隨勝而腹病之作也

不及五紀	木	火	土	金	水
	委和	伏明	卑監	從革	涸流
其運	風燥熱	熱寒雨	雨風涼	燥熱寒	寒雨風
其災宮	三	九	五	七	一

凡定此期是以專明不及之運非謂但逢陰干便為不及凡陰之中
亦有平運不可不通乎歲運不及則非此之化及災也
歲少角木衰燥令大舉草木晚榮肅殺而甚之則剛木萃著
柔萎蒼乾民病中清胠脇痛引少腹偏反受邪脾病腸鳴溏
泄金土並化則涼雨時至天刑尅木炁災正草木焦槁蒼木再凋火
後則炎暑流行濕性燥柔脆草木焦槁倖生華先潤者化寔
土氣急則故也則病寒熱瘡瘍疿胗癰痤白露早降收殺炁行
寒雨害物蟲食甘黃脾反病也
歲少徵火衰寒氣大舉物榮而下凝慘而甚則陽氣不化本乃折

榮民病胷中痛脇支滿脇下痛膺背肩胛間痛兩臂內痛鬱
冒朦昧心痛暴瘖上下与腰背相引而痛甚則反痛（屈）不能伸髖髀
如別復則埃鬱大雨且至黒氣迺辱則病鶩溏泄腹滿食飲不下胃
中腸鳴泄注腹痛暴攣痿痹足不任身也
歲少宮土衰風氣乃行草木榮茂燥爍以行飄揚而甚秀不實民
病飧泄霍乱体重腹痛筋骨繇并肌肉潤酸善怒金復則木乃蒼
潤筋暴痛下引少後善太息虫食其黃氣客於脾黅穀乃秀民病
食少失味蒼穀上角則其復民康矣
歲少商金衰炎迺行火氣迺用庶物以茂燥爍以行民病肩

背瞀腫鼽嚏血便注下後則寒雨暴至乃零冰雹霜雪殺物陰
寒蔽陽反上行形腦戶痛延囟煩蒸熱口瘡甚則心痛也
歲少羽水衰濕令大舉火氣迺用其化迺速暑雨數至民病腹滿
身重濡泄寒瘍流水腰股痛發膕腨股膝不便煩冤足痿清厥腳
下痛甚則腫胕上宮則大寒數舉蟄虫早藏地積堅冰陽光不治
民病寒疾於下甚則腹滿浮腫木復則大風暴發至草偃木零生長不
鮮面無變筋骨併辟肌肉瞤瘛凡此五運太過不及雖有常位勝
無必也然有勝則復無勝則否亦有勝而不能復者視其所在

推其至理而可至也

嘉慶十六年菊月

推六氣

司天正化對化之圖

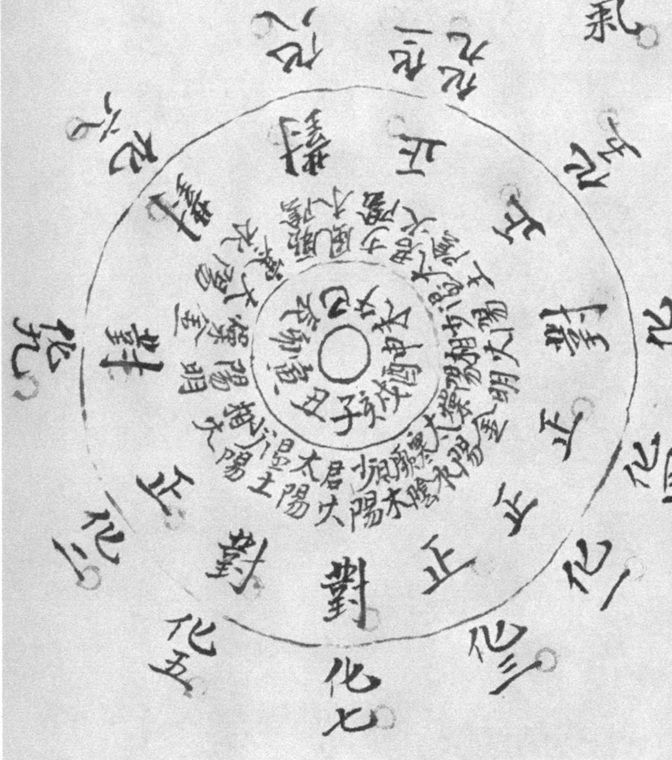

推此五運六詳細辯別扎註言明　皆在

栢溪周振飛扎錄

子午歲少陰君火司天陽明燥金在泉

丑未歲太陽溫土司天太陽寒水在泉

寅申歲少陽相火司天厥陰風木在泉

卯酉歲陽明燥金司天少陰君火在泉

辰戌歲太陽寒水司天太陰溫土在泉

巳亥歲厥陰木司風天少陽相火在泉

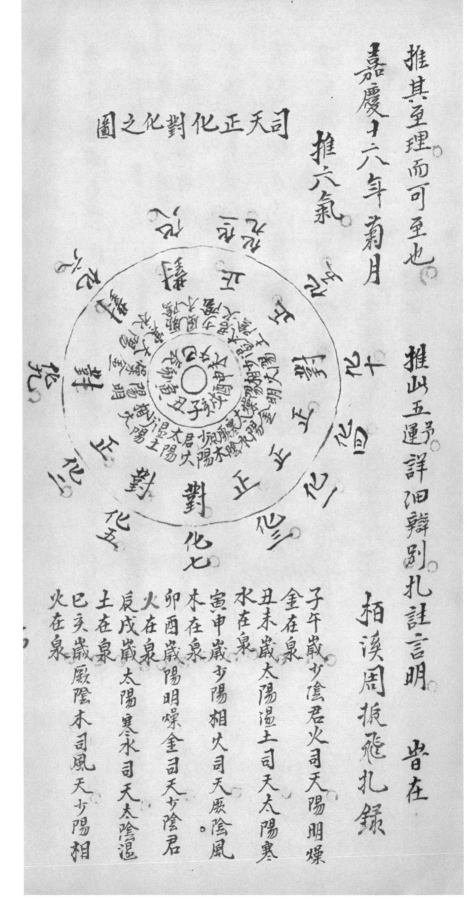

接亥為足厥陰肝子為足少陰腎丑為足太陰脾寅為手少陽三焦卯為手陽明大腸辰為手太腸陽小腸巳為手厥陰包絡午為手少陰心未為手太陰肺申為足少陽胆酉為足陽明胃戌為足太陽膀胱故亥巳年即厥陰風木司天子午年即少陰君火司天丑未年即太陰濕土司天寅申年即少陽相火司天卯酉年即陽明燥金司天辰戌年即太陽寒水司天進三位即為在泉如子午年少陰君火司天歷丑寅卯三位則卯上陽明燥金乃為在泉也丑年太陰濕土司天進三位歷寅卯辰則辰上太陽寒水乃在泉也寅年進三位則巳上厥陰風木在泉卯年三位則午上少陰君火乃在泉也辰年進三位則未

上太陰濕土乃在泉也其餘倣此一年六氣司天管前三氣在泉管後三氣如子午年同是少陰君火司天午為火子為水午為正化子為對化丑未太陰濕土丑未皆屬土未有火能生木故為正化而丑則為對化寅申少陽相火寅乃火長生之地故為正化而申則對化卯酉陽明燥金酉屬金故為正化而卯則對化辰戌太陽寒水戌與乾同宮故為正化而辰則為對化巳亥厥陰風木亥上有甲故為正化而巳則對化也

推主氣

主氣者不動者也靜而守位每歲自年前大寒日交之初氣厥陰

風木為主正月二月之分也春分日交二之氣少陰君火為主三月四月之分也小滿日交三之氣少陽相火為主五月六月之分也暑熱炎火也大暑日交四之氣也太陰濕土為主七月八月之分霖霪雨化也秋分日交五之氣陽明燥金為主九月十月之分金氣收斂萬物也小雪日交六氣之太陽寒水為主十一月十二月之分大寒凜冽也其所交時刻有四六天之法申子辰三年為一六天自寅初水下一刻交初之氣巳酉丑三年乃二六天自巳初一刻交寅午戌三年乃三六天自申初一刻交亥卯未三年乃四六天自亥初一刻交每一氣計六十日餘八十七刻半滿此日數即交第二氣再滿即交第三氣至

六氣而一歲終矣。每一晝夜共一百刻，以十二時分之，每時該八刻，共九十六刻，餘四刻，每刻變為六十分之，隸於十二時之上，四六得二百四十分，每時各得二十分。凡一時即有八刻又二十分之數，如子初一刻、初二刻、初三刻、初四刻為前四刻，每刻如六十分；正一刻、二刻、三刻、四刻為四刻，亦每刻各六十分，此八刻之正數也。將餘外二十分於初一刻之前另置一初初刻，得十分；於正一刻之前另置正初刻，亦得十分，所謂小刻也。如子年前十二日大寒甲子日寅初一刻交初之氣，自此歷六十日餘八十七刻半，交二之氣。自甲子日至癸亥日，則六十日滿矣，算八十七刻半：寅上八刻二十分，卯上八刻二十分，辰上八刻二十分，巳上八刻二十分，午上八刻二十分未上八刻二十分申上八刻二十分酉上八刻二十分戌上八刻二十分亥上八刻二十分共十個時辰以刻計之每时八刻得八十刻以分計之每时二十分該二百分每六十分退作一刻共得三刻零二十分通共八十三刻零二十分矣再得初二十分連前二十分共三十分為半刻又得子上初一初二初三初四刻正滿八十七刻半之數是子时正初刻交二之氣也自子中之正初刻起至戌末正刻得八十七刻半交三之氣自戌末正四刻起至酉之正初刻交四之氣自酉正初刻起至未末交五之氣自申初二刻起至午上初四刻得八十七刻半交終之氣此每歲主氣交司之時刻也

凡初之氣自年前十二月大寒中氣日交當年之初氣分主六十日八十七刻半至春分前六十日而有奇自斗建丑至卯之中木之位風之分也天度此風氣乃行天地神明號令之始也天之使也

子午歲（天氣加臨司沒）太陽寒水為初居之寒凜冽霜雪水冰也初之氣者迺（迁）暑將去寒迺始蟄虫復藏水迺霜復降風乃烈陽氣鬱民周密閉節禁固腰脽痛炎暑將起中外瘡瘍

丑未歲厥陰居之為大風發榮而毛氣降初之氣地氣遷寒迺去春氣正風迺來生和氣布化萬物以榮謂之歸氣風溫相搏雨迺後民病血溢筋絡拘強關節不利身重筋痿

寅申歲少陰居之為熱風傷人時氣流行初之氣地氣遷風勝迺搖寒迺太溫草木早榮寒來不殺溫病迺起其病氣拂於上血溢目赤咳喘頭痛血崩脇痛膚腠中瘡

卯酉歲太陰居之為風雨凝寒不散初之氣地氣遷陰始凝氣始肅水迺冰寒雨化其病中熱面目浮腫鼽衄嚏欠嘔便黃赤甚則淋

辰戌歲少陽居之為溫疫初之氣地氣遷大溫草迺早榮民之病迺厲溫作身熱頭痛嘔吐肌腠瘡瘍赤班也

巳亥歲陽明居之清風霧露朦昧初之氣寒之始殺氣方至民病寒風村蔑咳嗽左右脇下痛

凡二之氣自春分中氣交入二之氣分終六十日餘八十七刻半至小滿五前六十日而有奇自斗建卯正至巳之中二氣君火之位謂少陰熱之分也天度此暗泮火行君火熱之分不行炎暑君火德也

子午歲厥陰居之為風濕雨化羽虫二之氣陽氣布風迺行春氣以矣萬物應榮寒之風晴民迺和其病目瞑亦氣鬱於上而熱

丑未歲少陰居之為天正舒榮以其得位君令宣行故也二之氣大火正物二水化氣迺和其病溫厲火行遠近咸若濕蒸相傳雨迺時降應順天常愆時候謂之時雨也

卯酉歲少陰居之為潛逆大熱時行疫癘乃生二之氣陽迺布民草

迺舒木乃主藥癘疾大至民善暴死臣居臣位君居君位君居臣位壬午臣居君位甲子故平

戊辰歲陽明之位為溫涼不時二之氣大涼迺至民迺慘草乃遇寒火

氣迺折民病鬱中滿寒乃始自涼而又之於寒故寒氣始於來近人也

己亥歲太陽居之為寒雨間熱二之氣寒不去華霜雪水冰殺氣施行霜

迺降名草上焦寒雨數至陽腹藏民病熱中三之氣自小滿中氣日交

之三之氣分終於六十日餘八十七刻半至大暑前六十日而有奇自斗

建運巳正未之中

凡三之氣斗建運巳正未之中三之氣分相火之位也夏至前後各三

十日也少陽之分也天度至此炎熱大行

子午歲少陰居之爲大暑亢民病熱三之氣天正佈火火行庶物蕃鮮寒氣時民病氣厥陰心痛寒熱更作欬喘目赤

丑未歲太陰居之爲雲雨雹三之氣天政布濕氣降地氣騰而迺時降寒迺隨之感於寒濕則民病身重胕腫胷滿

寅申歲少陽居之爲雲雨雹暴熱至草萎槁乾炎炎濕化晚布三之氣天布正氣暑至少陽臨上雨乃涯民病熱中耳聾瞑血溢膿瘡欬嘔衄鼽嚏目赤暴死

卯酉歲陽明居之爲涼風氣向凉三之氣天政布行燥熱交合燥極而澤民寒熱而瘧也

辰戌歲太陽居之為寒氣間至熱爭冰雹三之氣天政布寒氣行雨乃降民病遇寒反熱中癰疽注下心熱瞀悶不治者死當寒反熱是也反天常熱氣起拾心神之危極不急扶救神迺消亡故治則生不治則死

巳亥歲厥陰居之為風熱大行雨化羽蟲三之氣天政布風迺時舉民病泣出耳鳴掉眩四之氣自大暑中氣日交

凡四之氣自大暑中氣日交入四氣之始終六十日餘八十七刻半至秋分前六十日而有奇自斗建未正至酉之中土氣治之雨之分也天度至此雲雨大行濕熱迺作

子午歲太陰居之為大雨濡四之氣溽暑至火行寒熱至民病寒熱嗌

乾黄瘅鼽衄飲發中滿

丑未歲少陽居之為炎熱沸騰雲雨冰雹四之氣是大臨溽蒸化地氣騰天氣否隔寒風曉暮蒸熱相薄草木凝烟濕化不流則白露陰布以秋萬物得之以成民病腠理熱血暴溢瘧心腹滿臚脹甚則胕腫

寅申歲陽明居之為清雨霧露四之氣涼乃至炎暑間化白露降民和卒其病腹滿腫浮

卯酉歲太陽居之為寒雨害物四之氣雨降病民暴作振慄譫妄少氣嗌乾引飲及厥心痛癰腫瘡瘍而瘧寒疾骨痿血便

辰戌歲厥陰居之為暴風雨摧拉而生倮蟲四之氣風濕交爭風化為

雨物之迺長迺化迺成民病大熱少氣肌肉痿足痿注下赤白

巳亥歲少陰居之為寒熱氣反山澤浮雲暴辱蒸四之氣溽暑濕

蒸爭於左之上民病黃疸而為胕腫五之氣

凡五之氣自秋分中氣日交入五之氣分六十日餘八十七刻半至小雪前六

十日而有奇自斗建酉正至亥之中五之氣分金氣治之燥之分也至

此萬物窮燥

子午歲少陽居之為濕為淒使政萬物迺榮五之氣畏火臨暑及至陽

迺化萬物乃長乃榮民乃康其病溫

丑未歲陽明居之為大涼燥疾五之氣慘令以行寒露下霜早降艸

木黄落寒氣及体君子固密民病膚腠

寅申歲太陽居之為早寒五之氣陽迺去寒迺來霜迺降氣門迺閉剛

木凋民避邪氣君子固密

卯酉歲厥陰居之為涼風大行雨生介虫五之氣春令迺行草乃生

榮民氣和

辰戌歲少陰居之為涼風秋濕病時行五之氣陽復化少乃長迺化迺成

歸大火臨故萬物歸榮

巳亥歲太陰居之為時雨沉陰五之氣燥濕更勝沉陰迺布寒氣及慘

風雨時行凡

凡六之氣自小雪中氣交日入六之氣分終六十日餘八十七刻半至大寒前六十日而有奇自斗建亥正丑之年中終盡天之氣水氣治之寒之分也天度至此寒氣大行

子午歲陽明司地居之為燥寒行功終之氣燥令行餘火內格病腫於上欬喘甚則血溢寒氣數舉則霧露雨聲瞖生及膝肉舍於脇下連少腹而作寒中地博易也氣勝則迺何可長也

丑未歲太陽居之為大寒凝冽終之氣大寒舉濕大化霜迺積陰迺凝水堅陽光不治感於寒則開節禁固腰脽痛寒濕持於氣交而為病也

寅申歲厥陰居之為寒風飄揚而生鱗虫降之氣地氣之正風迺萬物反生騰霧其病關閉不藏而欬逆

卯酉歲少陰居之則蟄虫出見流水不冰終之氣陽氣布候反溫蟄虫來見流水不冰民迺康平其病溫君火大之化也

辰戌歲太陽居之為凝寒寄地濕也終之氣正濕令行陰凝太虛埃昏瞑野昧民迺悽寒風以至反者孕死

巳亥歲少陽居之為冬溫蟄虫不藏流水不冰降之氣畏火司政陽迺大化蟄虫出見流水不冰地氣大發草迺生人迺舒其病溫厲

推客氣

每歲司天從二位為初之氣如子年少陰君火司天從二位是戌則太陽寒水為初之氣亥上厥陰風木為二之氣子上少陰君火為三之氣丑上太陰濕土為四之氣寅上少陽相火為五之氣卯上陽明燥金為終之氣其交氣日時与主氣同

推天符歲會太乙天符法

諸運与司天同者命曰天符如丁壬年運上臨厥陰風木司天丁亥丁巳戊癸火運上臨少陰君火司天戊子戊午甲己土運上臨太陰濕土司天巳乙庚金運上臨陽明燥金司天乙卯乙酉丙辛水運上臨太陽寒水司天丙辰丙戌是也運臨支旺之地名曰歲會又名歲位又名歲直如木旺於卯而木運臨卯

丁卯火旺於午而火運臨午戊午金旺於酉而金運臨酉乙酉水旺於子而水運臨子丙子土旺辰戌丑未而土運臨四季甲辰甲戌己丑己未是運氣与支三者相同命曰太乙天符己丑己未之歲己為土運丑未又土旺司天又見太陰濕土戊午之歲戊為火運午為火旺司天又見陰少火乙酉之歲乙為金運酉為金旺司天又見陽明金六十年中只此四年又庚子庚午歲庚為金運而陽明燥金在泉壬申壬寅木運下加厥陰風木在泉甲戌甲辰土運下加濕土為泉此六年謂之同天符亦与天符之化同也此因陽年太過而加者也又辛丑辛未歲水運下加太陽水癸酉癸卯歲火運下加少陰火癸亥癸酉巳歲火運下加少陰少陽火此六年謂之同歲

會。又壬寅歲木運臨寅。木癸巳歲火運臨巳火。庚申歲金運臨申金。辛亥歲水運。臨亥水。謂之支德符合。六十年中只此四年。又壬寅為同符。支德符。又癸巳為同天符。歲會支德符。其用各異。不可不察也。乙天符歲會。及太乙天符等。皆是平運之歲。氣運化行。皆應期而至。物。生長收藏。及人之脉候。皆順天氣。而其至無先後矣。又凡五陰年。本氣不及則勝己者。來偏之。而遇年前大寒日交氣。時干與年干符合。則相能輔佐。使其氣運為平歲。如乙丑年金運不及。宜兼火化。倘年前大寒交氣日时。或遇庚字。則乙與庚合。便為平氣。勝腹災生。可勉免矣。又凡此諸歲。雖是平運。而盛衰之閏。亦有異焉。蓋不及之歲。得遇天符歲會同歲支德符干德之類符合相助理宜平和而無勝復之變若過太過之歲更遇天符歲會等符合相助則其氣轉盛安得無勝復之變乎瘟疹之發常於是年特甚故經言歲火太過上臨少陽少陰火燔焫水泉涸物焦槁病反譫妄喘咳又言歲水太過上臨太陽而冰霜雪不時而降濕氣變物民病腹脹溏泄觀此則知天符歲會等在陰年爲宜在陽年不宜而中間太過不及又當以活法求之此其說俱下運氣變化乎

汝南周栢谿
振飛氏創稿
於辛未歲巧
月扎聚甫訂
蘭香閣方溪
屢書録載明

運氣變化之圖

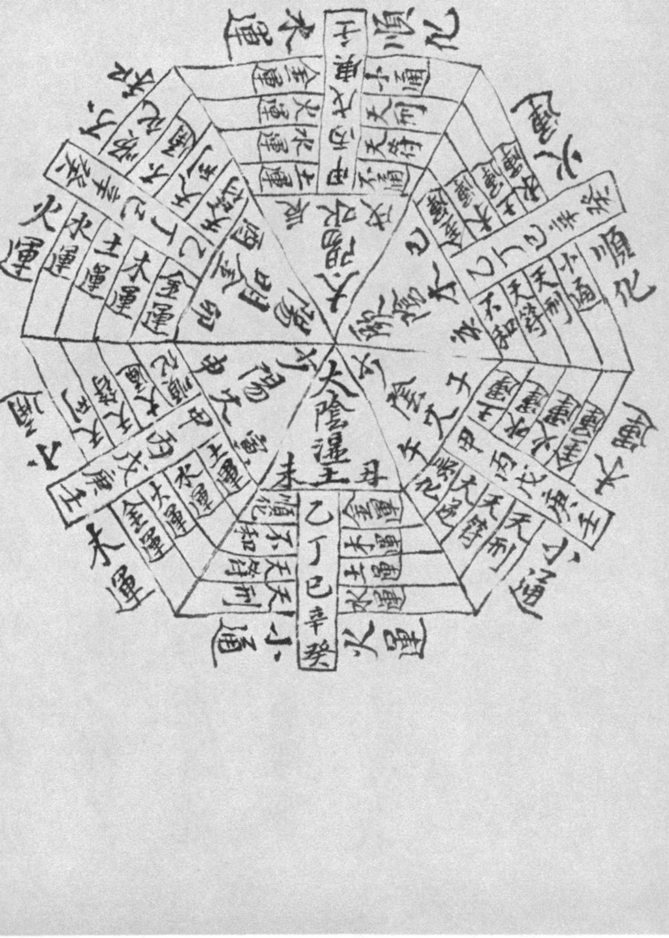

天氣生運為順化非二火司天而遇土運則火生土是天氣生運以上生下故為順化土司天生金運金司天生水運水司天生木運木司天生火運土為順化運生天氣為小逆非木運火司天火運土司天土運金司天金運水司天水運木司天以運生氣從下生上故為小逆天氣尅運為天刑非火司天尅金運金司天尅木運木司天尅土運土司天尅水運水司天尅火運以上尅下是謂天刑言從天而受尅也運勝天氣為不和謂土運尅水司天之類也運尅天氣以下犯上兩不和氣運勝天氣為大逆水運上臨二火之運上臨金之類是也又太過之歲遇天刑反為平歲非戊辰戊戌之運歲火運太過得司天寒水制之其化減半而運始平矣

推六氣所勝用藥

風勝治以甘清　佐以苦辛　以酸瀉之
厥陰之勝木旺當先補其不勝木旺者先補其脾土然後方瀉其
其肝木也治以甘清者甘味和其脾清者春木旺涼爲用可以
甘清佐以苦辛者脾苦濕急食苦以燥之以辛潤之以酸瀉之
酸瀉肝之旺氣也是乃先歸其不勝者然後方瀉之

熱勝治以辛寒　佐以苦鹹　以甘瀉之
君火相二火所至肺病生焉先以辛寒辛寒者佐其肺也夏以
寒用散其火氣佐以苦鹹者肺苦氣上逆急食苦泄鹹者佐

於君相火脾宜食鹹然後以苦味瀉之可以用鹹補其瀉方得和平

濕勝治之鹹熱　佐以辛甘以瀉之

濕土太陰之病土旺而腎水受邪木歸於不勝者令此濕勝之治

謂相火之後濕勝相搏鹹熱者鹹者柔而火也腎為胃之關機耳

鹹柔軟之性味熱者以辛苦發散出汗散其濕氣也

火勝治以辛寒　佐以苦鹹　以甘瀉之

同熱勝治佐以苦鹹者佐其脾土後以苦瀉旺火也

燥勝治以酸溫　佐以辛苦　以苦泄之

秋生於燥木氣受邪以酸瀉　其木秋用溫佐以苦辛者辛瀉其

肺氣乃先歸其不勝也然後甘瀉其火熱以苦泄去其病也

寒勝者治以甘熱　佐以辛酸　以鹹瀉之

冬用熱太陽水化治以甘熱佐以辛酸者甘者以辛相佐發散寒邪酸增金氣以鹹瀉者鹹瀉腎水補心人緣冬用熱合補火瀉水也

推南北政二

時師相傳俱謂甲己土運為南政司天獨土故面南其餘金木水火皆北面此無稽之談也按素問五運行大論帝問云天地者萬物之上下左右者陰陽之道路未知其所謂也岐伯曰所謂上下者歲上下

見陰陽之所在也諸上見厥陰左少陽右太陽見少陰左太陰右厥陰見太陰左少陽右少陰見少陰左陽明右太陰見陽明左太陽右少陽見太陽左厥陰右太陰見陽明所謂北面而命其位言其見也帝曰何謂下岐伯曰厥陰在上則少陽在下左陽明右太陽少陰在上則陽明在下左太陽右少陽太陰在上則太陽在下左厥陰右陽明少陽在上則厥陰在下左少陰右太陽陽明在上則少陰在下左太陰右厥陰太陽在上則太陰在下左少陽右少陰所謂南面而命其位言其見也至真要大論帝問曰陰之所在寸口何如岐伯曰視歲南北可知之矣北政之歲少陰在泉則寸口不應厥陰在泉則右不應太陰在泉則左

不應南政之歲少陰司天則寸口不應厥陰司天則右不應太陰司天則左不應諸不應則反其診則見矣帝曰尺候何如岐伯曰北政之歲三陰在下則寸不應三陰在上則尺不應南政之歲三陰在天則寸不應三陰在泉則尺不應未言甲己南政餘為北政也今祗當遵經而分之蓋天地之位自亥至辰為北政自巳至戌為南方故陰陽家以辰南戌北為界限以周天之度言之則角亢氐房心尾箕斗牛女虛危室壁此十四宿歷辰卯寅丑子亥六辰在下為北奎婁胃昴畢觜參井鬼柳星張翼軫此十四宿歷戌酉申未午巳六辰在上為南以一歲之候言之自立冬十月節為陰之極直至穀雨三月中為下為北其中

自子而後陽氣雖漸生而寒則陰氣用事於外也故其時北風多自
立夏四月節至霜降九月中為上為南自午而後陰氣雖漸生而
寒則陽氣用事於外也故其時南風多以太陽一日行度言之至亥而入
地始深歷子丑寅卯辰而日始出地凡此六时為下為北自巳时日始高
升而近中歷午未申酉戌而日始入地此六時為上為南此天地南北之
定位也故亥子丑寅卯辰六年則居北而南面巳午未申酉戌六年則
居南而面北面南者南政也亥子年厥陰司天則寅位之少陽在泉
卯位之陽明居左為在泉左間丑位之太陰居右為在泉右間丑年太陰
子年少陰司天則卯位之陽明在泉辰位之太陽居亥為在泉左間之寅位之少陽居右為在泉
司天則辰位之太陽在泉巳位之厥陰居左為在泉左間卯位之陽

明居右為在泉右间寅年少陽司天則巳位之厥陰在午位之少陰居
左為在泉左间辰位之太陽居右為在泉右间卯年陽明司天則午位
之少泉在泉巳位之厥陰居左為在泉左间未位之太陰居右為為在泉右
间辰年太陽司天則未位之太陰在泉午位之少陰居左為在泉左间申
位之少陽居右為在泉右间此所謂面南而命其位者也岐伯因帝君問何
謂下故止言在泉而不及司天若論司天則亥年子居左戌居右子年丑
居左亥居右丑年寅左子右寅年卯左丑右卯年辰左寅右辰年巳左
卯右可以類推巳年厥陰司天所謂上見也厥陰也是年居南而面北
則午反在左而少陰為司天左间辰反在右而太陽為司天右間午

年少陰司天居南而面北則未反在左而太陰為司天左间巳反在右而厥陰為天司右间未年太陰司天居南而面北則申反居左而少陽為司天之左间朱反午反居右而少陰為司天右间申年少陽司天居南而面北則酉反在左而陽明為司天之左间未在反右而太陰為司天之右间酉年陽明司天居南而面北則戌反在左而太陽為司天之左间申反居右而少陽為司天之右間戌年太陽司天居南而面北則亥反居左而厥為司天左间酉反居右而陽明為司天右間此所謂面北而命其位者也以言上之所見故只論司天而其在泉之左右间亦可推是而定者也至真要大論岐伯因帝问陰之所在故於此政之歲推論在泉

南政之歲惟論司天益皆舉三陰而不及三陽也北政之歲居南面北故厥陰在右太陽〔陰〕居左南政之歲居北而面南故厥陰居右太陰居左然政之歲亦有三陰司天者南政之歲亦有三陰在泉故下因問而并發之此經文之至明者舍此不遵而漫為臆說余家自吾得袁氏菊泉先生之秘傳妙法悉為正訂推之於用靡不脗合舉類千年不明之經旨而一旦昭如日星豈非宇宙間一大快哉

南政北政之圖

辯南北政圖之像

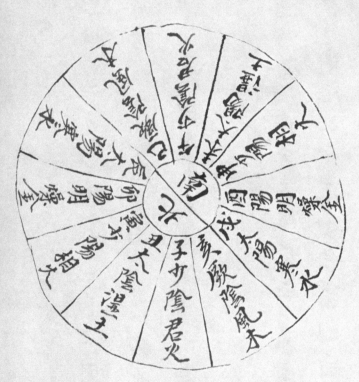

南政則居北而面南亥子丑寅卯辰六年所謂南歲也既居北而面南則亥之位子居左戌居右矣子之位丑左而亥右寅位卯左而丑右推十二位無不皆然皆據其面南之所見者言之也北政者則居南而面北巳午未申酉戌六年所謂北歲也既居南而面北則巳之位午左而辰右午之位未左而巳右申之位酉左未右其餘莫不皆然

推寄宫

按六壬之例甲在寅乙寄辰丙戊在巳丁己寄未庚在申辛寄戌壬在亥癸寄丑此古今定法也今運氣全書以丙寄辰己寄巳戊在戌亦似有理蓋辰比于巳故丙寄於辰巳比午故己寄於巳戌

為火庫土托生焉故戊寄戊今宜融會而並論之如己巳年己本少宮己寄己却變為太宮矣丙戌年戊内有辛反為少羽癸丑年丑内有癸少徵變為太徵丁未年未中有丁少角變為太角庚辰年辰内有乙太商及為少商蓋陽年為太陰年為少此定理也遇寄于所在之處則太少相反屢試皆驗

推九州分野之圖開播於後

細辯斑痘之各隨氣運行淺黜滄務須祥察為要以得無悞矣

九州分野之圖

攜李栢溪周振飛訂

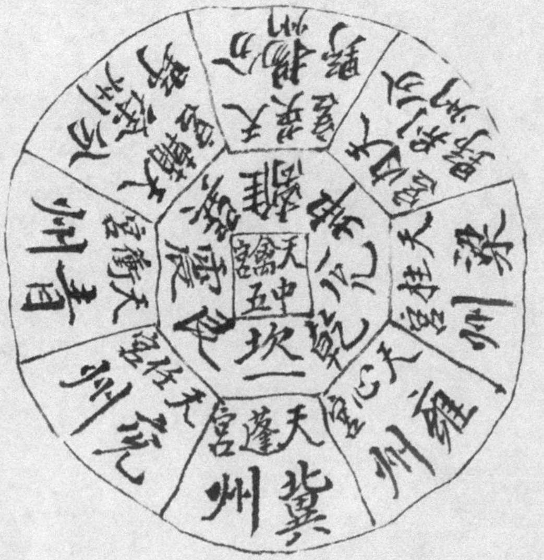

按痘之發，各隨氣運，災在何宮，則宜何地患瘥痘。經曰：太過者其數成，不及者其數生，土常以五也。故甲為太宮，三為少宮，其數皆五，其災皆在宮中豫州。乙為少商，其數四，其災在東南方徐州。庚為太商，其數九，其災在南方揚州。丙為大羽，其數陸，其災在西北方雍州。辛為少羽，其數一，災在北方冀州。丁為少角，其數三，其災在東方青州。壬為太角，其數八，其災在東北方兗州。戊為太徵，其七數，其災西方梁州。癸為少徵，其數二，其災在西南方荊州。此其太較也。以地支而言，則子為齊，丑為吳越，寅為燕，卯為宋，辰為鄭，巳為楚，午為周，未為秦，申為晉，酉為趙，戌為魯，亥為衛。亦當兼論歲運不及，則有災眚吝隨本化宮位而有復勝之至涇曰木不及春有鳴條律暢之化則秋有霧露清涼之政春有慘悽殘賊之勝則夏有炎暑燔爍之復其眚東其藏肝其病內舍胠脇外在關節火不及夏有炳明光顯之化則冬有嚴肅霜寒之政夏有慘淒凝冽之勝則不時有埃昏大雨之復其眚南其藏心其病內舍膺脇外在涇絡土不及四維有埃雲潤澤之化則春有鳴條鼓拆之政四維發振拉飄騰之變則秋有肅殺霖霪之復其眚四維其藏脾其病內舍心腹外在肌肉四支金不及夏有光顯鬱蒸之令則冬有嚴凝整肅之應夏有炎爍燔燎之變則秋有冰雹霜雪之復其眚西其藏肺其病內舍膺脇肩背外在皮毛水不及四維有

濡潤埃雲之化。則不時有和風生發。廉四維發。埃昏驟注之變。則不時
有飄蕩振拉之復。其眚北。其藏腎。其病內舍腰脊骨髓。外在谿踹膝。
夫五運之政。猶權衡也。高者抑之。下者舉之。化者。應之。變者。復之。此生
長化成。收藏之理。氣之常也。失常者。天地四塞矣。故曰。天地之動靜。
神明為之紀。陰陽之往復。寒暑彰其兆。此之謂也。然使不及之年。或
遇天符歲會。太乙天符。或同天符同歲會等。則又為平歲。而無災。
又有月干德符。於丁年。正月建壬寅。丁壬相合。便為平運。乙年三月建庚
辰。乙庚相合。則正月二月有災。自三月以後。便為平運矣。癸年。五月逢
戊午。辛年。七月逢丙申。己年。九月逢甲戌。皆歲干與月干相合。均以

平歲論又有日干德符於乙年大寒交司之日遇庚即乙庚相合
亦為平運不但大寒凡遇六氣交司之日遇太歲相合之干則此氣便
為平論於太過之年而遇天符歲會等其氣太狂反主有災瘟疹之
發於隨其災而辯之一至其方即遞相傳染於春月則其氣自東西漸
傳於西更則其氣自南而北秋則其氣自西而東冬則其氣自北而南
過高山大澤阻寒則其行稍遲平陸則其行速不可以日數拘也
此論數通明吳菊泉氏袁顯孟先生創稿論再訂
子怡杏袁祥文先生
孫葆坡袁仁良先生
發疹瘟有候此所再
將袁氏瘟疹全方以
得以運此法以便胆

曾孫雨山袁惠和先生

星槎袁寰垂先生

了凡袁黄坤先生

玄孫小山袁錫寿先生

若思袁天啓先生

此全録明吳袁氏八世名家之痘科秘藏珍書

是乾隆五十年春携友周栢谿得自録並註形像圖様分明直至

嘉慶十六年中春月録註甫訂得全

經絡論

痘之發也必循經絡其形與色亦隨其經肺與大腸經之痘其色必白其形必圓心與小腸經之痘其色必紅其形必尖脾胃兩經之痘其色必黃其形必大肝胆兩經之痘其色必青其形必直惟腎則色黑形蹋乃壞症也凡初標痘粿在某經絡即係某經之痘雖者徧身並發而其中間係是某經則其痘獨多或循其經絡相聯而不斷於此辯（別白）明然後可以用藥調治經絡之外人身更有許多緊要之處未見形點將推揶之淡徧身行運而後待其果有形點再爲定奪如四關五募八會十二原十三骨空之屬痘亦悞犯關繫匪輕茲具列之以備參考行醫者（慎）察之

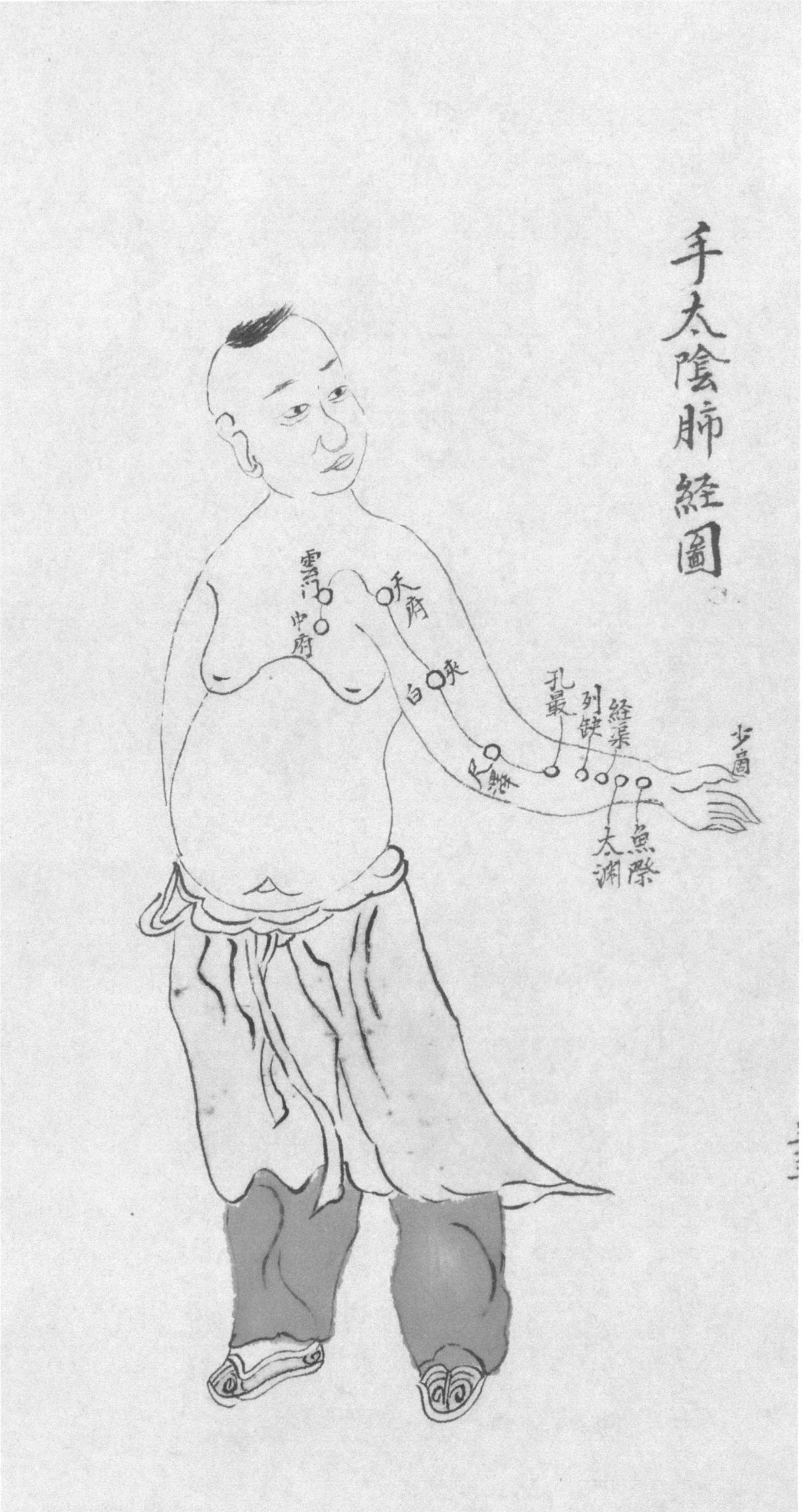
手太陰肺經圖
雲門
中府
天府
白
孔最
列缺
經渠
少商
太淵
魚際

肺手肺手太陽之脉起於中焦下絡大腸還循胃口上膈屬肺系横出腋下下循臑内行少陰心主前下肘中循臂内上骨下廉入寸口上魚循魚際出大指之端其支者從腕後直出次指内廉出其端

肺經諸穴歌

手太陰十一穴中府雲門天府列俠白下尺澤孔最見列缺經渠太淵下魚際抵指少商如韭葉○欲明經脉先熟穴名穴名熟而經脉了然矣

手太陰之正別入淵液少陰之前入走肺散之太陽上出缺盆循喉嚨復合陽明　此係經脉也乃兩經交會之所痘疹於此便屬經最宜慎爲要

手太陰之別名列缺起於腕上分間並太陰之經直入掌中散入於魚

際其病寔則手銳掌熱虛則欠款小便遺數取之去腕半寸別走陽明也　去腕寸口　當作寸半

手太陰之筋起於大指之上行循指上行結於魚後行寸口外側上循臂結肘中上臑內廉入腋下出缺盆結肩前髃上結缺盆下結胸裏散貫（賁合）賁下抵季脇

凡痘出筋上皆為緊要故特詳之

肺痘之發其病在氣者肺脹膨膨而喘咳或缺盆中痛其病在血者為咳為上氣為喘為渴咳為煩心為胸滿為臑臂內前廉痛痘未發之先毒甚者皮毛先焦此不治之症也

氣血兩病依雜症所以試之痘家多驗

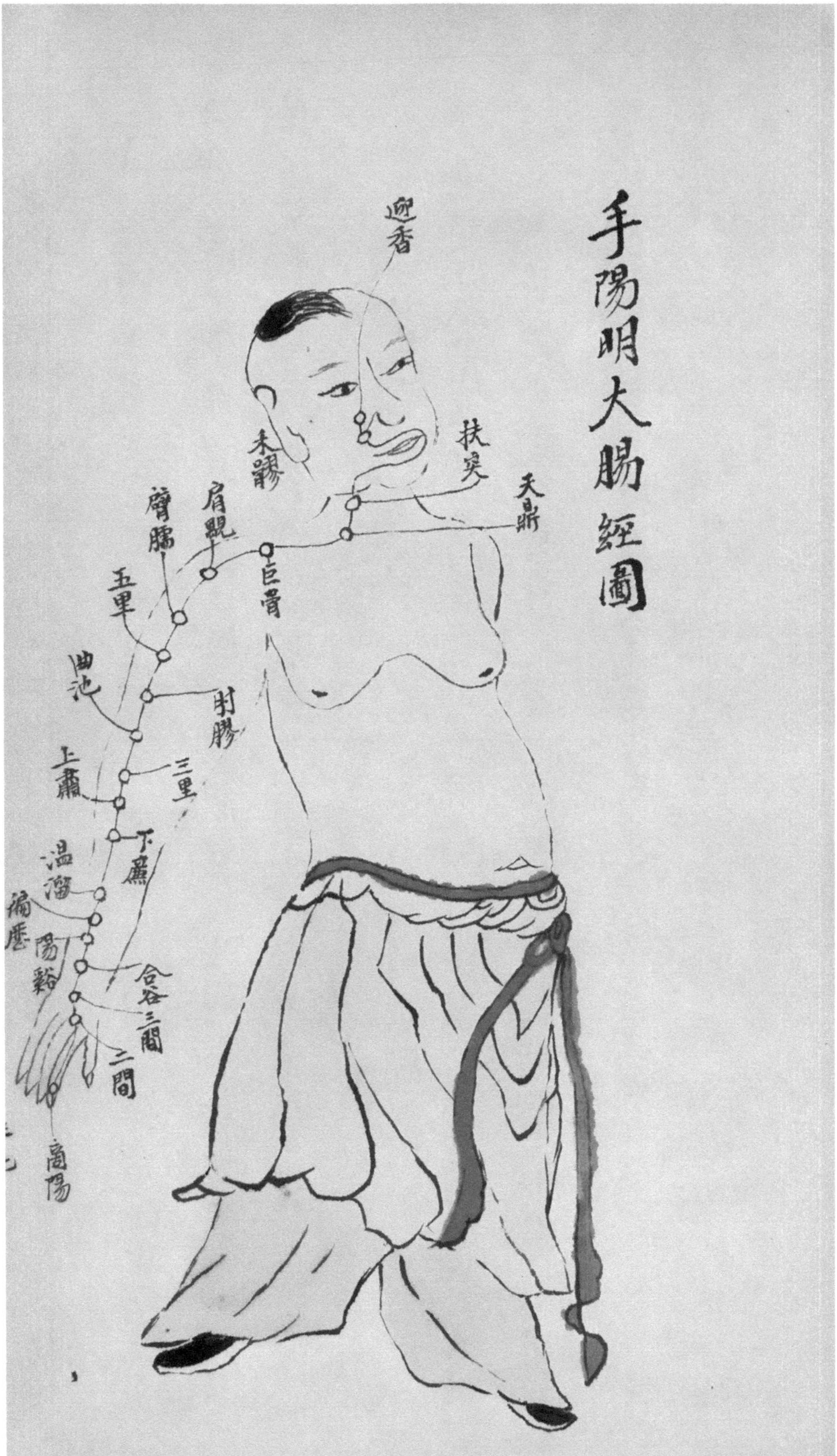
手陽明大腸經圖
迎香
禾髎
扶突
天鼎
肩髃
臂臑
巨骨
五里
曲池
肘髎
上廉
三里
下廉
温溜
偏歷
陽谿
合谷
三間
二間
商陽

大腸手陽明之脉起於大指之端循指上廉出合谷兩骨之间上入兩筋之间循臂上廉入肘外廉上臑外前廉上肩出髃骨之前廉上出於柱骨之會上下入缺盆絡肺下膈屬大腸其支者從缺盆上頸貫頰入下齒中還出挾口交人中左之右右之左上挾鼻孔

大腸經諸穴歌

手陽明廿八穴名循商陽二间三间而行歷合谷陽谿之俞過徧歷温溜之濱下廉上廉三里而近曲池肘髎五里之程臂臑肩髃(牛口反)上于巨骨天鼎紆(憶俱反縈紆曲也)手扶突禾窌辰連迎香鼻迫

手陽明之正從手循膺乳別於肩髃入柱骨下走大腸屬於肺上循喉嚨出

缺盆合於陽明也
手陽明之別名曰偏歷去腕三寸別入太陰其別者上循臂乘肩髃上曲
頰偏齒其別入耳合於宗脈實則齲聾虛則齒寒痹隔取之所別也
手陽明之筋起於大指次指之端結於腕上循臂上結于肘外上臑結於髃
其支者繞肩胛挾脊直者從肩上頸其支者頰結於頄直者上出手太
陽之前上左角絡頭下右痛頷痘發大腸而氣先病者齒痛頸腫血
先病者目黃口乾鼽衄或喉痹或肩前臑痛大腸經肺經相表
裏二經之痘宜合看
是嘉慶十六年秋菊月孟小春月甫訂孟畫圖像註明於後

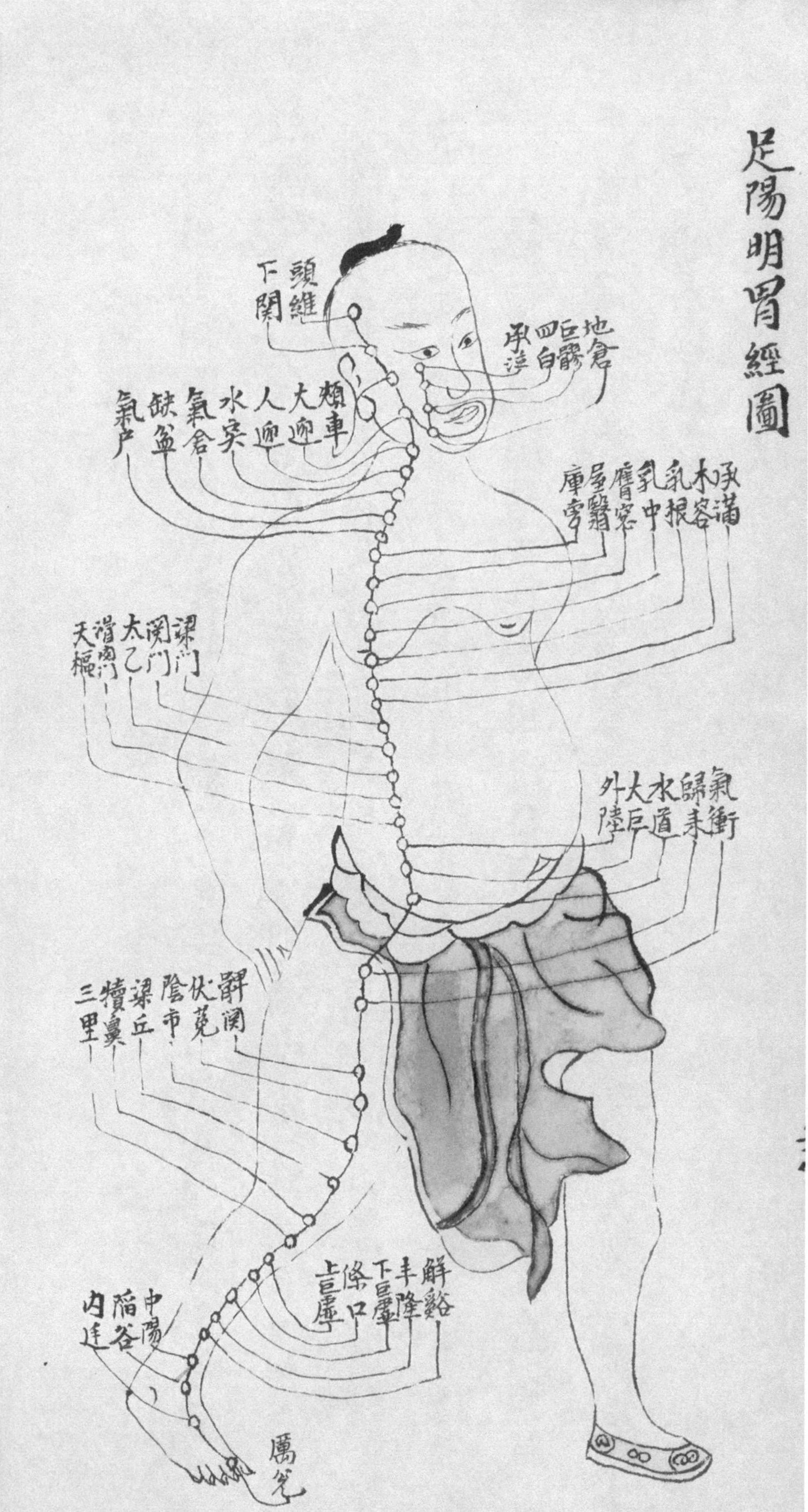
足陽明胃經圖
頭維
下關
地倉
巨髎
四白
承泣
頰車
大迎
人迎
水突
氣舍
缺盆
氣戶
承滿
不容
乳根
乳中
膺窗
屋翳
庫房
梁門
關門
太乙
滑肉門
天樞
氣衝
歸來
水道
大巨
外陵
髀關
伏兔
陰市
梁丘
犢鼻
三里
解谿
豐隆
下巨虛
條口
上巨虛
中陽
陷谷
內庭
厲兌

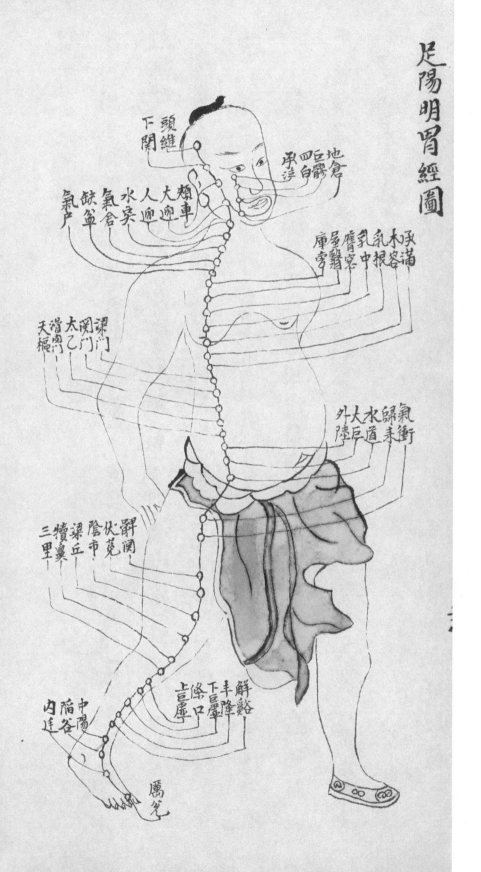

胃足陽明之脉起於鼻之交頞中旁約太陽之脉下循鼻外上入齒中還出挾口環唇下交承漿却循頤後下廉出大迎循頰車上耳前過客主人循髮際至額顱其支者從大迎前下人迎循喉嚨入缺盆下膈屬胃絡脾其直者從缺盆下乳內廉下挾臍入氣街中其者起於胃口下循腹裏下至氣街中而合以下髀關抵伏兔下膝臏中下循脛外廉下足跗入中指內間其支者下廉三寸而別下入中指外間其指支者別跗上入大指間出其端

胃經諸穴歌

足陽明四十五自承泣四白而數巨髎有地倉之積大迎來頰車之懸下関

頭維以人迎水突氣舍与缺盆氣戶号庫房屋翳膺窗号乳中乳根

不容承滿梁门関门太乙滑肉门天樞外陵大巨從水道归来氣衝入髀関

之境伏兔至陰市梁丘犢鼻自三里而行上巨虛廉即上号條口下巨虛廉即下号

豐隆解谿衝陽入陷谷下內庭而厲兌終足陽明之正上至髀入於腹裏屬胃散

之脾上通於心上循咽出於口上頞顳還繫目系合於陽明也

足陽明之別名丰隆去踝八寸別走太陰其別者循脛骨外廉上絡頭

項合諸經之氣下絡喉嗌其病氣逆則喉痺卒瘖實則狂顛虛則

足不收脛枯取之所別也

足陽明之筋起於中三指結於跗上邪斜盆外上加于輔骨上絡於膝外

亷直上結於髀樞上循脇屬脊其直者上循骭結於鈌其支者結於外輔
骨合少陽其直者上循伏兔上結於髀聚于陰陰器上復而布至鈌盆
而結上頸上挾口合于頄下結于鼻上合於太陽太陽為目上網陽明為
目下網其支者從頰結於耳前
胃經之瘧病在氣者洒洒振寒善呻數欠或悪見人或狂癇在血者
汗出鼽衄脛腫喉痹大腹腫膝臏腫痛循膺乳氣衝街股伏兔骭
外亷足跗上皆痛此經与脾為表裏宜合看

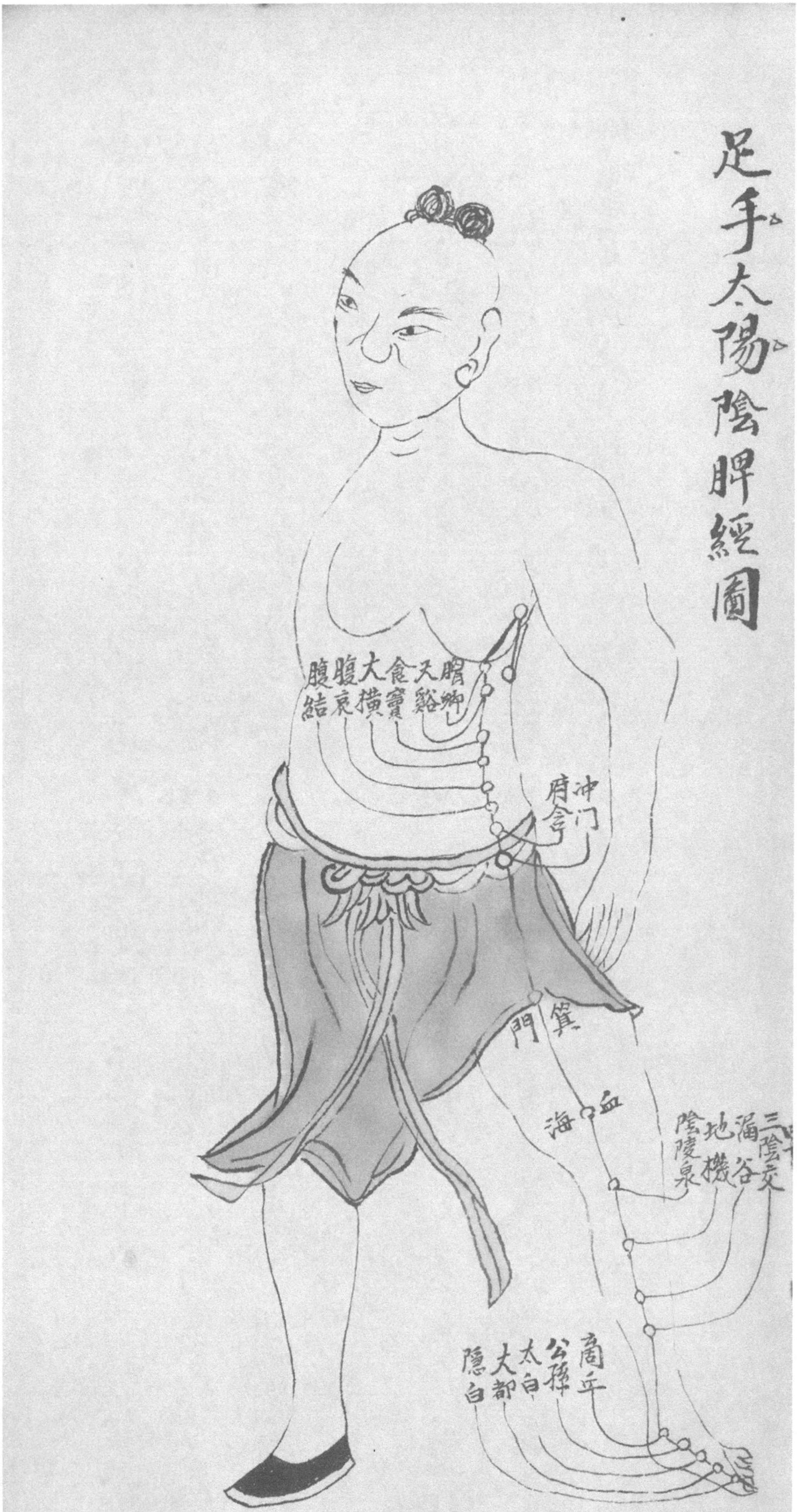
足手太陽陰脾經圖
胸鄉
天谿
食竇
大橫
腹哀
腹結
冲门
府舍
箕門
血海
三陰交
漏谷
地機
陰陵泉
商丘
公孫
太白
大都
隱白

脾乃足太陰之脉起於大指之端循指內側白肉際過核骨後上內踝前廉上踹內循胻骨後交出厥陰之前上膝股內前廉入腹屬脾絡胃上膈挾咽連舌本散舌下其支者復從胃別上膈注心中

脾經諸穴歌

足太陰脾中州二十一穴隱白遊赴大都兮瞻太白訪公孫兮至商丘越三陰之交而漏地機可即交步陰陵之泉而血海箕門是求入衝門兮府舍軒豁解腹結兮大橫優游腹哀食竇兮接天谿而同流胸鄉周榮兮綴大包而如鈎

足太陰之正上至髀合於陽明與別俱行上結于咽貫

足太陰之別名曰公孫去本節之後一寸別走陽明其別者入絡腸胃厥陰氣上逆則霍乱實則腸中切痛虛則鼓脹取之所別也

足太陰之筋起於大指之端內側上結於內踝其直者絡於膝內輔骨上循陰股結於髀聚於陰器上腹結於臍循腹裏結於肋散於胸中其內者著於脊脾陘驚与痓之病在氣者舌本強食則嘔胃脘痛腹脹善噫 身体皆重病在血者舌本痛体不能動搖食不下煩心心下急痛或溏或瘕或泄或水閉股膝內腫

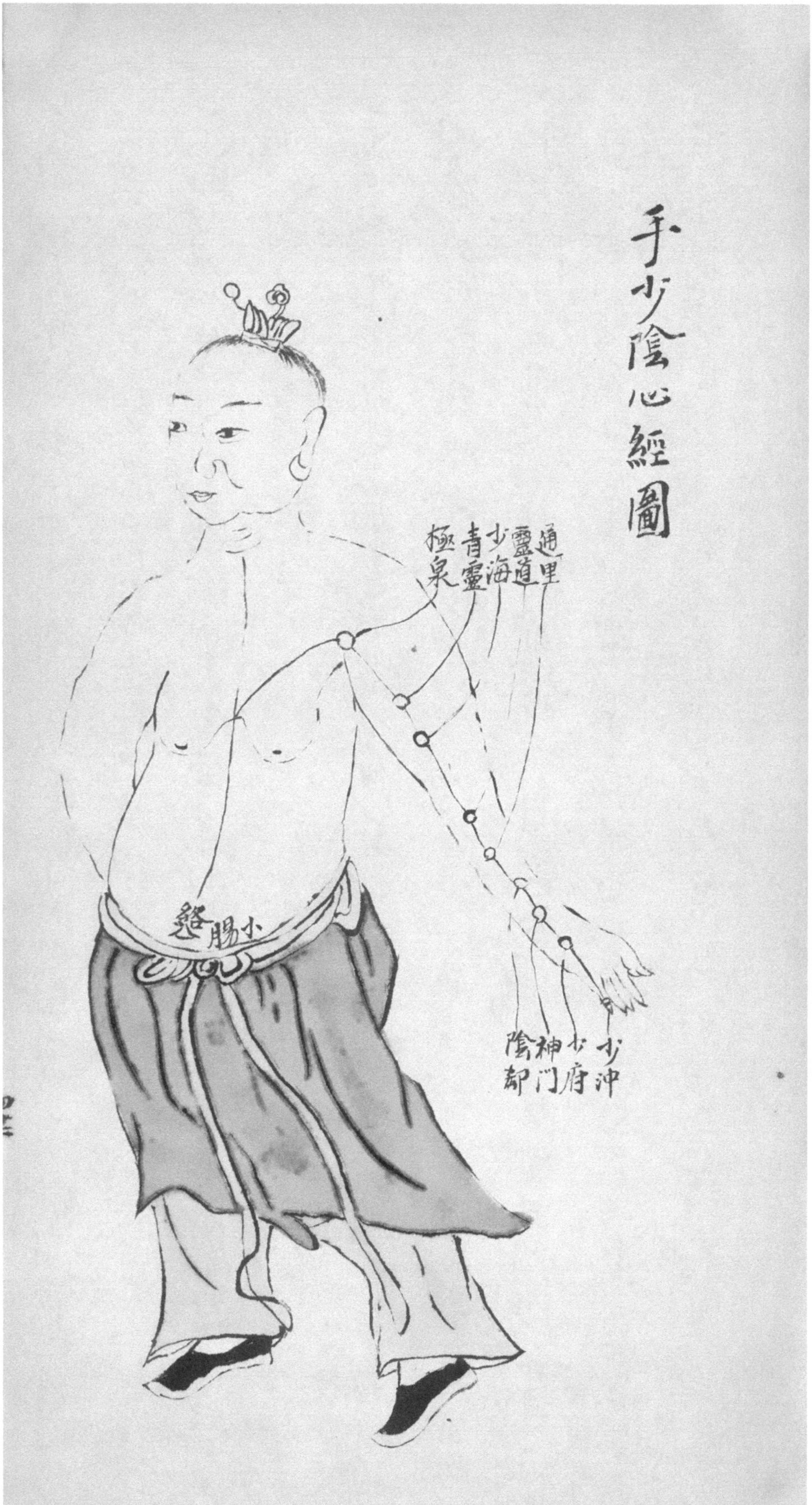
手少陰心經圖
通里
靈道
少海
青靈
極泉
小腸絡
少冲
少府
神门
陰郄

手少陰之脉起於心中出屬心系下膈絡小腸其支者從心系上挾咽繫目系其直者復從心系却上肺出腋下循臑内後廉行手太陰心主之後下肘内循臂内後廉抵掌後鋭骨之端掌内後廉循小指之内出其端

心經諸穴歌

手少陰九穴成極泉青靈少海深靈道通里而過陰郄神门而迎抵於少府少冲可尋

手少陰之正別入於淵液兩筋之間屬於心上走喉嚨出於面合目内眥

手少陰之別名曰通里去腕一寸半別而上行循經入于心中繫舌本屬目系其實則膈虛則不能言取之掌後一寸別走太陽也

去腕一寸其毛　字行觀下掌後一寸可見

手少陰之筋起於小指之内側結于鋭骨上結肘内廉上入腋交太陰挾乳裏結於胸中循臂下繫于臍心經之鶩与嗌病在氣者嗌乾心痛渴而欲飲病在血者目黄脇痛臑臂内後廉痛掌中熱痛

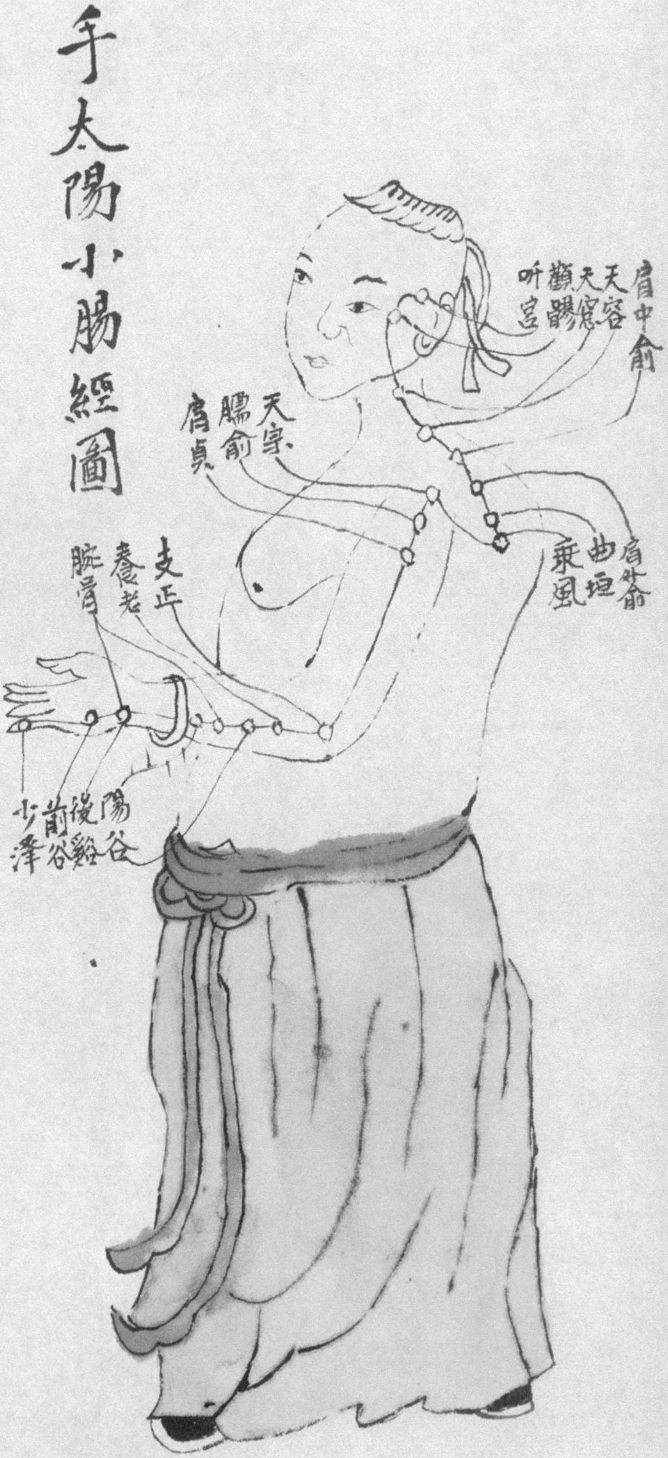
手太陽小腸經圖
肩中俞
天容
天窗
顴髎
听宮
天宗
臑俞
肩貞
肩外俞
曲垣
秉風
支正
養老
腕骨
陽谷
後谿
前谷
少澤

小腸手太陽之脉起於小指之端循手外側上腕出踝中直上循臂骨下廉出肘內側兩筋之間上循臑外後廉出肩解遶肩胛交肩上入缺盆絡心循咽下膈抵胃屬小腸其支者從缺盆循頸上頰至目銳眥却入耳中其支者別頰上䪼抵鼻至目內眥斜絡于顴

小腸諸穴歌

小腸十九穴中路從少澤步前谷後谿之隆道遶腕骨觀陽谷養老之崇淂支正于小海逐肩貞以相從値臑俞兮遇天宗乘秉風兮曲垣中肩外淂俞兮遇天宗肩中俞啟天窓兮見天窓容匪由顴髎冐造听宮

手太陽之正指地別於肩解入腋走心繫小腸也

手太陽之别名曰支正上腕五寸內注少陰其别者上走肘絡肩髃者節弛肘廢虛則生肬小者如指痂疥取之别也

手太陽之筋起於小指之上結於腕上循臂內廉結於肘內銳骨之後彈之應小指之上入結於腋下其支者後走腋後廉上繞肩胛循頸出走太陽之前結於耳後完骨其支者入耳中直者出耳上下結於頷上屬目外眥

小腸經之驚與瘧病在氣者嗌痛頷腫不可顧肩似拔臑似折病在血者耳聾目黃頰腫頸頷肩臑肘臂外後廉痛此經與心為表裏宜合看

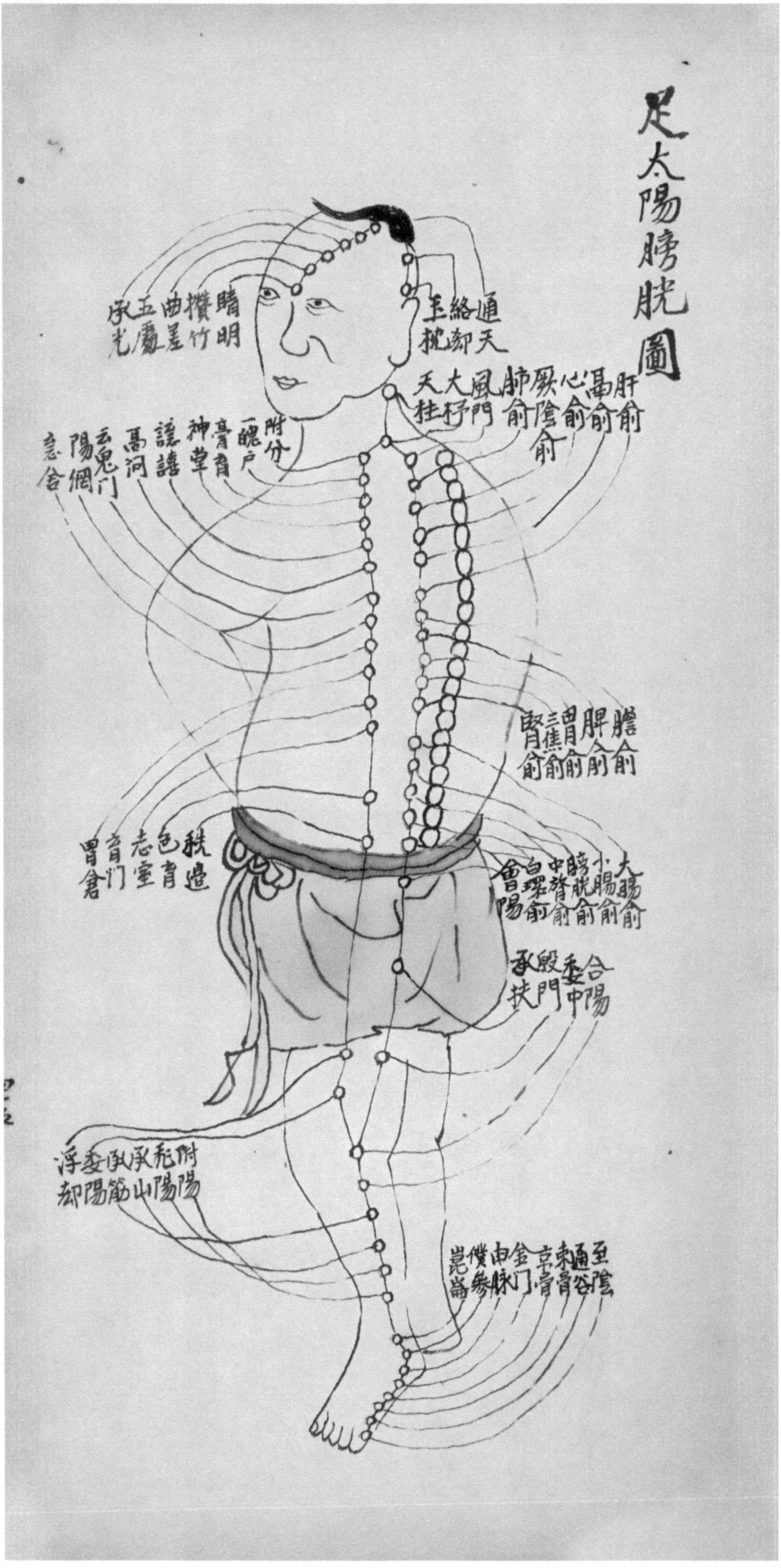
足太陽膀胱圖
睛明
攢竹
曲差
五處
承光
通天
絡却
玉枕
肝俞
鬲俞
心俞
厥陰俞
肺俞
風門
大杼
天柱
附分
魄户
膏肓
神堂
譩譆
鬲関
魂门
陽綱
意舍
膽俞
脾俞
胃俞
三焦俞
腎俞
秩邊
胞肓
志室
肓门
胃倉
大腸俞
小腸俞
膀胱俞
中膂俞
白環俞
會陽
合陽
委中
殷門
承扶
附陽
飛陽
承山
承筋
委陽
浮郄
至陰
通谷
束骨
京骨
金门
申脉
僕参
崑崙

膀胱足太陽之脉起於目内眥上額交巔其支者從巔至耳上角其直者從巔入絡腦還出別下項循肩髆内挾脊抵腰中入循膂絡腎屬膀胱其支者從腰中下挾脊貫臀入膕中其支者從髆内左右別下貫胛挾脊内過髀樞循髀外從後廉下合膕中以下貫踹内出外踝之後循京骨至小指外側

膀胱諸穴歌

足太陽六十三睛明攢竹詣曲差五處之鄉承光通天見絡卻玉枕之行(音杭)天柱高兮大杼抵風門開兮肺俞當厥陰心膈之俞肝胆脾胃之藏三焦腎兮大腸小腸膀胱俞兮中膂白環自從大杼至此去脊中寸半之間又有上次中下四髎在腰四空以和調會陽居尻尾之旁吾皆

二行始了仍上二推旁附分（二推下兩旁夾脊中三寸）三推旁魄户膏肓並四推而过神堂譩
嘻旁鬲関魂门陽綱意舍旁胃倉肓门志室胞肓背以秩邊而分承扶
浮郄与委陽殷门委中而合陽至承筋与承山別飛（揚）与輔陽會崑崙僕參申
脈撮金门京骨之場由束骨而通谷抵小指外至陰之間足太陽之正別入于膕
中其一道下尻五寸別入於肛屬于膀胱散之腎循膂當心入散直者從膂上出於
項復屬於太陽

足太陽之別名曰飛揚去踝七寸別走少陰実則鼽窒頭背痛虛則鼽
衄取之所別也

足太陽之筋起於足小指小結於踝邪（斜）上結于膝其下循足外則結於

踵上循跟結於膕
其別者結于踹外上膕中內廉於膕中并上結于臀上挾脊上項其支者
別入結于舌本其直者結於枕骨上頭下顏結於鼻其支者為目上網下結
于頄其支其從腋後外廉結於肩髃其支者入腋下上出缺盆上結於完骨
其支者出缺盆邪上出於頄
膀胱經之癥其病在氣者氣衝頭痛目似脫項如拔脊痛腰似折
髀不可以曲膕如結踹如裂病在血者頭顱項痛目黃淚出鼽衄背腰
尻腳皆痛此經與腎為表裏宜合看

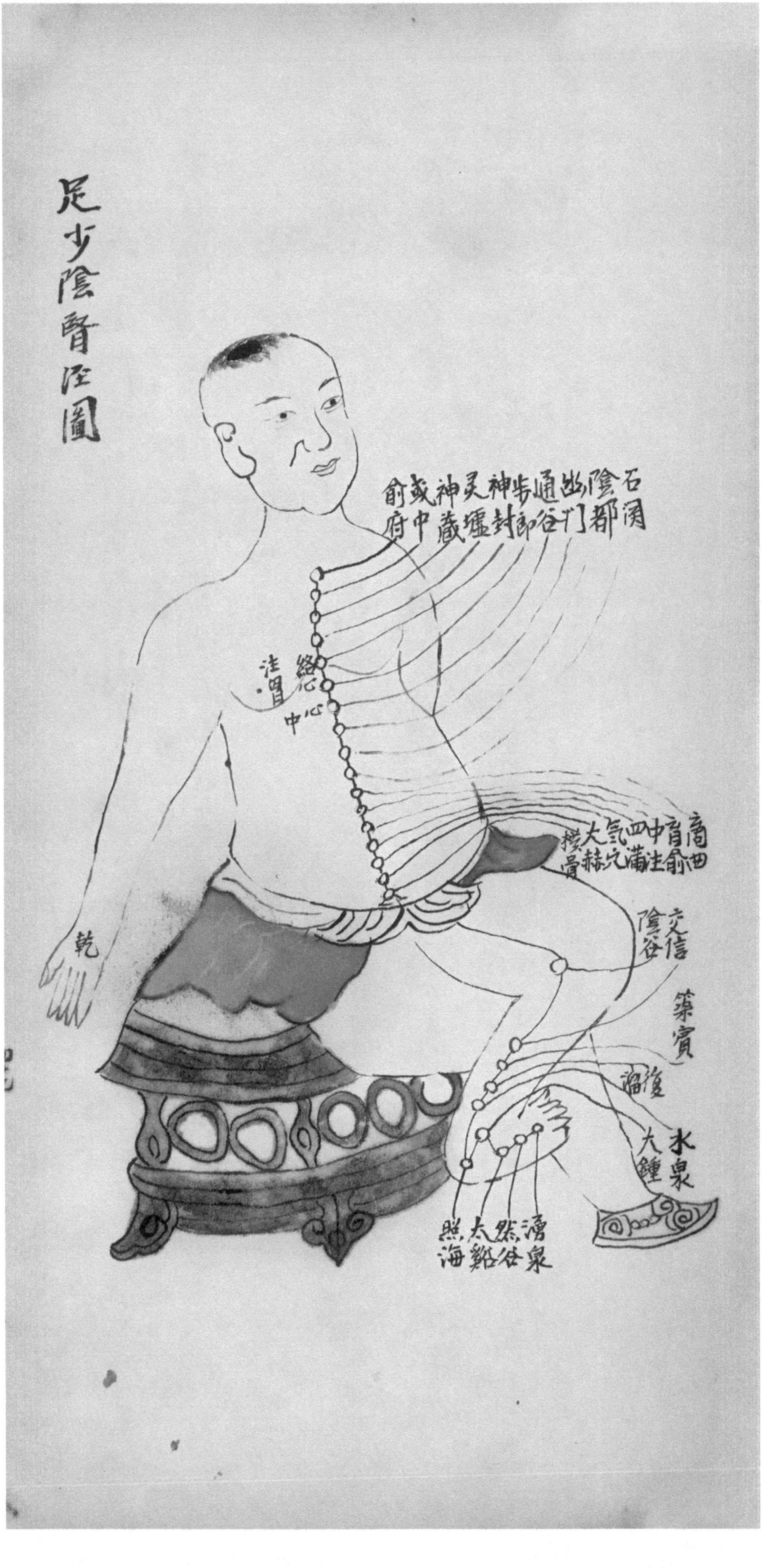
足少陰腎經圖
石關
陰都
幽門
通谷
步廊
神封
靈墟
神藏
彧中
俞府
絡心
注胃
商曲
肓俞
中注
四滿
氣穴
大赫
橫骨
交信
陰谷
築賓
復溜
水泉
大鐘
湧泉
然谷
太谿
照海

腎足少陰之脉起于小指之下邪趨足心出於然谷之下循内踝之後別入跟中以上踹内出膕内廉上股内後廉貫脊屬腎絡膀胱其支者從腎上貫肝膈入肺中循喉嚨挾舌本其支者從肺出絡心注胷中

腎經諸穴歌

足少陰兮廿七湧泉流於然谷太谿大鍾兮水泉緑照海復溜兮交信續從築賓兮上陰谷掩橫骨兮大赫麓氣穴四滿兮中注肓俞上通手商曲守石関兮陰都寧閉通谷兮幽門肅步廊神封而靈墟存神藏或中而腧府足

足少陰之正至膕中別走太陽而合上至腎當十四傾出屬帶脉直者繫舌

本復出于項。合于太陽。

足少陰之別名大鍾。當踝後繞跟別走太陽。其別者。并經上走于心包。下外貫腰脊。其病氣逆。則煩悶。實則閉癃。虛則腰痛。取之所別也。

足少陰之筋。起于小指之下。並足太陰之筋。邪斜走內踝之下。結于踵。與太陽之筋合。而上結于內輔之下。並太陰之筋。而上循陰股。結于陰器。循脊內挾膂。上至項。結于枕骨。與足太陽之筋合。

腎經之虛病在氣者。饑不欲食。善恐。心惕之狀懸饑病者。在血者。舌乾咽腫。或咳唾有血。或腸澼心痛。嗜臥。脊及股內後廉痛。此經之虛。宜從腎論。

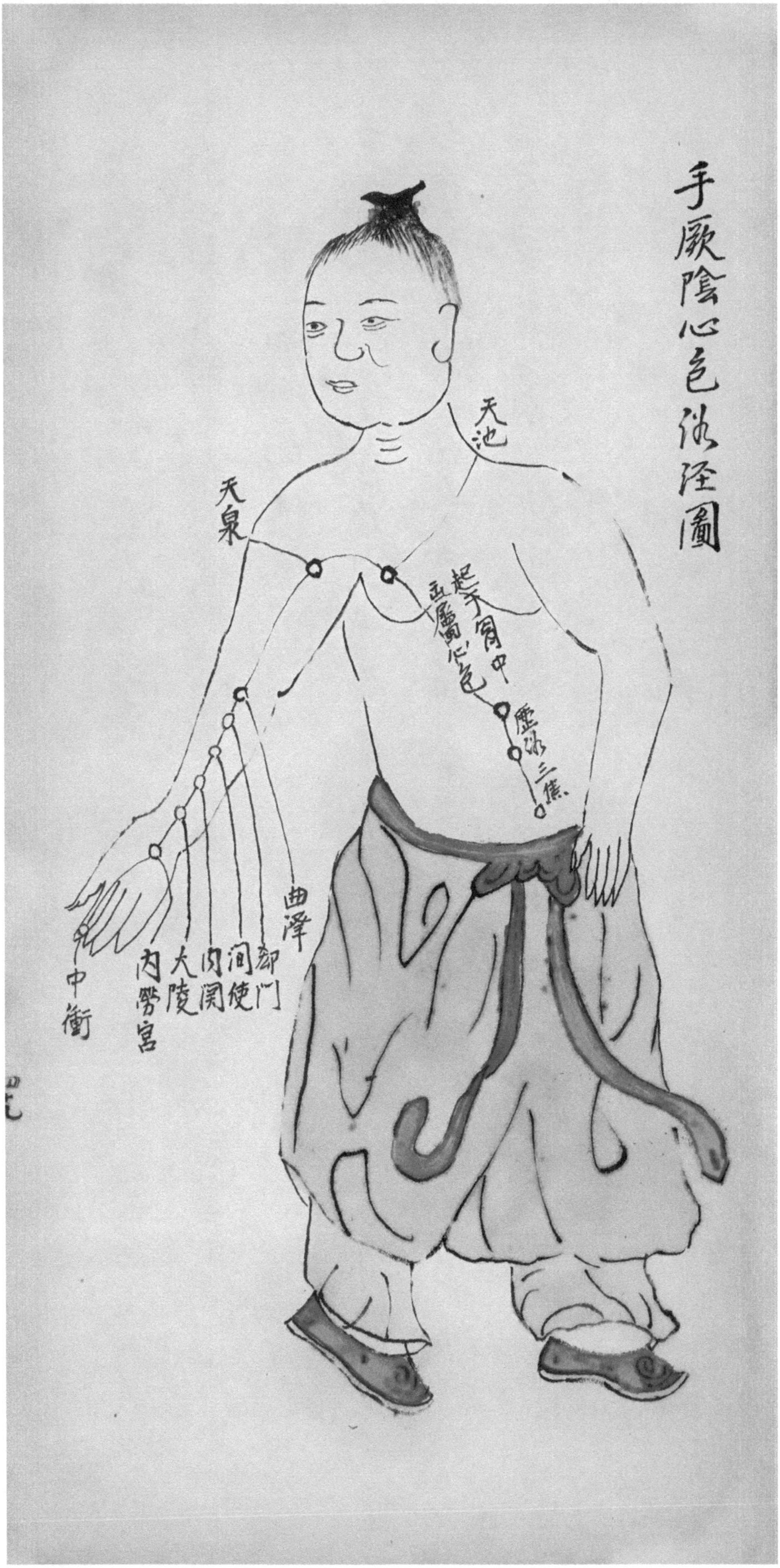
手厥陰心包絡経圖
天池
天泉
起于胸中
出屬心包
歷絡三焦
曲澤
郄门
間使
内関
大陵
内勞宫
中衝

心注手厥陰心包脈之脉起于胸中出屬心包絡下膈歷絡三焦其支者循胸中出脇下腋三寸循臑上抵腋下內行太陰少陰之間入肘中下臂行兩筋之間入掌中循中指出其端其支其者別掌中循小指次指出其端

心包絡經諸穴歌

手厥陰心包之絡計九穴之奇自天池天泉而始遂曲澤郄门而馳間使通手內關大陵近於內勞宮既由掌握自是抵於中衝

手心主之正別于淵腋三寸入胸中別屬三焦出循喉嚨出耳後合少陽完骨之下

手主心之別名曰內關去腕二寸出於兩筋間循經以上繫擊於心包絡心系實

則心痛。虛則為頭強。取之兩筋間也。

手心主之筋。起于中指。與太陰之筋並行。結于肘內廉。上臂陰。結腋下。下散前後挾脅。其支者。入腋散胸中結於賁。心包絡經之證。病在氣者。臂肘攣急。腋腫。甚者胸脇支滿。心中大動。病在血者。心痛。或煩。或心掌中熱。

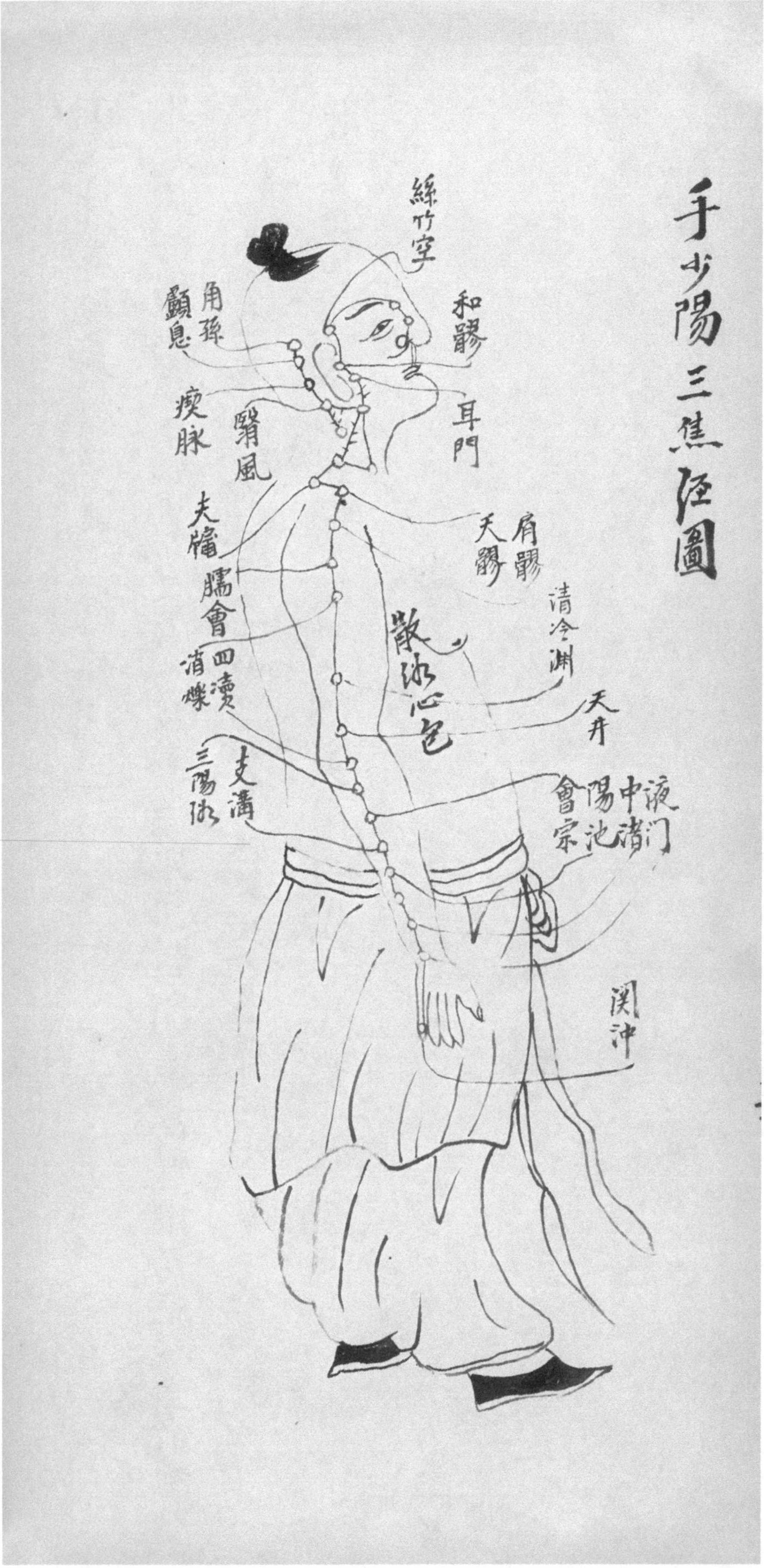
手少陽三焦經圖
絲竹空
和髎
角孫
顱息
瘈脈
翳風
耳門
天牖
肩髎
天髎
臑會
清冷淵
散絡心包
消濼
四瀆
天井
三陽絡
支溝
會宗
陽池
中渚
液门
関沖

三焦手少陽之脉起於小指次指之端上出兩指之间循手表腕出臂外兩骨之间上貫肘循臑外上肩而交出足少陽之後入缺盆布膻中散絡心包下膈循屬三焦其支者從膻中上出缺盆上項繫耳後直上出耳上角以屈下頰至䪼其支者從耳後入耳中出走耳前過客主人前交頰至目銳眥

三焦諸穴歌

手少陽三焦之脉計二十三穴之中關衝連液門中渚陽池外關支溝會宗三陽絡四瀆天井清冷淵消濼臑會肩髎相聯天髎處天牖之下翳風讓瘈脉居先顱顖定而角孫近耳絲竹空而禾髎倒懸耳門既闢夷蝸

潤焉。

手少陽之正指天別於巔入缺盆下走三焦散於胸中也。

手少陽之別名曰外關去腕二寸遶臂注胸中合心主病實則肘攣虛則不收取之所別也。

手少陽之筋起於小指次指之端結於腕上循臂結於肘上遶臑外廉上肩走頸合手太陽其支者當曲頰入繫舌本其支者上曲牙循耳前屬目外眥上乘頷結於角。

三焦經之驚與瘧病在氣者耳聾嗌腫喉痹病在血者汗出目銳眥痛頰腫耳後肩臑肘臂外皆痛心包絡與三焦相合此二經之瘧色紛宜

從心經。三焦。宜從腎經。

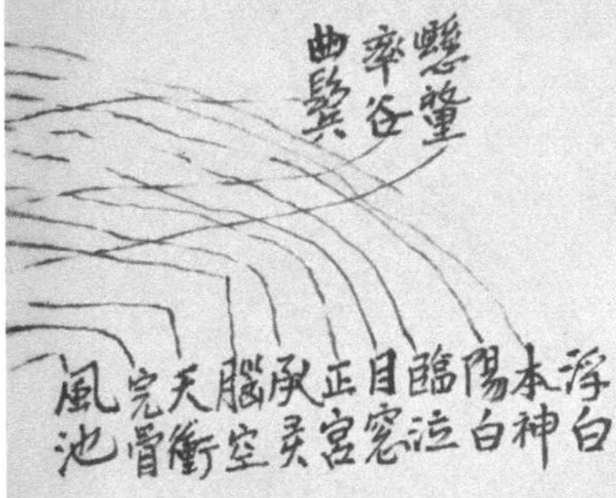

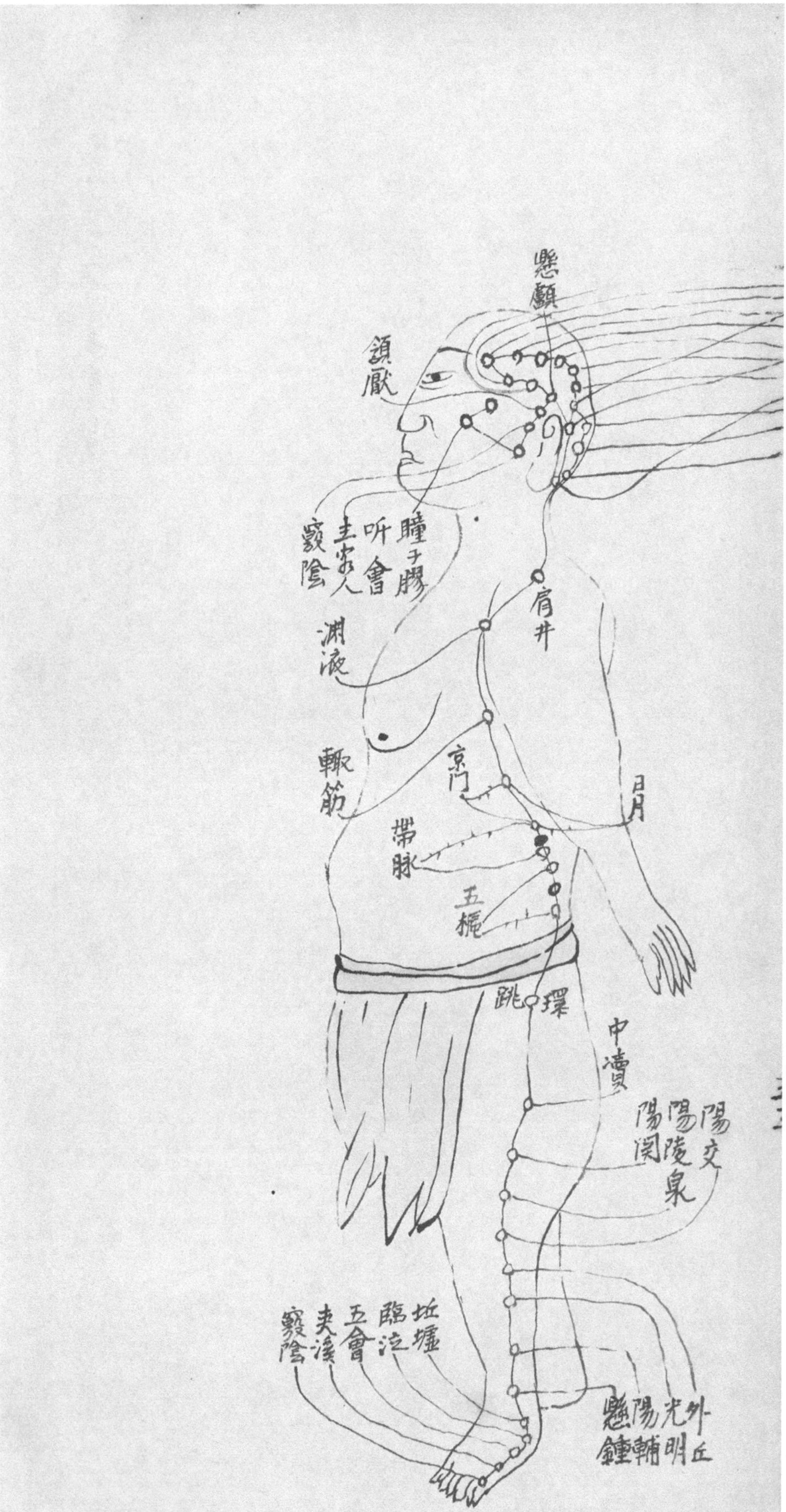
懸顱
頷厭
瞳子髎
听會
客主人
竅陰
肩井
淵液
輒筋
京门
日月
帶脉
五樞
跳環
中瀆
陽交
陽陵泉
陽関
外丘
光明
陽輔
懸鍾
坵墟
臨泣
五會
夾溪
竅陰

胆足少陽之脉起於目銳眥上抵頭角下耳後循頸行手少陽之前至肩上却交出手少陽之後入缺盆其支者從耳後入耳中走耳前至目銳眥後其支者別銳眥下大迎合手少陽抵于䪼下加頰車下頸合缺盆以下胸中貫膈絡肝屬胆循脇裏出氣街遶毛際橫入髀厭中以下循髀其支其從缺盆下腋循胸過季脇下合髀厭中以下循髀陽出膝外廉下外輔骨之前直下抵絕骨之端下出外踝之前循足附上入小指次指之間其支者別附上入大指之間循大指岐骨內出其端還貫爪甲出三毛

胆經諸穴歌

足少陽兮四十三瞳子髎近會听聞客主人在頷厭集懸顱懸釐曲鬢前

由率谷天衝而下見浮白竅陰之妍完骨露兮本神陽白臨泣見兮目窗連正營承灵居其後腦空穴迷灵而安風池肩井兮淵泉液輒筋日月兮京門溜帶脉五樞由維道居髎而續環跳風市抵中瀆飲陽閔之陽陵泉至陽交外丘间光明輔懸鍾可胆坵墟臨泣地五會俠谿竅陰而胆經全

足少陽之正繞髀入毛際合於厥陰別者入季脇之间循胸裏屬胆散之上肝貫心以上挾咽出頤頷中散于面繫目系合少陽于外眥也

足少陽之別名曰光明去踝五寸別走厥陰下絡足肘跗實則厥虛則痿躄坐不能起取之所別也

足少陽之筋起於小指次指上結外踝上循脛外廉結於膝外廉其支者起別

外輔骨上走髀前者結於伏兔之上結於尻其道者上乘眇季脇上走腋前廉繫於膺乳結於缺盆道者上出液貫缺盆出太陽之前循耳後上額角交巔上下走頷上結於鳩尾者結於目眥為外維

膽經之鬱与瘟並病皆在氣者口苦善太息心脇痛不能轉側甚者足外反熱病在血者汗出振寒瘧痛頷痛目銳眥痛缺盆中腫痛目下腫或諸節皆痛此經与肝為表裏宜合看

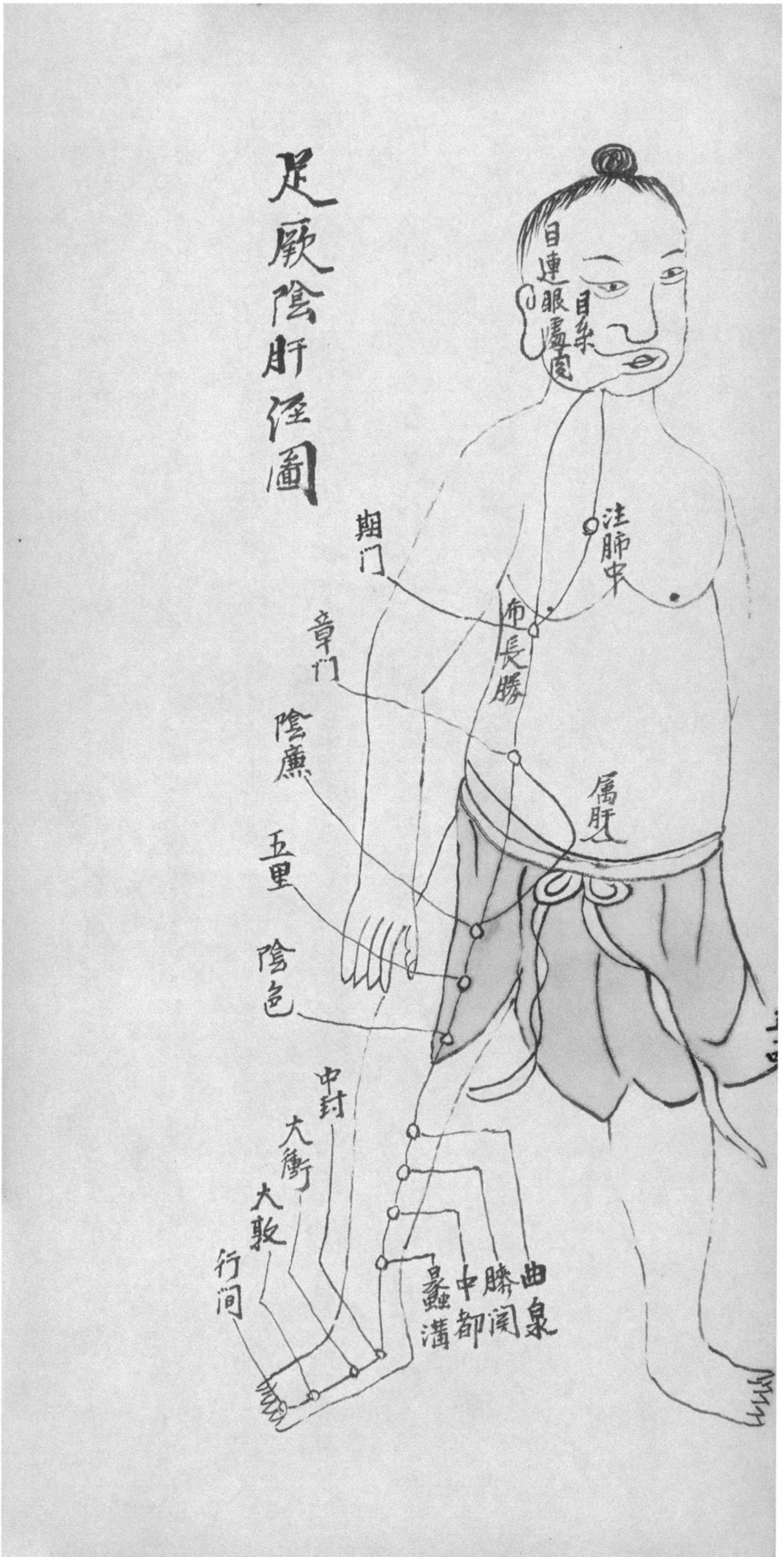
足厥陰肝經圖
目連眼
目系
注肺中
期门
布長勝
章门
陰廉
屬肝
五里
陰包
中封
大衝
大敦
行间
曲泉
膝関
中都
蠡溝

肝足厥陰之脉起於大指叢毛之際上循足跗上廉去内踝一寸上踝八寸交出太陰之後上膕内廉循股陰入毛中過陰器抵小腹挾胃屬肝絡胆上貫膈布脅肋循喉嚨之後上入頏顙連目系上出額與督脉會於巔其支者從目系下頰裏環唇内其支者復從肝別貫膈上注肺

肝經諸穴歌

足厥陰一十三个穴終起大敦行間循太衝于中封蠡溝中都之會膝關曲泉之宮襲陰包於五里陰廉乃發尋羊矢于章門期可攻

足厥陰之正別跗上上至毛際合於少陰與別俱行足厥陰之別名曰蠡溝去内踝五寸別走少陽其別者經脛上睾結於莖其病氣逆則睾腫卒疝實

則挺長虛則暴癢取之所別也

足厥陰之筋起於大指之上上結於內踝之前上循脛上結內輔之下上循陰股結於陰器絡諸筋

肝經之症病在氣者腰痛不可俛仰甚則嗌乾病在血者胸滿嘔逆飧泄遺溺或閉癃

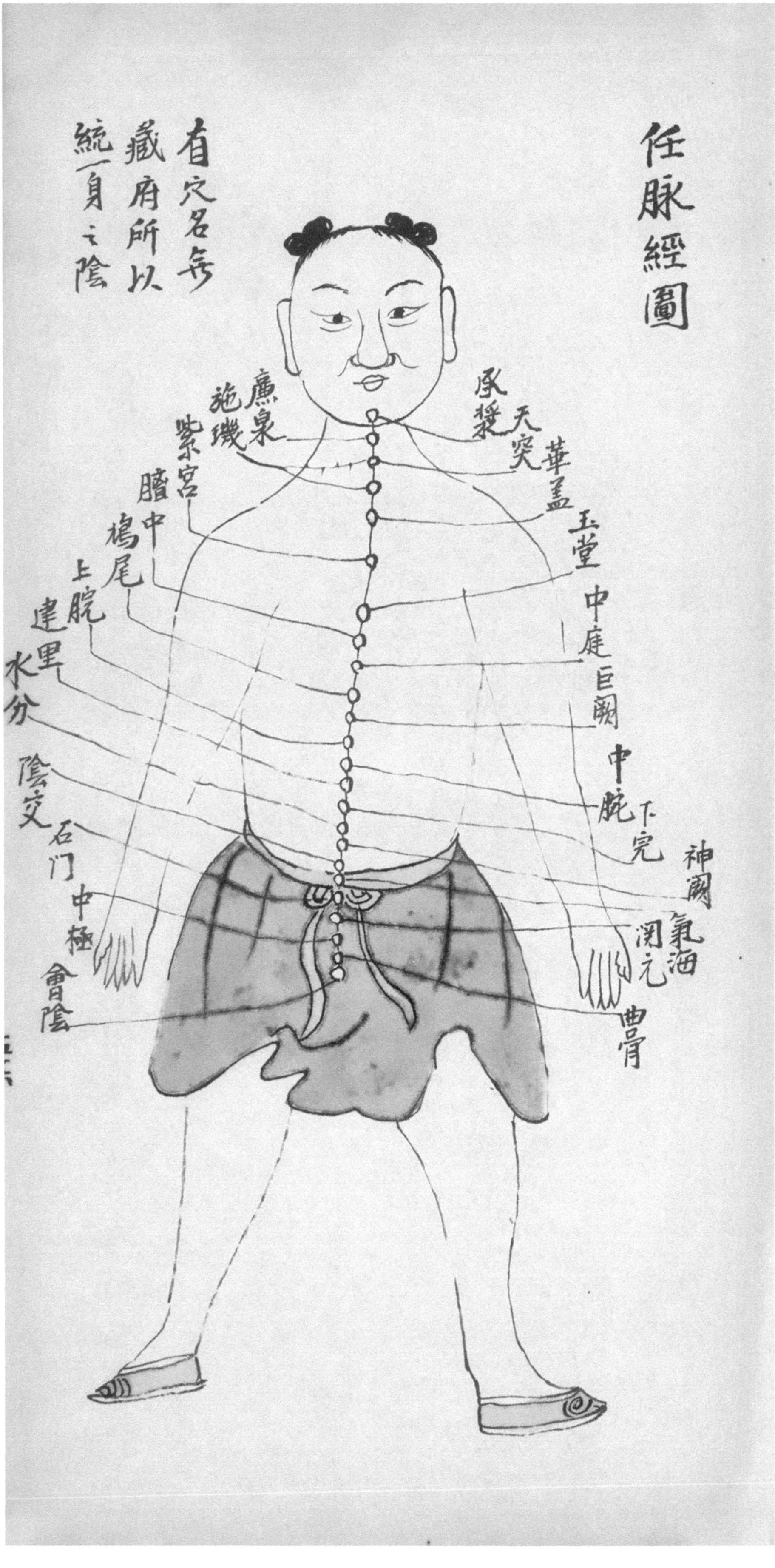
任脉經圖
有穴名廿
藏府所以
統一身之陰
承漿
天突
華蓋
玉堂
中庭
巨闕
中脘
下完
神闕
氣海
関元
曲骨
廉泉
施璣
紫宮
膻中
鳩尾
上脘
建里
水分
陰交
石门
中極
會陰

任脈經圖說

任脈者起于中極之下。以上毛際。循腹裏。上関元。至咽喉。上頤循面入目。

仰人形圖

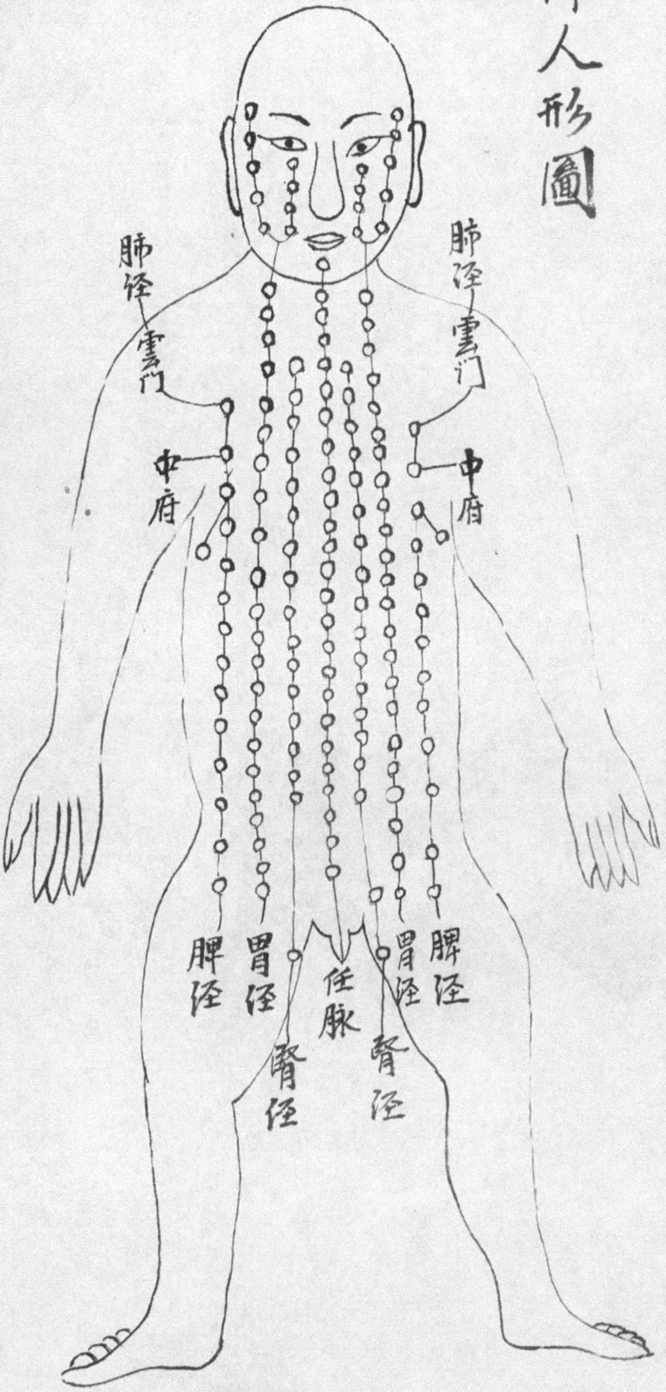

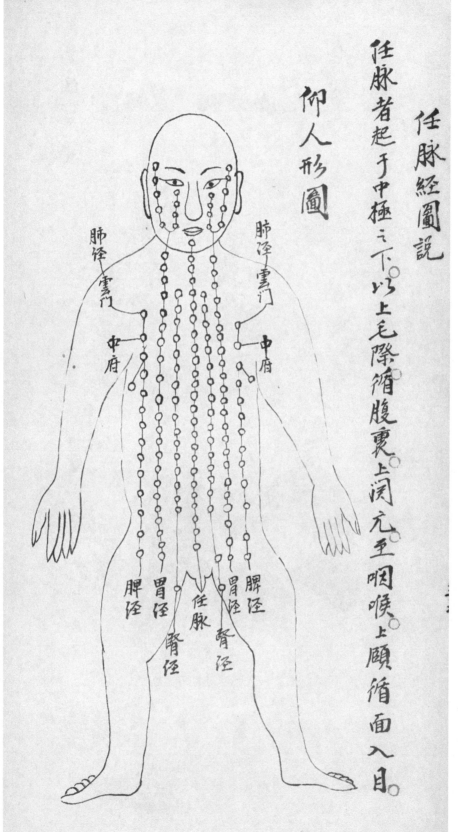

任人形圖説

腹中行係任脉一経起自下元毛際會陰穴終于頦上承漿穴間兩旁係足少陰腎経又間兩旁係足陽明胃経又間兩旁係足太陽脾経皆起于足而終於腹者手太陽肺経之脉起于中脘在臍上四寸循任脉之外腎脉之裡皆在腹内至中府穴始見於乳上三肋间又卯上一寸至巨骨下有雲門穴皆有動脉應手從此而出腋行手其手少陰心経之脉起於心経中手厥陰心包絡之脉起於胃中皆在内行腹正面

上無穴

側人形圖

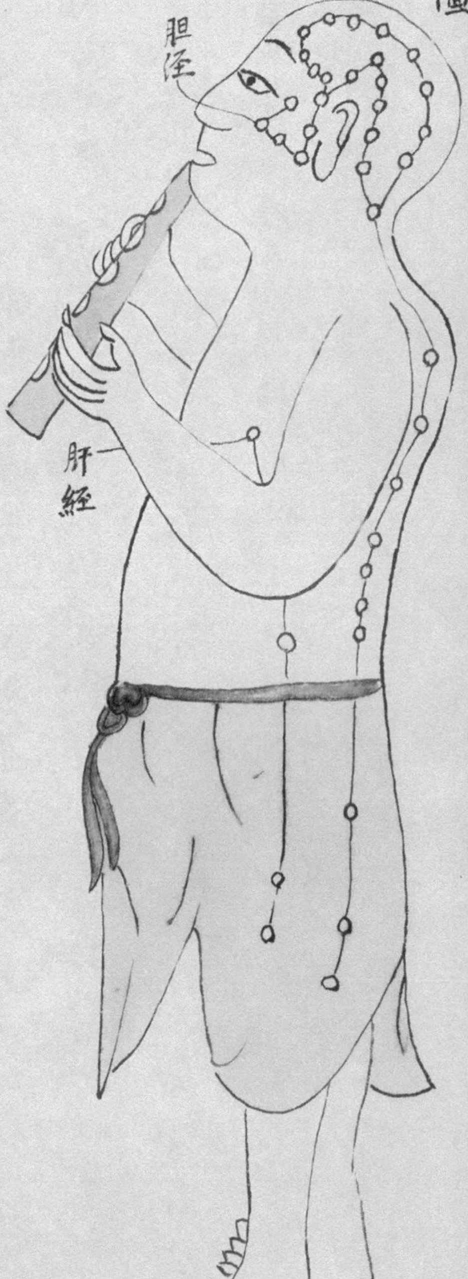

側人形圖說

腹之側兩肋间係足厥陰肝經肋之後背之旁係足少陽胆經

覆人形圖

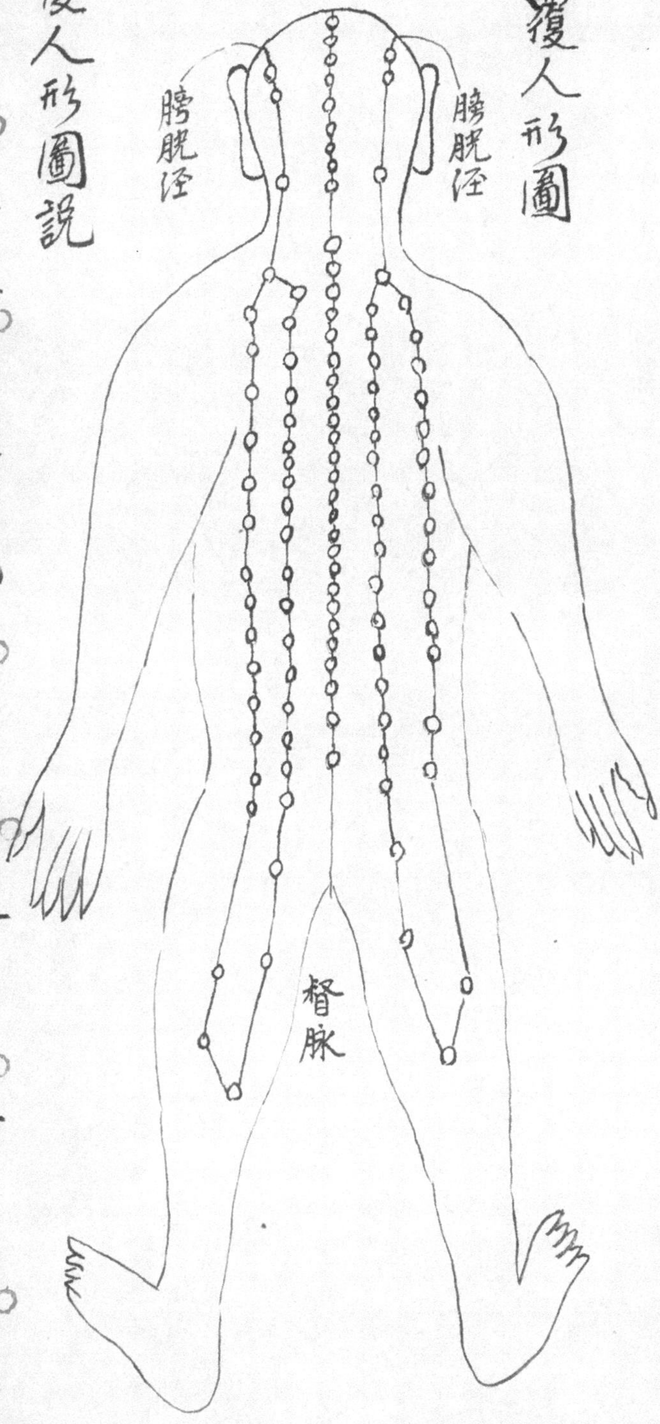

覆人形圖說

背脊中行係督脉一經起自尾骨長強穴終於鼻下人中其傍各兩行共四行皆足太陽膀胱經也

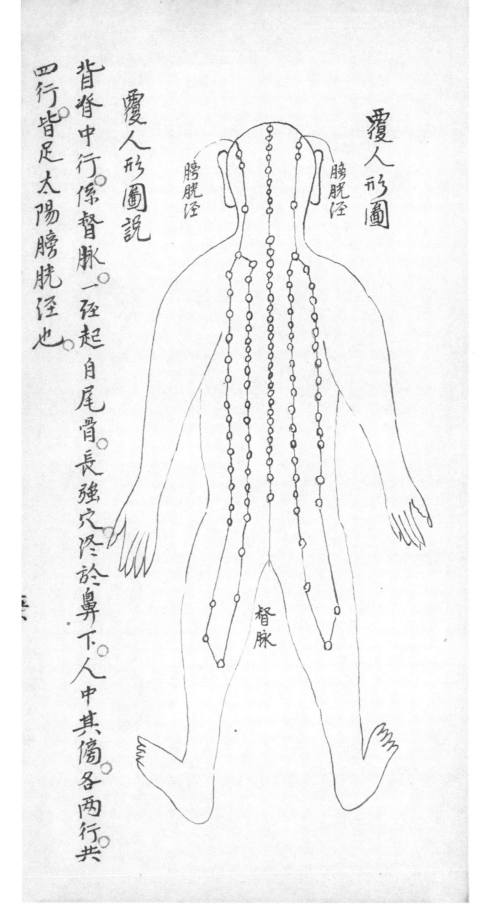

仰手形圖

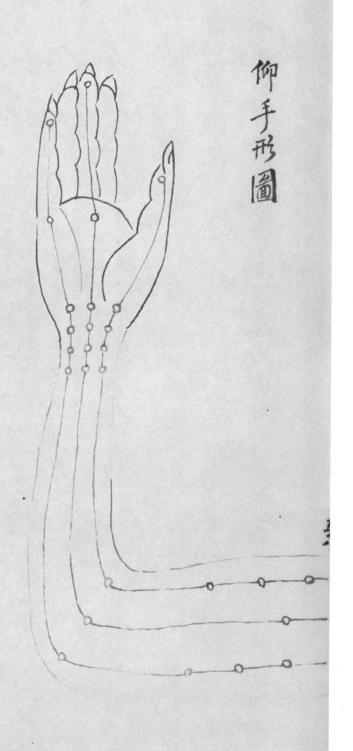

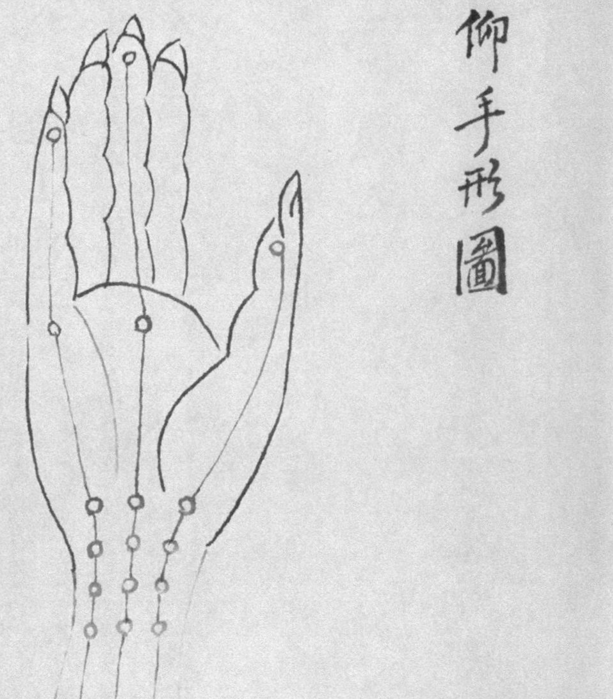

仰手形圖

手之內廉。係手三陰。手太陰。肺經。行臂內上廉。終於大指之端。手厥陰。心包絡經。在臂內中間。終中指之端。手少陰心經。存循臂內後廉。抵掌後。銳骨終小指之端。

覆手形圖

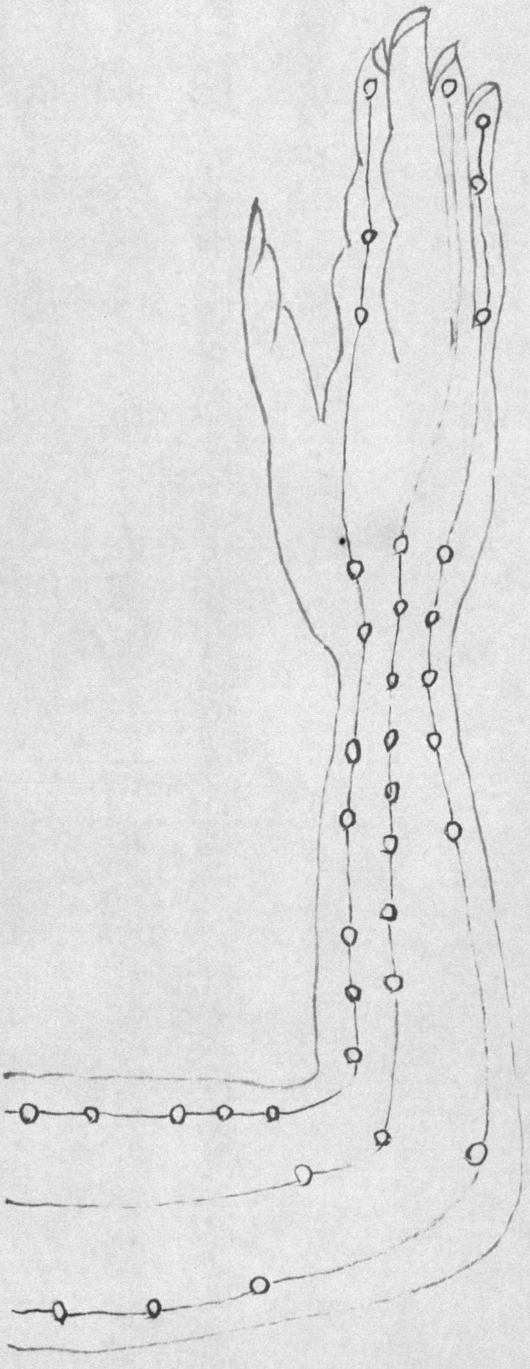

覆手形圖說

手之外廉。係手三陽。手太陽小腸之脉。起於小指之端。循腕外側入臂骨下廉。最在下。手少陽三焦之脉。起小指次指之端。在臂外中間。手陽明大腸之脉。起於大指次指之端。在外臂上。

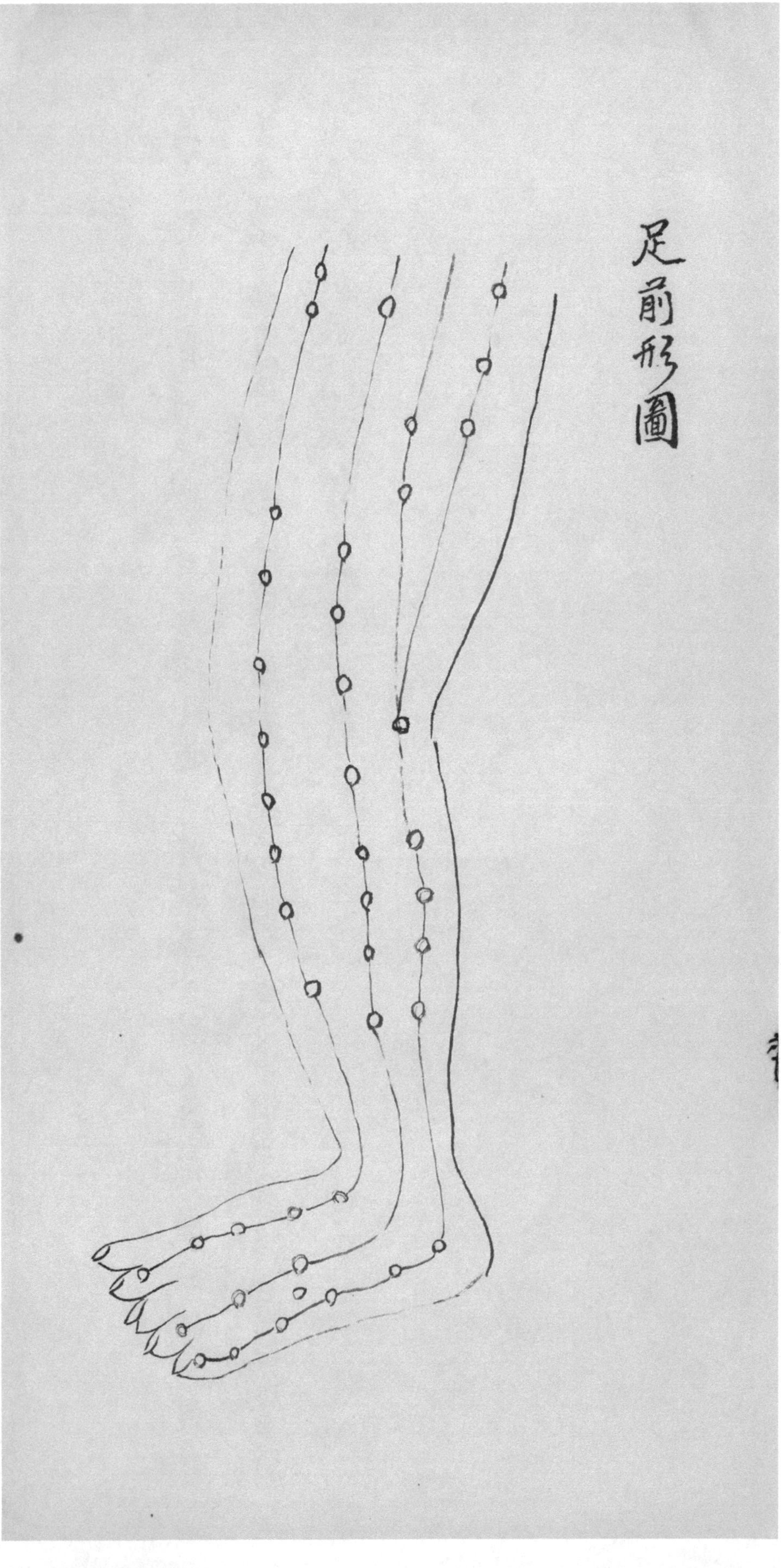
足前形圖

足前形圖說

足外廉係足三陽。足太陽膀胱之脈，皆脊旁左右各兩行，至膝委中而合，循髀外下踝踹，出外之後，下至小指外側。足少陽胆經之脉，稍在前，從陽陵泉，循足跗上，出小指次指之端。足陽明胃經之脈，最在前，下伏兔，入膝臏，循脛外廉，出大指次指之端。

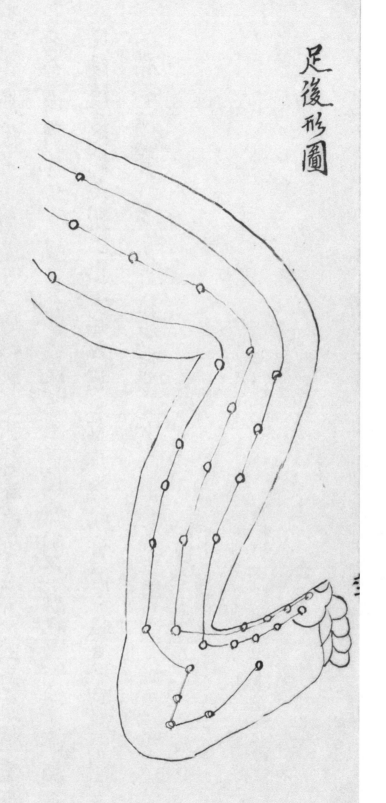

足後形圖

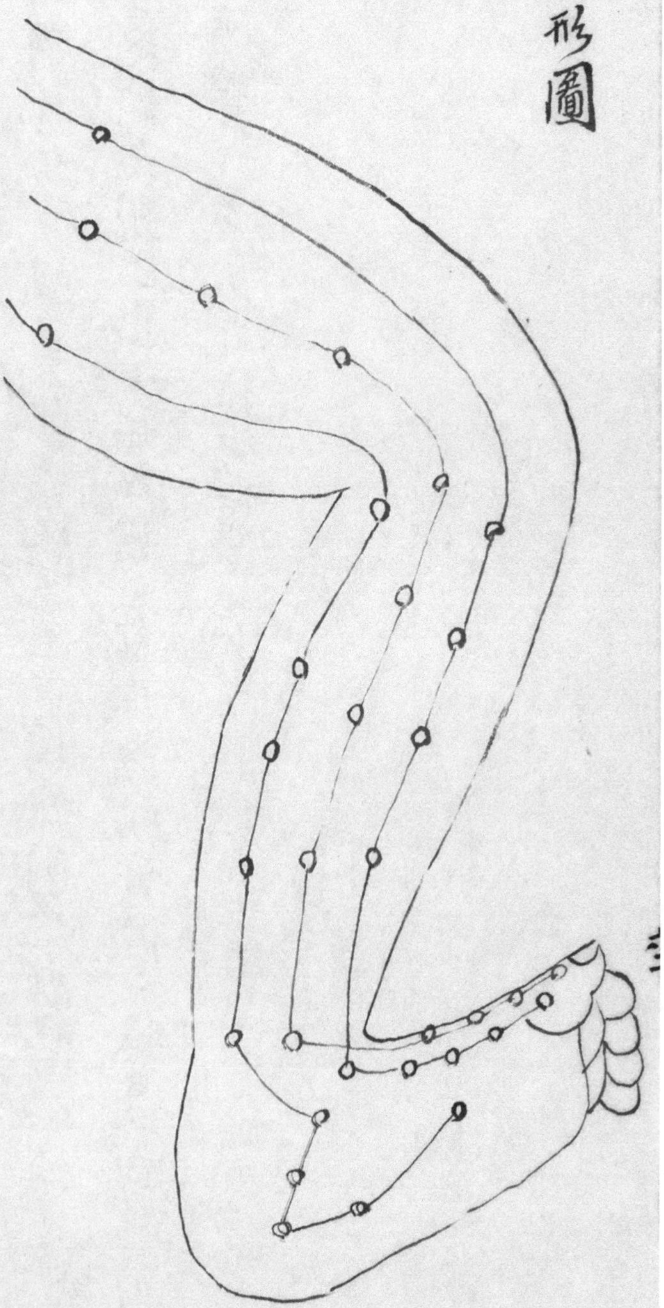

足後形圖說

足內廉係足三陰。足太陰脾。經。起於大指。循指外。側白肉際過核骨後。上內股。前廉足厥陰肝經。在中起于大指叢毛之際。循足跗上廉。上踝。五太陰之後。足少陰腎經。起于小指之下。邪趨足心。出膕內廉上股。內後廉。

嘉慶十七年壬申歲次桃月　　栢溪山人註書方蘭書屋

面形圖

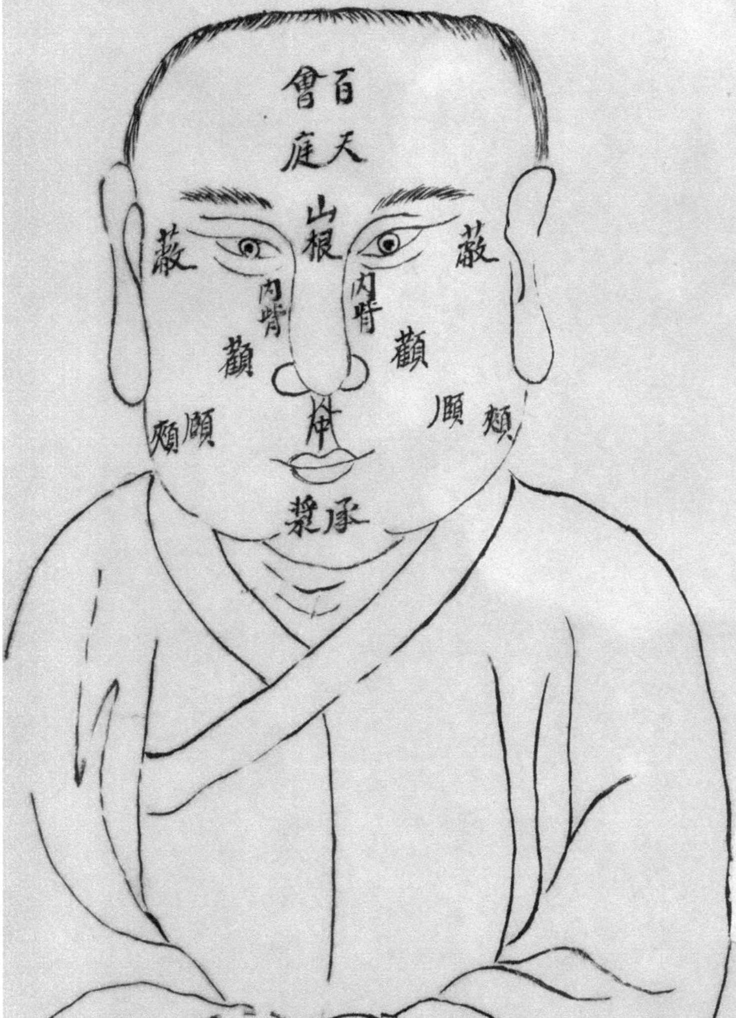

面形圖說

惟陽經走面故面不畏寒諸陰經皆至頸而旋惟足厥陰之脉與督脉會於顛手陽明大腸之脉上頸貫頰入下齒縫中還出挾口交人中左之右右之右上挾鼻孔足陽明胃經之脉即接之而起於鼻之迎香穴上左右相交于頞中山根為頞上循睛明穴在目內眥乃手足少陽之明五脉之會下循鼻外行太陽之內入上齒中還出挾口環唇左右相交于承漿循頤後廉浸下廣上耳前過髮際經頭維會于顖之神庭手太陽小腸之脉其者下行絡心而屬小腸其上分二支一支從頸上頰底顴髎上至目銳眥過童子髎却入耳中循聽宮而終聽宮在目中有珠如赤小其支一支從頰上頰目下曰頰抵鼻至目內眥以交於足太陽也足太陽膀胱經即起

于目內眥。即睛明穴。目大眥為內眥。上額過神庭。斜行左右交於百會。又下行抵耳上角
手少陽三焦之脈。由耳後。直上出耳上角。過睛明穴。屈由耳頰。至䪼。會顴髎。
支者又從耳後入耳中。出至目銳眥。而交足少陽。足少陽膽經起于目銳眥。
上抵頭角。下耳後。亦有二支。一從耳後入耳中。出走耳前。至目銳眥之後。一別
自銳眥合手少陽。抵于䪼下。頰車。若足厥陰。肝經之脈。不過從目系出額與
督脈會於巔而已。
凡為醫道治病。必須詳細。明經深研。遵古。不可畧。知几味藥性。
閣乃以為貫道地。乃世混亂。此乃世患之輩也。再有壽江河
上朋友。將項串之方。

面具一身之形圖

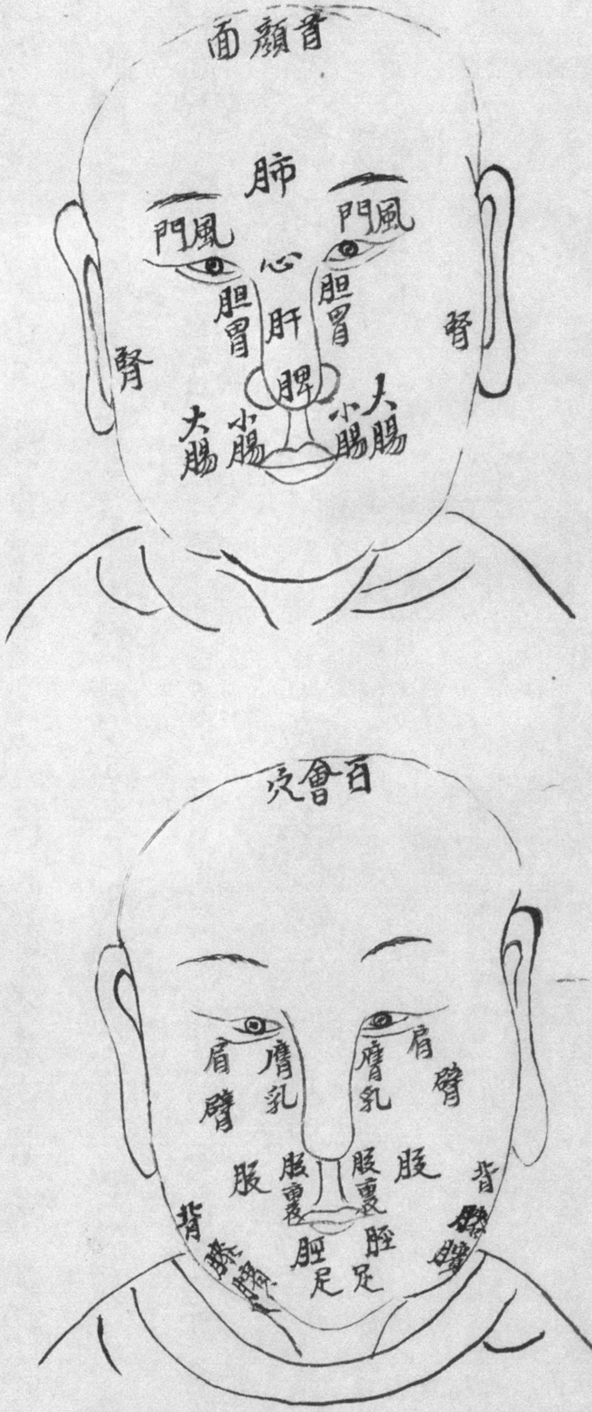

面具一身之形圖說

痘三关竅全在於面，若止分經别，惟太陽經行於面，其陰經於心肺脾腎之數，皆無經在面，何以驗之？不知面部之中，寔具一身之理。靈樞經曰：庭者首面也（庭即天庭，首面者面之首也）。闕上者咽喉也（眉間為闕，眉上乃闕上也）。闕中者肺也（正對兩眉為闕中）。下極者心也（下極鼻旨柱也）。下者肝也（即鼻柱而下）。肝左者膽也（肝左為膽，在鼻外挾顴之間）。下者脾也（肝之下為脾）。方上者胃也（鼻隧之即迎香穴為胃）。中央者大腸也（乃正顴之下）。挾大腸者腎也（大腸為中央，而与腎所以挾大腸也）。當腎者臍也。面王以上者小腸也。面王以下者膀胱子處也（此以上分一身之經絡，以下分四体之形）。顴者肩也。顴後者臂也。臂下手也。目内眥上者膺乳也。挾繩而上者背也（頰外為繩）。循牙車以下者股也。中央者膝也。膝以下者脛也。當脛以下者足也。巨分者股裏也。巨屈者膝臏也。此靈樞之正文，所以分別臟腑肢節者於此。按自額而至闕上，此首面咽喉之部位也。自闕中而至鼻端，此肺心肝脾腎五臟之部位也。自目內眥挾鼻而至承漿，此膽胃大腸小腸膀胱六腑之部位也。自顴而下頰，此肩臂手之部位也。自牙車而斜下頤，此股膝脛足之部位也。自顴而下，故經第二第云五臟次於中六腑挾其兩側，首面止於闕庭，王宮在於下極者，此也。是以見於面者，各有部位。審面部位痘驚形之標像，發即知出於何經；再察面部痘形之美惡，即知休咎在何体。於左顴之痘變色，即知左臂之痘亦變；目內眥上之痘不起發，剋膺乳之痘亦不發。歷歷驗之，即知左臂之痘亦變；目內眥上之痘不起發，其應於神。令醫家不知經旨，欲以意自分五臟，宜其參差而不應也。

五部

靈樞經稱五藏身有五部伏兔一腓二腓者腨也背三五藏之腧四項五此五部有癰疽者死按藏五在內而关係於身者有五部伏兔在膝上六寸有肉起如兔伏之像是陽明胃經也其二在腓腹俗名跟肚足太陽膀胱經也其三在背二之中係督脉而背旁四行皆足太陽膀胱經其四在五藏之俞肺俞三椎旁心俞五椎旁肝俞九椎旁脾俞十一旁腎俞十四椎旁各開中行一寸半其五在項亦是督脉与膀胱經此五部有痘瘡关係甚重先標發于此者危凶五處先有变動則一身皆变不可不審者也

五募圖

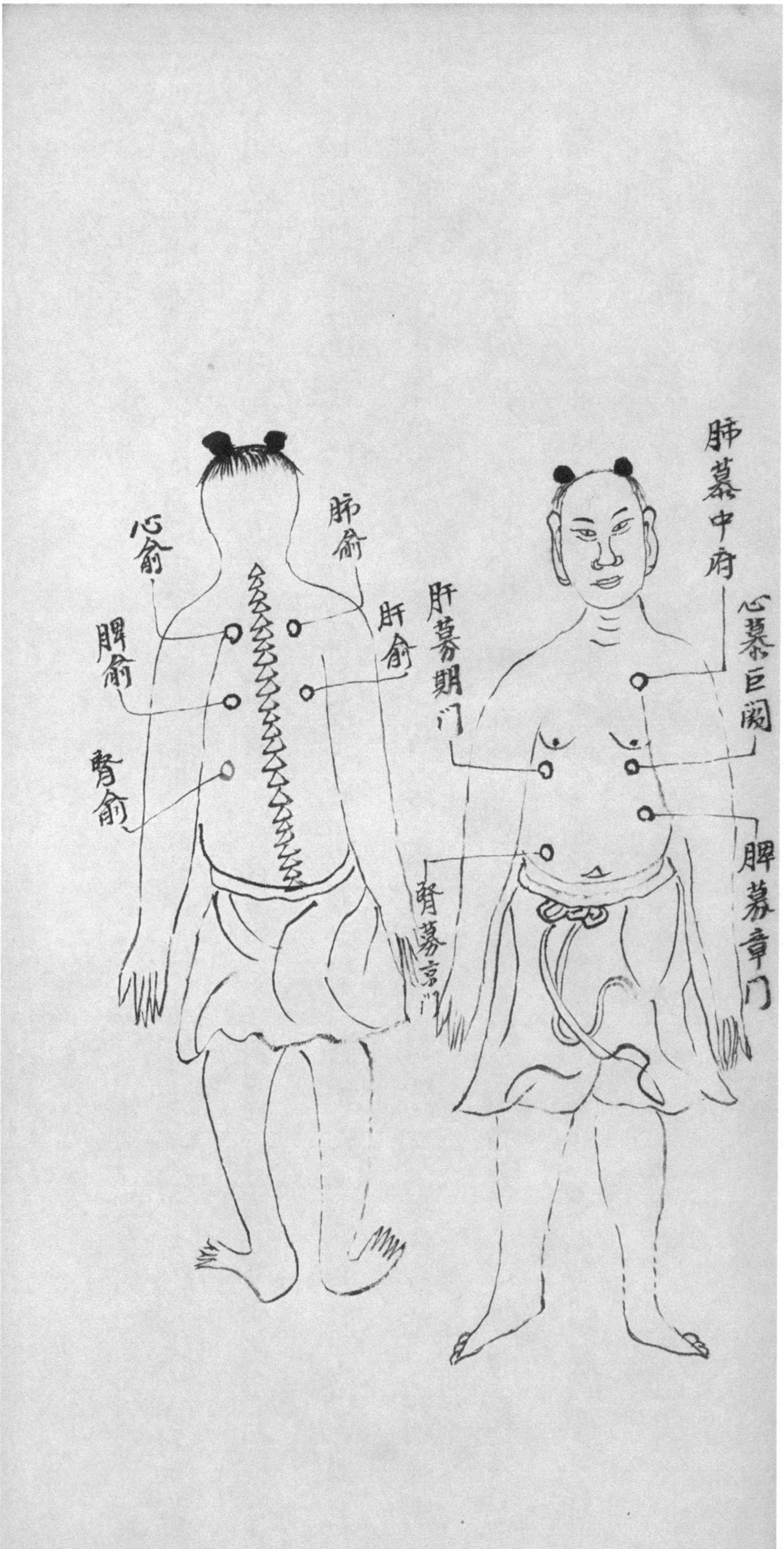

心俞
肺俞
肝俞
脾俞
腎俞
肺慕中府
心慕巨闕
肝募期门
脾募章门
腎募京门

五募說

六十七難稱曰藏募皆在陰而俞皆在陽人身腹為陰背為陽滑伯仁言募猶結募之謂聚氣之聚於此也肺之募曰中府在乳上三肋間胷中兩傍相去六寸動脉應手心之募曰巨闕在鳩尾下一寸臍上六寸半脾之募曰章门在臍上二寸傍開九寸帶脉當此而甍為肝之募曰期门在巨闕旁四寸半腎之募曰京门在臍中豎骨下五俞在背而五募在腹亦宜詳視標中府即知為肺經之痘標巨闕即知為肝（心）經之痘標章门即知為脾經之痘標巨闕即知為肝經之痘標京门即知為腎經之痘標察其形色占其吉凶而分經以治之此其最要者也

予屬儒業學御一金星還授於馬祖拼術行於世間未能
相信故將馬郎錄參薛立齋保嬰撮要並袁氏之世痘疹錄全
書扎訂

八會圖

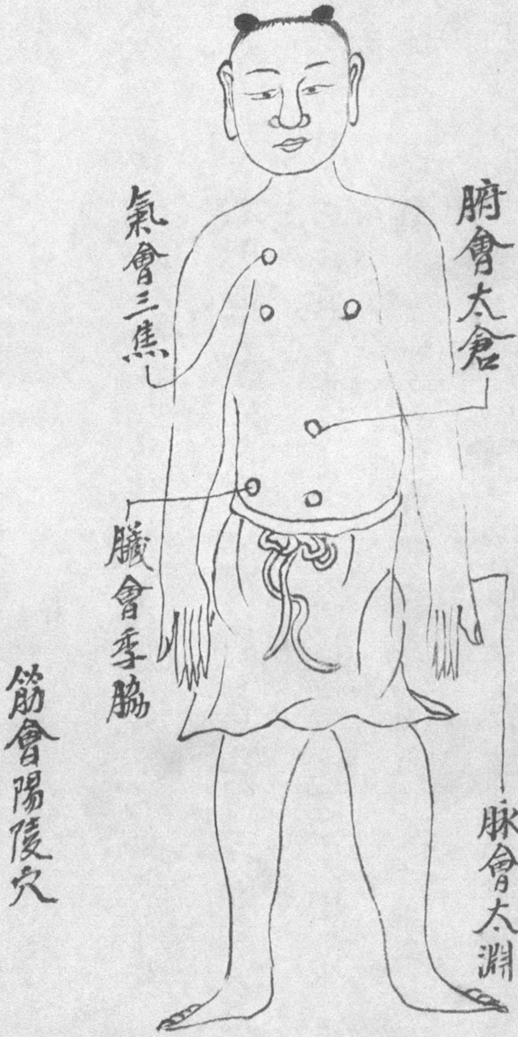

像

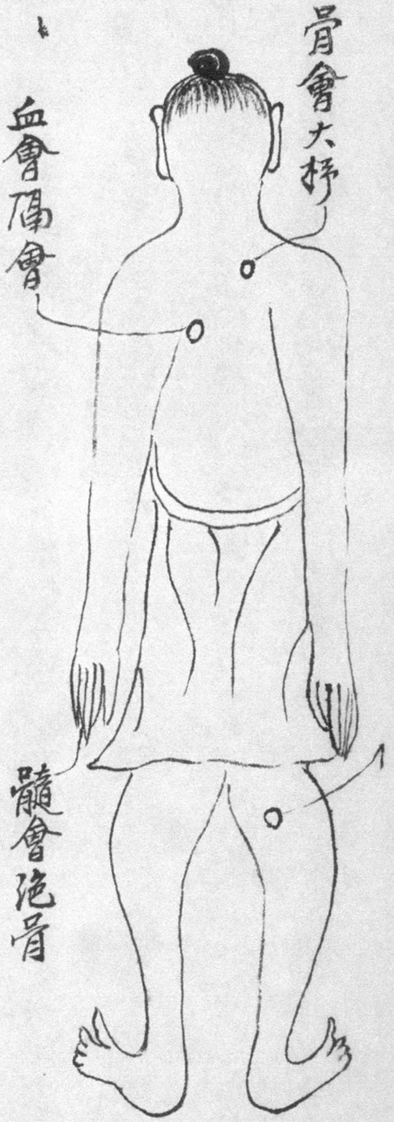

經言八會府會太倉在臍上四寸即中脘穴胃為水穀之海穴府皆資其氣故會於此也藏會季脇即章门穴章门乃脾之募脾運穀味以為五藏主故藏氣會於此經筋會陽陵泉穴在膝下一寸所外廉陷中係足少陽膽經穴肝主經筋而膽為肝之府則筋其所必攝也故聚筋聚於此髓會絕骨在足外踝上三寸亦胆經穴也一身之骨穴此為絕屬有骨必有髓髓隨骨而滋有下潤之勢所以

會萃此也血會膈俞在脊第七推下係足太陽膀胱經第五推下為心俞心所以生血也第九推下為肝俞肝所以藏血也膈俞正界手二者之間則血必經歷而會聚於此也骨會大杼在項後第一推下兩旁相去一寸五分諸骨自此擎架往下支生故骨會於此也脈會太淵即手寸口在掌後横紋陷中十二經之脈晝夜五十度周于身必會于手太陰之太淵穴也氣會三焦在胸外一筋直兩乳間即胆中也宗氣積于上焦營氣出於中焦衛氣出於下焦而總會胆中蓋營衛皆統于宗氣者也瘟之發犯太倉必府瘟宜調其陽犯季脇者必藏瘟宜養其陽陰犯陵陽泉者須防其有拘攣之患而其死也必舌舌卷囊縮犯絶骨者須防其髓渙而或枯槁以死犯膈俞者急滋其血

急胆中者急調其氣犯大椎者防其掃臂犯太淵者防其咳嗽喉閉等症盖視其所犯即知其為何經痘也

四関

岐伯曰五藏有六府六府有十二原出四關四關主治五藏盖兩手肘兩足膝即四關乃一身節之所係故凡井滎俞經合之穴皆手不過肘而足不過膝也凡五藏所以包三百六十五節之氣其關皆在於此故四關有痘最為緊要使頭面之痘皆佳而肘膝處或有變異即一身皆變成壞矣蓋機關阻塞即氣不流通而三百六十五穴之瘡不能起發收靨有賊痘或疔急須挑去吮出黑血以薹封之即痘毒發於四關亦不可

輕視急治之可也

十二原

按靈樞論十二原止言五藏而不言六府難經則舉府藏而詳言之六十六難經言肺之原出于太淵在手掌後骨下横役形陷中今心之原出於大陵在掌後骨下兩筋間太陽在旁也大陵在中乃心包絡穴代心經行事故治病以之為原今看症者本經之神門穴尤為緊要肝之原出於太衝在足內踝後跟骨上動脈陷中腎之原出於太溪在足內踝後跟骨上男子婦人病有此脈則生無此脈死乃腎脈所注為俞也脾之原出于太白在足大指內側內踝前核骨下陷中少陰之穴原出於兌骨前說心之原出於大陵乃指心包絡而言此則真心也兌骨即神門穴也胆之原出於丘墟在足外踝微前陷中胃之原出于衝陽在足趺上五寸去陷谷三寸陷谷在足大指次外間本節後陷中也三焦

之原出於陽池（在手腕上陷中居中指本節直摸至腕中心）膀胱之原出於京骨（在足外側大骨下赤白肉際陷中）大腸之原出於合谷（在手大指次指歧骨間陷中）小腸之原出於腕骨（在手小指外側腕前起骨下陷中）此即十二經俞穴也瘡若犯此皆可即此原穴而分經治矣

十三骨空

靈樞經骨空論凡十有三處有骨必有空當空而出瘡焉潤澤圓整則無妨或焦陷或生疔則骨之髓業而不消出勢必危矣其言曰髓空在腦後三分在顱際銳骨之下（即項後入髮際二寸乃風府係督脈經）一在齗基下（齗音銀齗交在唇內上齒縫中則下齒之下乃齗基也今居齗基之下當頤下骨陷中有穴是也係任脈經）一在項後中復骨下（在項後中之復有骨之下即瘖門穴也係督脈經）一在脊骨上空在風府上（其空在風府之上即腦戶穴係督脈經）脊骨下空在究骨下空（尻骨之下間有

空即長強穴也係督脉經

數髓空在面俠鼻有數處髓空在面俠鼻足陽明胃經之巨髎穴手太陽小腸經之顴髎穴左右各有二穴故云數次

或骨空在口下當兩肩即胃經大迎穴在曲前一寸三分骨陷中動脉應手

兩髆骨空在髆中之陽陽者外也即肩髃穴一名肩髎在髆骨形肩間西間陷宛宛中舉臂有空手足少陽之會也

臂骨空在臂陽去踝四寸兩骨空之臂間之骨亦有空在臂之外去踝四寸兩骨空之間即手少陽三焦經之三陽絡穴也

股骨上空在股陽出上膝四寸即伏兎穴也足陽明胃經

䯒骨空在輔骨之上端髎脛骨也腓腸前骨也脛之骨外下大筋中原為輔骨之上端山犢鼻穴也在膝

股除骨空在毛中動下在毛中動脉之下股盡處求之有

徙

尻骨空在髀骨之後相去四寸股外為髀在髀骨之後相離四寸即膀胱經之上次中下髎穴也

四海

岐伯曰胃者水穀之海其輪輸上在氣街下至三里氣街即氣衝天樞下八寸腹下夾臍相去四寸在鼠鼷上寸

勃脈在宛宛中乃衝脈所起也三里在膝下三寸骱骨外廉大筋肉宛宛中兩筋分肉間

衝脈者十二經之海其輸上在于大杼下出於巨虛之上下廉大杼項後第椎一下相之脊中各一寸半巨虛三里之下三寸舉足取之膻中者為氣之海其輸上在于柱骨之上下前在于人迎柱骨即天柱骨也柱骨之上下者謂在柱骨之上下處也項後髮際大筋外廉陷中人迎頸大脈應手結喉兩旁一寸半腦為髓之海其輸在於其蓋下在風府在頂上曰下蓋即脈之百會穴也風府入項後入髮際一寸大筋內宛宛中疾言則肉起言休立已凡此四海痘出其間有自輸直下相照而不斷者有出發於其輸或發於下者於胃為水穀之海痘或自氣衝照直至三里成一條者有經發於氣衝或發於三里者此皆胃經之痘也必須調其飲食扶其胃氣衝脈主血理血為先膻中主氣調氣為要腦主精髓其痘易祖于腎填精補髓不可缺也

是明朝吴門菊泉袁顥孟常甫創稿　九世名醫鶩瘟疹科

原瘟

素問靈樞出自炎帝岐伯論病處方精極而鍼百世宗之惟瘟疹一症上古無之漢遣張騫入西域始傳其瘡初時尚鮮後漸蕃滋今則薄海群生間有不患者亦罕矣惟其毒始於漢故漢以前醫書無其說後之醫者以其毒揣摩稍識吉凶便為絕技而於病情治法則茫茫無齒也有謂其病出於胎毒者故一犯之後終身不復然有此生民即有此氣稟豈上古無胎毒乎即金元人從不患瘟而南下中土即無一人得免者豈北地無胎毒而南土獨有乎譬於楊梅瘡漢唐無

之近自廣東人傳來人人謂之廣瘡亦生一次無再犯者不可謂胎中本有是毒也夫論形則五藏皆一而腎獨二論病則諸藏皆後而腎獨不復以天一之水不再受邪也故患梢楊梅瘡者皆因陰泆之氣積于膀胱而後發金元人患痘胎因隨嘗臨蓐亦以引毒歸腎耳大率痘之爲病外感氣運內動臟腑雖分流無所不到而其胎必先於腎故其將發也外處皆熱耳尻獨冷腎之毒發于外故也及其壞也外處皆冷而耳尻獨熱此乃變症歸腎之形徵也知此則可与論痘也

預占患痘吉凶

嬰兒臟腑不同其肌肉亦異察其肌肉即知其臟腑而痘之吉凶可

以預推矣大率五藏小者邪弗能傷其形亦小五藏大者易於邪其
形痓亦大五臟高者其痓形仰而易發往往揉處五臟下者其痓形[亦俯]而
底五藏堅者圜固而耐毒痓亦堅实五臟脆者痓亦脆而易敗五臟端正
者利和難傷痓亦端好五臟邪者痓多邪变也此皆懸其外而可知因
者向右靈樞經曰人之赤色小理者心小粗理者心大無𩩲骬者心高𩩲骬小
短舉者心下𩩲骬長者心下堅𩩲骬弱小以薄者心脆𩩲骬直下不舉者
心端正𩩲骬以依一方者心偏邪也白色小理者肺也粗理者肺大巨肩反
膺陷喉者肺高合腋張脇偏疎者肺偏傾也青色小理者肝小粗理
者肝大廣胸反骹者肝高合脇兔骹者肝下胸脇好者肝偏傾也黄

堅脇骨弱者肝脆膺腹好相得者肝端正脇骨偏舉者肝偏傾也黄
色小理者脾小粗理者脾大揭唇者脾高唇下縱者脾下唇堅脾堅唇大
而不堅者脾脆唇上下好者脾端正唇偏舉者脾偏傾也黑色小理者腎
小粗理者腎大高耳者腎高耳後陷中者腎下耳腎者腎耳薄不堅
者腎脆耳好前居牙車者腎端正耳偏高者腎偏傾也此皆驗其
外而知其內者常見孩兒之皮黑而粗理者出瘡必危往往多驗此特就
腎之一經言之耳若能隨經分驗則不特瘡之吉凶可辨而死生壽夭智愚
賢巧皆可以坐照矣至於不循亦有辨法凡肌之厚者大而光者氣壯
而耐毒瘡及結急不能勝邪直者瘡易發越結者瘡難發而邪易

靈樞經云肺合大腸其應皮皮厚者大腸厚皮薄者大腸薄皮緩
腹裹大者大腸大而長皮急者大腸急而知皮滑者大腸直皮肉不
相離者大腸結心合小腸其應脈皮厚者脈厚脈厚者小腸厚皮薄者
脈薄脈薄者小腸薄皮緩者小腸大而長皮薄而脈沖小者小腸小而
短諸陽經脈皆多紆屈者小腸結肝合胆其應筋筋之應在爪爪厚色黃
者胆厚爪薄色紅者胆薄爪堅色青者胆急爪濡色赤者胆緩爪直
色白無約者胆直爪惡色黑多紋者胆結也脾合胃其應肉肉䐃堅大
者胃厚肉䐃麼者胃薄肉䐃小而麼者胃不堅肉䐃不稱身者胃下胃下
者下脘約不利肉䐃不堅者胃緩肉䐃無小裹累者胃急肉䐃多小裹

累者胃結胃結者上脘約不利也腎合三焦膀胱其應腠理毫毛密理厚皮者三焦膀胱厚粗理薄皮者三焦膀胱薄疎腠理者三焦膀胱緩皮急而無毫毛者三焦膀胱急毫毛美而粗者三焦膀胱直稀毫者三焦膀胱結也視其外應知其內藏而吉凶可知矣

預推出痘之期

痘之發從腎而起腎開竅於耳之定痘發期全在耳後紋上驗之有紅紋直上而不顯者一歲之徵也紅紋邪掠而隱於重膜之間者八九月之徵也紅紋横截而瞬閃者半載之徵也若黃黑紋直上有火刺者兩月之徵也黃紫紋邪掠者四旬之徵也青紫紋横截者一月之徵

也。紫紋盤結者，時日日微也。至時日而驟，驟則有十法焉：耳垂珠冷一也。尻冷二也。手足指尖冷三也。眼目昏花而不黑白分明四也。眉攢帶蹙而不開揚黃亮五也。發熱而臉赤，赤唇紅不也。或形身皆痛，乍涼乍熱七也。氣急呵吹欠而不通利八也。驚起或時掣声九也。夢寐或時悶懾十也。十者，十中犯一二症或五症，則痘出必犯矣。

定同室相傳日數

痘初發于腎，二日傳肝，三日傳心，四日傳脾，五日傳肺，肺後傳腎，周而復始。其傳也，凡十三時二刻而移經，故五日半為一周。於同房有數十兒，一兒出痘，其餘近者越五日半而發，次則十一日，又次者十六日半，又次者二十二日，又次

則二十七日隨其形容發熱之徵與甚而定其期無一不驗予家治痘所以全生衆者預知其期而服藥以解之也

痘前治法

凡治痘須在未發知先預識其症而分別用藥重者可輕輕者必愈但未痘而愈則嬰者無功故多不肯盡心及其既發又莫及矣凡為我學者務以救生保嬰為心寧我無功不可使嬰兒失命備

陳十八症治法於後

孩兒未痘之先感冒風邪身中火烙形痛自汗咳嗽不已傷寒未愈而痘隨出為痘家謂曰猿猴跳鎖傷寒之後元氣囂灕須滋陰補血解

熱踈風有滋陰三宝散可服

滋陰三寶散

當归　黄芪　生地　茯苓　防風　芍藥　川芎　吉朴

炙甘草　元参　麥冬　加炒姜　大棗煎服

有飲食不能撙節暑湿不能護養肚腹傷壞洩泄頻仍飲食懶進肢体羸瘦愈未發而随出痘為痘家謂之觀音拂座反美尽矣此有先泄而出痘者不同平居無恙忽泄而痘出此則毒随泄減其痘反美今久泄初愈而痘出則脾虚元氣弱此單服補藥恐未虚脱若冷藥則毫釐不可用者只宜調脾此方製白术之類可也

四製白朮散

白朮八兩分作四分 一分仁炒 一分糯米一分麩皮炒一分壁土炒揀淨為末量之大小調乳服或湯調服

患瘧之後餘熱消爍肌肉漸瘦或乍愈而瘧出或帶瘧而患瘧名為馬馳劇道多有溫食釀成此禍少華常山截不可用即柴胡亦是劫藥須參苓白朮散加消食祛熱之藥或八珍膏衛元湯可用也

八珍膏

人參 蜜 乳汁 梨汁 同熬加製過紫河車湯服兩匙

衛元湯

人參 白朮 全蝎 山查 半夏 當歸 青皮 枳殼 烏梅

姜棗並加乳服

小兒滿五六歲元氣虛者身熱火熱犯渴晝嗽疹出未透而痘隨出為此太陰脾經症也痘家謂之一葦航後此古尋常先疹後痘勢不同凡先痘後疹者謂之逆先疹後痘者為之順此則身弱甚挾虛患渴嗽又病疹初愈而後痘隨出其勢頗危必須補陰清肺培脾益甚毫釐難犯內托至奇湯可用也

內托至奇湯

人參　天冬　麥冬　白朮　當歸　伏苓　米仁　川芎　陳皮

甘草　桔梗　銀杏　加糯米並湯頻頻服

凡小兒平時患癖積，肚大有青筋，四肢羸瘦，變爲丁奚、傒越、瘡蒸。此謂之三似，入洞治之。且莫清癖積、厚朴、兵郎、紫連、冷藥及抱龍丸之類，皆不可用。宜服益黃散、滴滴可也。

滴滴金

蝦蟇肚內有黃，取出金末和丸服

小兒風寒腠理，時蒸火熱，自形連身，遍發丹瘤，愈未幾，而瘡隨形焉。瘡家謂之倒掛銀瓶，多蒸肝心二經。瘡是用三黃，宜犀角地黃湯、紫草散可也。

犀角地黃湯

犀角磨　不用乳汁　丹皮　荷莖　生地　加灯心並服

小兒未痘之前火烙臉赤眼睛直豎手足搐搦口燥言語驚厥屢次不數日而痘隨形焉痘家謂之霜橋印遍此與尋驚後出痘者不同凡先驚後痘之出驚止決係心經之痘也尋是言徵此則驚甚倅厘或見痘而驚不止硃砂石菖不可用宜服茯苓神湯可也

茯苓湯

生地　當歸　甘草　白芍　茯神　遠志　桔梗　加灯心姜煎服

小兒未痘之前身熱自渴汗口中吐血或鼻衄或溺血不數日而痘隨形焉謂之穢也踏水心安失守致血妄行宜陳按大不可妄用用參

凉之剂野仙獨聖散可用也。

野仙獨聖散

扁柏　元參　地榆　血見愁　生地　木通　芍藥　歸身　甘草

干姜　水煎服

凡小兒未痘之前，身發火熱，飲食懶餐，肚腹膨脹，眼泡浮腫，睡卧不安，不如日而痘隨形焉。謂之石鼓年鳴矣。宜理脾補氣，即用參白朮散加減用之可也。

參苓白朮散加減

人參　茯苓　山藥　白扁豆　白朮　陳皮　薏仁　當歸

防風　枳殻　蓮肉　隨宜加減

凡小兒身發火熱，自汗不止，眼目昏卷，呵欠噴嚏，未愈而痘隨見，為謂之赤澤，裁蓮宜斂汗補肝，即歸芪參入乳類二服之，并固真湯可用也。

固真湯

綿芪蜜炙　酸棗仁　人參　白芍　當歸　甘草　茯苓　生地　陳皮

加姜一小塊煎服

小兒本時父母不能保養，淫慾其出入跌蹼損傷，致面肢體未愈而痘隨出，為謂之破瘡瀉衆，宜補血扶脾，即歸籠金湯用也。

籠金湯

木香　生地　芎藭　茯苓　甘草　白芷　土木鱉　當歸
吉利　木通　桔梗　白术　加姜棗煎服
兒輩脾膈飽脹飲食厭惡身發火熱嘔吐頻頻未愈而痘隨發焉
醫家謂之逆鹿亞羊此與尋常先吐後出痘者不同大凡因發痘
而吐毒隨吐減出痘必稀今則先因胃氣有傷腹脹惡食吐又頻頻不止
則危追之象矣須為調理脾胃以紫霞黃露飲可用也
紫霞黃露飲
干姜　半夏　藿香　砂仁　枳殼　陳皮　豆扣　白术
青皮　水煎服

小兒面色萎黄時作潮热腹脹腫浮肚腹疼痛此為小疳未愈而痘隨出為醫家謂之推車陷雪此因脾胃有傷漸成痞積祛蟲遂積之蔓俱不可用惟調理脾胃為上策籠旋散最妙

籠旋散

青皮　丁香　豆扣　厚朴　香附　山查　元胡　肉桂　干姜

砂仁　檳榔　枳殼　艾叶

小兒遍身生瘡形頸膿窠旋繞手足关軸水蛇皮纏畏寒热不時噴嚏不止未愈而痘隨出為醫家謂之霜遂梧桐潑豆涼血衛脾貞元散可用也

貞元散

黃芪　茯苓　甘草　木通　白术　白芷　人參　吉梗

白芍　猪苓　生地　升麻　陳皮　天花粉　加灯草心並

元孩兒心中刺痛未愈而痘隨出為醫家謂之犯奪天樣此非[illegible]氣

逆即用參積龍蟠飲可用也

龍蟠飲

人參　當歸　枳殼　丁香　木香　青皮　半夏　官桂

三查　三稜　二蚕沙　厚朴　姜棗煎服　加豆扣

此小兒兩眼風熱紅腫羞明刺痛難忍未愈而隨出為醫家謂之

彈打天烏法宜清肝祛火滋玄窖提陰氣。穀精龍胆散亦悞可用。

穀精龍膽散

生地　荊芥　茯苓　胆草　井草　木通　赤芍　甘草　銀花

鼠粘子　加灯心煎服

小兒飲食过度傷損脾胃，或飽悶，或吞酸，或吐瀉未愈而瘡隨出，為醫家謂之風燕失巢。瘡全資脾胃，急宜消食理脾，消導飲、磨積散相兼而可用也。

消導飲　查肉　神麯　三稜　丁香

厚朴　砂仁　半夏　兵郎　蓬术　枳壳　加粳姜煎服

磨積散　干姜　陳皮　麦芽　二蚕沙　加生姜煎

凡小兒輩小腹硬脹刺痛小便赤澀難通欲尿則啼不尿痛未愈而痘隨發乃醫家謂之斷稱失渡此係心經鬱火積於小腸淺牛膏是對症之藥也

淺牛膏

大田螺用葱鹽加些少麝搗爛为膏控烘細須攤帖小腹用手摩之

十問

第一問

有一等孩童生得体質肥胖元氣壯固則血氣似有餘也倏時患

痘宜其鼎浚充灌而迺囊空虚不至灌浆澄膿入八九期而危其故
何歟曰擬物論形冬瓜雖大內裡空虚榛栗雖小中則結實痘若以
形体論之豈肥大者俱痘美而活瘦劣者俱逆惡而危者耶殊不知
天元不可以形拘氣血豈宜以質滯彼形体本度小元氣充盈則痘
自然啟灌形体雖恢大而元氣羸劣則痘亦至枯澁古先哲云痘家
看人之元氣不可援人之形体況痘有經絡部位不同多寡大小之
不一氣運時令之順逆衰旺調攝愛養之得失親疎貧富貴賤之
厚薄豐儉痘烏可執此而論哉何則小兒倖瘦形甚而痘之經位
既正窠數稀少氣運淋順調攝合宜雖瘦怯而不為害也小兒体肥形

胖而痘之經位錯犯點數多兼時令乖逆調護失當雖肥胖而亦不能生也我故曰痘症難以形体決死生矣

第二問

按人身以為主三部九候脉之源也七表八裏脉之流也傷寒諸病人必切脉以探其源而痘之一症徒驗其外而不切其脉其故何歟曰珠產於合浦欲求夜光者必入其淵玉出於崑崙欲得連城者自諳其地痘之不切脉者非脉之不可切也蓋因痘自外湊者非風寒暑濕之感召自内傷者非飲食憂勞之患成若不診切何以審其祥痘乃稟受形質之時吉凶判於有生之際内重者外以内輕者外

亦輕鑑形別生死知其悔吝之機範簧側臬深得其死生之奧脉不必切而存亡得失已炳然矣

李少陽云痘疹從來不切脉不經分位都形白道達心肝焦紫多君由肺經極蒼蠟只看陽形自一樣何須切脉分生殺則知痘知痘之不必切脉也昭昭矣

第三問

夫痘始形形是終亦宜形是不宜變更者也有一樣痘朝看形色美麗至晚轉變有一日而三四殊色者何也曰泰山之高人雖陟其巔北海之廣人雖窮其底直金自有程色非黃銅所能眩美玉自無

瑕玷。非曰石所能愚。彼之瘡之爲大者。其即山海也。瘡之經絡正。而根窠美者。其即金玉也。當其峻。而長峻。當亮灌。而亮灌。不失之光。不于淺。豈有朝夕更變之色耶。大抵瘡。或犯於心肝二經。而啓標之始。會帶海棠罩錦之形。或犯肺經。而見點之際。於暴鼎榜卷之象。則元氣本濡。而根基原不正矣。於此勉強。幹旋牡丹。移而爲桃葩蘆梅復。而爲園珠。人見之者。恃爲全美。不加之意。豈知少有保護之功。不至而被風邪之感腠。或飲食不能撙節即。而爲脾胃損傷。營衛不能浹洽。云窒不能以滋養。經者。變而焦。紫白者。變而土鐵。或朝形美。而暮死。者。有之矣。或夜看其色生。而至晨旦死者。有之矣。此因水之氣淳者。

其流必涸本之無根者其叶枝自枯移者奚爲有經正而反經道違而
違道之理耶

第四問

小兒患痘身躰遍生瘡疥至朝之際囊窠串克充灌盤處先攤
黑汞或黑爛去其故何歟曰瘡疥者陰毒也痘乃陽毒也痘見瘡
疥處愈湊集爲遏竅隙而發故耳瘡疥雖爭痘間以陰乘陽梟英
之毒逼燥于肉玄水不能以滋飽於是攤黑潰爛而痘竟陷不美矣
但不之朝而後黑者傳至肺經肺氣之絶肺是腎之母母絶則子厥故
變黑於痘前而在腎者矣又有一樣于瘡窠軸處發爲白胞痘

聯被黑陷水澄中肺氣雖散而不能治者矣評曰痘中瘡毒梟
癢作囊脫皮穿蜂螫惡莫言攤黑肉氣聚九日花飛逕道錯劍
知瘡黑而痘隨黑履霜堅冰勢不旋踵者矣但於手足軸黑而形頂氣
頸腦腸多轄不致攤黑氣猶衛養猶可救活者焉

第五問

敢問痧迺太陰肺之毒也痘迺陽明之胃毒也出痘不宜出痧出痧
不宜出痘痧痘並形其故何歟曰造化之氣運行寔當隨感而發
無有凝滯者矣小兒身發必熱而痧毒已形于皮膚之間席片
錦幛猶未徹散而隨痘自出焉蓋肺通于大腸而肺氣感激

乘勢而作梟淫，得金肺以升，而胃毒因滋，不伏歷之痘与疹並形矣。但如毒相攻，勢若危凶，而疹先痘繼，仍氣升發，則表暴，是後之功是甚易為力。再視元氣之厚薄何如耳。若热甚嗽逆，只宜清補，腎痘自危盡，而疹不為害也。倘失音泄瀉，謂之論漏底，变疹雖回復，而痘至於空殼蓮肅，斯害臻矣。李少陽曰：痘先疹後，鎔天元以培植，自（痘）羨麗而不罹于夭折之虞；疹先痘後，牿榮衛於翼之金，痘必沉歷而不歸于危豫之美。則知痘疹之全恃乎肺氣也明矣。芙石峰云：太陰肺旁腎所資，肝榮不傷，土中脾君，教疹痘相交見，培土滋金，聽不虧。觀此而疹痘並形之治，不可偏發者也。

第六問

抑觀經中論痘欄有三關邪殺五傳不拗者何歟曰履聖門者方知聖學之淵源入扁室者斯探醫經微妙功夫造化于人水火既濟而後真元培養營細百体者心也而肖生乳身心之關也生養一身全本者脾與胃也而臍封之處脾之關也滋榮于一身之貞元者腎也而陽球之轄乃腎之關也三關相和不傷劍梟溢自逆遂矣白虎殺門塵于氣窩右太陽青田殺門塵于服脽左太陽邪殺門美麗劍痘經正順而不犯逆矣痘一日啓於腎二三日傳於肝三四日傳於脾四五日傳于心六七日傳於肺七日五傳痘之終始在此若痘啓於太陰脾經而兩注

者又犯於肺則太陰拗矣啓于少陰心經而所注則又犯於脅則少陰拗矣啓于厥陰肝經而所注者又犯於心胞經則厥陰拗矣此所謂入拗者也痘至拗則皆逆而失其正竟終損傷將能明識拗之奧而逕道癡矣差錯之憂終能免矣殺之原而將法復有變通之妙子問及此之識探虎穴雖險而得其虎子者矣

第七問

敢問小兒患痘有三四者日而声有五六日而声啞者有七日者有十一二日者未知孰生而孰死者耶曰人声出于心血榮氣衛声自悠洪而清澈亦何啞之有若痘麗於身全靠肺氣長峻充盈蓋肝榮耗

燥脾胃乾枯梟炎上攻於舌齒故至三四日而声啞者矣三四日声啞瘖
必紫焦口必渴身必火烙尿必赤澀眼必碧堅疔癍多見於脇肋陽明被
梟炎冲暴亥池燥列故至五六日而声啞者矣五六声啞者腹必膨脹
身必烦燥瘦必孳併手必撒搐死在旦夕者矣
若腎水竭而淫毒攻冲于上肺金燥而少陰恣其損傷于是七八日而
声啞者矣七八日声啞瘖必樹皮鉄葉身必火燒渴飲食必帶嗆逆梟
痒作而蜂螫纏者矣十二日而声啞者真元煒瘥尅肺氣感傷
急療治之危亦免矣玉函說孩兒出痘每声濁口爽若聲濁痘輕
心肺被傷多濫声啞速宜袪火與清金此之謂歟

第八問

小兒痘未形見，或有發熱而嘔吐者，或有鼻衄而驚厥者，或有腹痛而溏瀉者，或有咳嗽而惡寒者，或有脇脹疼而小便閉者，症候何其不同者。曰：理脉不難也，而難於尋諸絡；金不難也，而難於覓礦。痘候不同者，痘經絡分殊也。若痘經於陽明胃，為諸陽升提首位崇高，而不以為囂，氣聚邪逼，遂于金神，遂吐不以為逆，是以發熱嘔吐亦不免者也。若痘經于肝心二經，為脾火煽熾，而血不歸營，逼肺竅而奔突，梟炎沖激，而心不寧定，必驚怖而厥死者矣。痘若經於太陰脾，為則濕毒暴發於內，而衛氣鼓蔽於中，故腹痛而溏泄者矣。痘經於脇者金虚則鳴而嗽作火爍則燥而惡寒痙徑於脊者為窒囂而脇疼膨脹鬱而便閉大抵吐衄陽也上位也位居於上易見易亢而莫慮其沉溺洩瀉陰也下位也位居乎下難升難灌而奚望其潤裕驚厥者卷中之狀元痙後而驚則為浪裏汲舟也脇痛者卷欄之鴆毒小便併閉則為夕陽無照矣此乎問外之精微推而而詳究自得其指焉

第九問

嘗觀江北患痙者多懷于眼目而罹聾瞶之苦江南患痙多壞于手足而遭腫爛之痒癢人患痙多發于癬疥浙人患痙多發疔者其故何歟曰長江設險以為南北之限人生其間為自稟氣之殊天不

足於西北故星辰為之搖移趨西北地勢高燥風氣猛烈故人患痘
玄水涸而不臬故兆眼多壞而朦瞽之若此見矣地不足於東南故河
海成其大然東南地勢卑濕風氣柔弱故人患痘正土虛而金貫品手
足多壞而腫爛之疾釀成矣廣地濕熱而風臬嗖腥而嗜辣故患痘
而多癬浙地淡陽而蘊酷好油炙而貪辛毒故患痘而多疔芸石峰
云北人嬰痘多清肝清肝不怕眼膜慢南人治痘多理脾理脾何患腫爛
居廣人治痘多戒腥戒腥不怕癬未生浙人治痘多解毒解毒何患
疔似鏃則知治者隨地而裁製不可膠柱鼓色一以執一偏者也

第十問

彼婦人患痘或懷孕數月或胎足將育者女子患痘或月經不通或經
行適至此有孕者未知孕得安而命可全歟經來者未知痘不觸而身
可保歟胎足者可保其母子之俱生乎未經者可得其經血之不下乎曰坤
道成女血有餘而氣不足若懷孕能胎則血養乎胞絡斯時出痘則
泉矣遂燥孕必不墜蓋胎必不安周若衛胎而投以寒涼之劑痘安
得以長灌由痘而施以溫熱之藥胎或至于損傷矣姚文仲公祖傳
鋼金妝毒散專治孕痘屢經服效孕不傷而胎全者矣且痘症之形
最避經血腥臭而已女子出痘而經適至穢血觸犯痘色因以變易也王
氏製震澤湯獨治經痘恒得其美麗而不至于變逆若未之女

尤易治也奚憂其仇逕也哉

三疑

痘軸有三疑前此未聞躬炙教授斯得其真小兒受孟之期未盡身發火熱三五日或不一旬自嚴違諸形類形如水窠夜啼驚掣亦灌膿結痂是為胎錫亦名會骨飄元君年路三五歲或發齔之期身烙淹纏始自面部啟長囊之潰膿結靨遍身皆然是為怍痒如若怍痒不必發羞漸自安妥或五七歲間感觸風寒熱蒸蕩穿窮透腸發火皮寒形痛先發肥脆變為膿窠是為浪撼若蜂毒凡此是痘門三疑之症治痘須宜詳察

一變蒸疑

此法前书交代似痘疹发热而实非也切忌服寒凉之剂现今有一等说賊幼科婴孩辰阳之体寒凉也此等之人即有大惧矣手切留神斟酌即无患矣再者说一名顶串之方吃者不能解

二鬐齓疑

鬐齓之时热紧吐嗽形疼手足牵掣或发搐癡是谓怔痱如一般大羙必死无疑矣

三滌瘌疑

七八歲之孩童聯绵发热遍身肥浥是谓羙鋒毒只宜清肝勿

用湯錐

生痘色式

出來點々渾如珠不聯不餅亦安居色自桃紅真正色稀如北斗

朗然稀不灰白不焦紫日月飛角疎々啟砥柱中流人不識眉稍

腮頰脾家重不粗細不擁聚三四表暴慢々狂氣破損氣囂濁瞎手

指々鼻々抵只懼空々灌寔人攢蚕種假茱萸不定於方處不掩歷

手垂珠添含有龍蟠眼睚氣尿路動氣莫栽蓮山井莫揚幟一莖到唇

軒百痘不如意顴阜先錦蓋太陽多樹常眼角掛櫻桃全身步疗

癥手軸不鈎簾虛泡何由起上脘不煤癍躁灑何由至伏枕不先馳

埋。利门檷不借截虮賊自斬輕。佶垂於綁。

驅。貽淚垂懸井。痘煩燥喉鳴鋸。此是生痘式。君心煩熱記。

死痘式

痘初形臉閃閃紅。此是梟鳴無底根。紅斂紅点白銀銀。元氣虧身泡。

滿身皮膚隱隱紅蚊咬。五鬼相尋死得早。出來遶塊蚕種樣。痘门

脈渭蛇吞象。一個樣形一個。焦玄池數個。壽來梟嘴角先黄俱未峻。

何須服藥與祈神。氣色甚似鐵皮裹。一身花痘紅牢鎖。山根一宜針

刺樣。似嬰見了自驚惶。眼胞團團似黍驪。參根不覺淚盈流。初形疎

長紅針硬。雖然稀少個個疔。面部痘隱手先泡。天庭未起撐簾。

胸前坐紧司空黑。鼻孔出毒声哑涩。饮食不进吐频频。汗流不止便所极。
腹胀浮痢眼不蛤。摸直肤怕入呪舌。摇[形]天柱倒。此是痘门死格式。
声宜清亮。喉宜鸣。哑涩瘦涎呛逆凶。体宜凉爽不宜热。寒热不时久
安吉。心欲镇静忌躁惊。怕人见鬼必狂阴。汗宜收敛不宜流。眼宜封蛤
不宜开。口胶宜勤直。睡宜审醒不宜昏。脾胃宜健不宜泄。大便宜坚不
宜泄。痘见胸前口吐虫。浮痢频频是血所。肤气精彩带蓄斜。腹胀虚
鸣是雷轟。食后吐来食不化。身中汗液水浇盈。痘方形起指甲黑。
气短夜啼老闷息。摸衣呪沫声涎热。水火炒卵筋束。此是死症治不
得。

治痘要法

祛解梟燮之毒一也調理脾胃之氣二也補助榮衛之元三也三者
不可缺一若痘三日之前痘毒未曾盡表於外切不宜用參芪之藥
以補之未出加補痘隨閉錮而不表暴於外必至肚腹飽脹煩燥痰
喘而死者矣三日之後痘已表盡而看痘勢用藥如色焦紫急用和
解之劑以消化其毒備色灰白急用補助之藥以充招藥不宜用踈
裂之藥不宜用此治痘之四反也春時疏暢夏時和解秋時而發散
冬時而發治此治痘之四易也
標形之初先發始未須理實脾胃標形之初飲血始未須而清心肝標
形預疼梟毒上馳而寧正元陽標形腹痛梟毒下達也而輔翼

元氣陰。此治痘之初始也。渴者不投之。以峻烈之飲。滑者不可用以塞悪之藥。寒者不宜寒。冬月懲手芩連也。热不宜热。暑月懲手丁附也。此痘科之初忌也。結者提之。撤者卒之。梟者制之。亂者正之。治飽悶者。莫投以三稜蓬朮木香。治嘔吐者。加之以藿香半夏干姜。治痘要活也。

標形順逆

敢詢痘。有等先自足。腹間。標形者。有等先肚腹間。標形者有等先自胯。腸間標形者。有等先自胸坎上。標形者。有等先自頭面上標形者。何爲順。何爲逆。何爲生。何爲死。耶。曰人身造化。與天地相符。經謂者天象也。故居上位。重濁者。坤象也。居下位。爲人形。形象天。痘先標於

此者為正位為順天足形象地痘先標于此者為下為逆天若腦腹
象人痘先標於此者為塵阜為犀雜順天者存逆天者亡塵阜不
離手地而犀雜多至於陰者也鄭蘷曰定位於陽首直元宜不羈
胸乳天君位腋間痘不輝肚腹聯交背三陰臬鼈牡股盤併膝脛
墓庫掩形奎大抵自上而下者欄軸之正自下而上者門輔之亟者也

明察根腳

俗人不識根腳之說而以腳跟有痘遂指為有根腳之痘焉噫何
其愚昧之甚耶蓋痘形根窠圜圓形活而不灰滯色形梔如形形
疊珠者形潤光澤為上等美痘也若圜沿帶如紫者臬毒膝

結急宜清心涼血以解其毒也若一片浮游紫色者則梟炎酷烈非
純正之色解之猶恐其不及也旁圍紫里者毒氣凝結于中也若
水窠白銀色者無根脚之痘也元氣虛離二五渙散是為棄痘倘囊
白而盤繞色者活補助之自可躋于充盈之域梟色翠錦者為鬼
痘變時變更者為空殼蓮蓬矣若五朝痘不戚啓蓬而根窠色
活速宜提補竟須其保全者也倘搔破血泄而根窠不改正色也
雖有破傷亦不致死但上下一樣色者為治色上下異樣色者為亂
色須要仔細辨察為上

傳期治法

痘初出見骨元歸二八时〇八刻餘治法速行計表最玄门独怕溺沉遲
痘不尽馳加補重裹犹如藏盜錮墻籬心经進樣須解清肝脉梟分急
攪持肺骨门来元氣燥斯时切戒用肉蔻吐歇枳壳干姜入形之痘川芎
白伏苓宜消多薑术丁香覓牝腹山查通橘奇若是骨前慢闷擧
砂仁枳壳倍投之
一日二日间上嚥血下溺血梟毒犊心營離營妄奔越犀角地黄芍薑
紫少捷此犯最凶危揭此须驗诀
二日三日侵肝经木欲疎暢茂成林此时治痘宜具峻叔壬之剂不宜
乃消来脾主失司職疔見心君鴟梟鳴二件俱是痘门忌一犯於此定

不挃。脾溼。第一宽升麻乡參白朮散增加傷寒。砂仁与厚朴橘枳
壳。薏苡山查溼重囊。當〻腹痠痛元胡姜黃炒。尚佳若是降凝常疼
痛。丁皮安桂甚堪誇。
二三时候水蛟咬。點見皮膚不疊高。少陰卻被梟変徹。到此的癱
點影。朝頻渴飲的双眼赤。身中热络命難逃。
表虛氣。負色。銀〻浮腫。惡寒囊瘁況。皮毛乾竪不精華。懶言係
首白畜膝。囊虛腹痛汗澆〻。指冷皮厌囊不饒。小便短澁頻〻吐嘔
啼哭。不止額水燒。
囊不啟傷。蛇皮表囊飛般虛。封視安寒尾閭。振元補理脾氣。肚不

脉热不舒急。覓好明醫。三日之日更傍心。火宜发上不宜沉。此时驗痘訣。
候撥魁囊開壳釀漿臨。表虛。須宜扶衛氣。裏虛。作速助肝榮。
脾虛補養多消食。耗峻燥毫發虛不可侵。痘至斯時囊象峻。盤根所
活不可一厥。若是肉皮速一樣。氣血壅中那有救。少陰經未至此焦。火仍
火熱勢發元。清急用清心解毒。毫鑑形隨全治為方。厥陰肝未見疔
處。挑盡梟根速解。速若帶重囊中黑。錐豕紫紋。攢臂水腹嘍中
谿帕毒发升。乾渴煩燥不安寧。水教舌短腫眼斜。不日期内狂陰靈。
五日六月傍至脾。鍼元灌厚玄肥。黄紫時刻增饒渥。不痒不躁誠
稱奇。若帶三分蒼黃樣。裏囊品臘濇不丰腰。急宜大補真元。去再

嘔奔脾胃莫甚。馳至此肚腹脹。慢啟鴟梟盤擾。天君震疫涎徹上
声。不清嗆逆爭衡。遠清理。若教声啞肺金枯。号為罐破金漏底。
矩。不日又日侵至肺〻。欬振揚兼汲矣。衛臚浩膺洽天元。傷〻是蒼欄恒規
羡者自然臻羡麗。函者至期变痞即加非。唖非嗆。即慢脹。帶
痒帶嗽絶元華。冬〻冷遲〻猶不安〻妥。患夏至此決天花。此時板荄
天元滴。氣血補助發玄機。若加乾蠕唇先熟。此是瘟门的以尸。

布置圖訣

瘟而吐。逆肺經。風少熵梟。炎邪毒冲太陰。半夏姜和炒术条。併砂
仁藿条、与芍薑毫末不親。

痓而吐覓人蔓腹中不膨脹氣順不喘鳴桔梗白豆扣枳殼加細酸
刀形鹽炒外多貼接三分
痓而瀉還脾經犯食直消化傷參寧攝持參苓白术散肉果合丁皮
脹鬱与訶子當先切莫施
痓而痢傷於脾外覓烏連白加黃実芪噤口南星麝腸鳴炒术
奇苦許翅盜剝脹喘不可醫
痓而驚犯厥心犀角磨末服硃砂遞用灵未見惺惺散標行紫
草行執方愚昧者妄錯施異攻
痓而脹梟毒脾中藏砂仁枳殼蕪术烏炒蔔子相大便秘堅結

杏仁郁李伏喘急。狂悶擊木氣須行慣。
痘而喘。心經虛。太陰鼻发煽陽明。熱毒凝伏神遠志覓。大力紫艸
宜。備若服番膝。灯艸湯磨犀。
痘二日腰疼逼川芎。蟬衣當木通。桔梗力止疼。一番汗。浥浥方知妙
陰血不足。芍藥歸防地棗仁加遠。
痘一日腹形疫疼。須知伏匿陽形。升麻甘艸桂。蟬衣与川芎。備附兼吐逆。
未瘥半夏陳疼一番。吐一番。脾肺二經氣摻雜調衛。苗奇最清脾居次間。
痘放櫻。脇痛甚難熬。芍苓參附桂。熟地芍藥高。八物人多覓。紫胡不可
交。備若痛瘧心。未瘥吳茱萸効。

痘裳標。鼻衄衍。少陰君火透陽明。梟毒攻。犀角生地捷山梔。地俞遇。

君還加柵紫。露桃卷建功。

痘疊甚。咽喉哽。膝突脾中絕。眼番脉傾。參芪腹皮朮。吉梗麥门係。

倚君喘急未呼吸死不省。

痘五朝。道身痒。俗醫不識便把鵝毛灑。外須升麻湯。內求定命散。

羌活參芪信。防風芍藥蹤。

痘一朝。色進紫。露桃卷。二錢北紫少。尚是解毒識。奇方淳麻塞不

饒。少及丁桂列殺人不用刀。

痘三朝。喉鎖瘦嗚水戛鑼。蔚蒡貝母枳麥门。吉梗傷皮。附不能止。

礞石丹加些。雖痘不畏後。莫忘下參芪。

詳論夾　夾驚

驚啼叫口眼轉斜。面白唇青手捏砂。仰天逼縮身殊燥。驚氣侵肝痘失華。換夜艾茹蔥湯浩。捉驚丹末即鎮家。夾驚人身作搐驚。一為驚治失其津。非但門欄花不接。管教大命刻時傾。

夾食

痘中夾食最詳明。冷積緣釀瘕癖形。飽脹時時驟後痛。不宜吐翻與宣行。饅酸塵嘔增吞味。腮頰壹時貼菜青。茲是肉傷痹緊積。蚤宜消理胃傳芪。惡吐不休身体炊。服浮足腫騷臍封。若是腸鳴兼泄減疏開脾理氣振花叢。

夾瘻

痘裏夾瘻最是凶。不宜潰破蕩累膿。蛇瘻瀝洁沖喉頸。寸腫如瓜定命傾。烏馬瘻獨洁胸腹下。形多五六孔如針。痘中若夾瘻潛毒。百個人來一不生。

夾疹

痘中夾疹並爭馳。肺胃經邪並毒俱。痘稀疹叢陽明助。痘蚤疹隨自吃虧。疹痘並形梟毒徹。治宜衛痘不宜遲。清痰理肺又標疹。三四交期莫捕之。

夾傷寒

痘中夾着傷寒症。兩臉紅妝似貼丹。身中惡熱發汗。嘔与吐。頻頻食積還。若教指冷開奔以。此痘端詳疹在欄。麻黃宣毫忽雜加。後便是柴胡莫亂攀。三四夾來為鉄。夾夾于不乜可分攤。

夾斑

形來點點似蚊針。痘裏斑呈痘不輕。須察陽明胃毒攤。初形就見必殘生。若是互愈先發錦。經中痘道瘄三陰。速宜解理陽明毒。滋腎清心衛血榮。

夾驚

驚緣痘裹寔不祥。未痘先驚痘徵揚。畜肢掣手必煩躁。三日期間還戢矣。治宜理痘清梟毒。冰片硃砂撤置閑。互見驚加不受穩。此痘分形是見欄。

夾瘧

痘形隨染瘧痺陰。寒熱交加痘勢凶。若是汗淋膏閉緊。定知木火陽亢津。食毒清脾不可滯。暑宜清暑衛天營。二雖然猶恐急時傳脾。到此是離氣。

夾痢

痘軸原來抵賴脾。忽然變卻痢交罹。於來血分加工治。白積應宜

氣分醫彼疼淥隧益ク、膿軸裹花枝不發輝初形即痢陰元牿
の五辛睽陽収厩若教口喋弃体歇肢来时大命顙痘中夾此雜
杲薩痘淥加时早挽週

問因　　痘裹發噎者何因

痘軸淀来藉太陰ニニ嵩欝渇瘦停因茲飽噎乗时作乍起时间速
理行遲移飲食違乗逆梟毒支升喉鳴有食欲香ニ不淂弃端舌
底物懸空痘發軸中雖遍徹天元挍却痘淹沉

痘裹鼻噎者何因

胕浧埋欝噎升噎噎流凄水服嵗娴暫来遂止巷猶滞噎若蜞ニ

戴癸元年前嚏甚逢金憂子前嚏到冬指嚏加嗽逆後由逆嚏凶
交馳痘倒顛睡中倏嚏全沉不食裏宣鳴石上達奇卷欄裏不曾
見倘見门欄鴉鵲喧

痘裏口吐蚘者何因

痘中吐出蛔虫來胃氣無源穀未聞蚘蛀喉嚨後自出委徙脾裏
𧡊渦猿蚘活猶湛調補得吐來苑臭太陰哭痘裏吐蚘欄軸險跡看
胃氣速屁哉

痘裏撒屁者何因

痘中頻屁穀宗虛端的脾关常吃麂若是腸鳴烏溏滑補助陽

明痘務須清導毫釐難妄用澁臟參商切莫馳滲劑備然相輳
着痘门必子必分離

痘裏陽墜處合玉莖浮腫者何因

陽盤抵處條浮腫膀胱貯濕毒沖竅不悉小便結聚石還怕溺出
泌砂剤痘裏只宜面頭顧痘少陰清理補氣牛鼻毒澄然浮腫釋参
蓮冷剤莫糊攻

痘裏手足指冰冷者何因

痘裏手足指冰冷脅發枯萎陽明離違道多由心肺軸隨經驗萎
去支持若是腱浮碧綠樣天柱倒折命須臾

痘裏張口不闔者何因

痘裏嚥昏張着口。脾元斬絶是危徵。究看喠氣奔歸吸。喘的老期不克終。

痘裏汗流不止者何因

痘裏汗流不肯收。少陰失主太陰休。只宜補腎陪金去。自有玄功到上頭。若是汗流兼失血。此痘端詳不可瘳。

傳變定候

敢問痘限於旬日者。其故何歟。曰會百川之流。海自成其大。納丘陵之壤。岳自成其高。痘不以五經傳變。七月烏遑。其痘之美麗哉。五經者何腎肝心脾肺也七日者何合時合乾坤之數也每一經則傳十六個時辰零八刻據見形以為準範可蓋痘潛伏于腎故一二日自腎而啟之腎主骨髓毒徹于骨髓熱透而見表累于外二日三日則傳注于肝肝主筋肌膚之會從于此所屬乃東方之木至此欲其疏暢明朗而不沉溺者矣四日五日則傳注於心心主血乃南方丙丁火也至此欲其充欲騈驪合大小而均得其沃若者為五日六日則傳注於脾脾主肌肉坐中央之正土其色黃至此欲其澄漿翕峻囊結蠟而不蹋陷者為六日七日則傳注于肺肺主皮毛西方金象也痘至此欲其充盈灌足結痂收斂而臻其西成之樂為此相傳之妙玄不可簡忽而輕渺之

也。五經雖俛倖於旦日。而倖候又欲求得其分理。瘟始倖於腎時恐其水
水之沉溺而鼻毒伏轄于中。標形之墨黑。而耶炗攻衛于肉。珍腦痛
者陽也。生之徵也。腰腸痛者陰也。死之兆也。斯時而形潤。則水火既濟。厥
後有慶。時倖于肝。所深慮而謹防者。疥癬之穿賊。驚搐之交馳。木侮土。
而吐。則胃蔽而不餐。金尅木而嗽。則氣壓而肇胴椒皮鐵。叶由火騰
膳壘銀樣。由喘壁。時倖于脾。上逆于鼻國。則兜其嘔吐。下逆於关欄
則憂其饑潑溪毒不能暴尽。則脹悶喘急煩燥狂譫之必作者矣。
時倖於心。玄池弗克祛。鼻焚則成焦紫之變。正土弗克。協水火自蹤土
鐵之色。而面赤或火烙。而乾渴者矣。時倖于肺。元氣囂漓則嗆而

咽嗽肝榮宣涸則鼻瘡而懾息囊空則毒侮而交戰氣潰則邪
勝而咬牙喉羨者于兹充薩逆雖者于兹壓塌李步陽曰痘經首五
經候到經時莫犯戀平風使舵船寧建表地推車輻保全脾胃為
脾元壯肺軸偏奇肺氣壓不伏疔癍多變倏源枯煩燥毒攻遷隨時發
護及輕慢七日花欄生死矣天合而觀之業幼科者尚敬復之之痘未出
之前其候遠故以五日半為候既出之後其候遲故以七日為候焉

痘窠心有黑錐孔者若何

大抵痘出五六日而囊有黑孔者非有蟲嚙然可亦非浪撼黃蜂窠
也蓋因衛氣不足而鼻毒剝衛之故也故治法在於表振其元氣

錮養其血脉。俾克補完鼎灌可望保全否。則日至於踊陷烏望。其生耶。

痘未灌而先有欑盆破損者若何

盖因金經座太陰。金軸垂氣。弗克以衛錮。臬轃少陰君火。而榮不。遂不能以澄養。故助充托未至。而欑盆就破損者矣。李少陽云。未灌先教腸破囊衛。元不錮致殘傷。顴峰一片先归塞。陽阜双井錦罩粧凰準依然難美麗。龍含必定伏刀鎗。端祥九日关期後。浪打舡形水滿倉。

窮玄

桃紅圍正色也。偶痘中。有一見標黑点者。其故何歟。曰。紅者。圍正色。而黑者。亦奇偽也。但其標様不同。若錢標。之体形。面上下。聯彈不歪斜。

不膠餅稀朗長疎而色黑者尚焞罩雲衢第一美痘也此子必後
臻于富貴之極若遍体△赫密比不盤不長而黑者是鬼叩玄壇此晒不
治之症也二者必須參彼在前之標黑者尚奇蓋天元居於水而腎
惟克任其責水壓北方色象黑而痘接洽于腎因少陰君火相遂故標
形于黑也是水毓奎壁之源火漾嵩嶽之秀非廟廊元輔之器聡
明特達之才弗克致此見此形色預卜非凡庸之品也若在後之標
黑者是梟夷鏢裂非水火相濟之象也相去懸絶昔子玄齡瘥痘啟
標俱黑色水犯眼大延醫視之象拂然不治偶遇老翁見之驚異歎曰
此丈奄含珠今須見矣不蓋授以活元湯洗之不時刻而其色轉為正

竟台輔名臣。丘瓊山。六嵗正痘。亦變身罩黑。其父憂哭。覓醫至青篠港。遇以父者。為探火詳。獨之躍然曰。紫垣中輔弼宿。落此田舍翁家。即索筆。染硃書。弼星二字。於此子背上。歎賞而去。果後入相位。名家百世者也。

面上部位圖

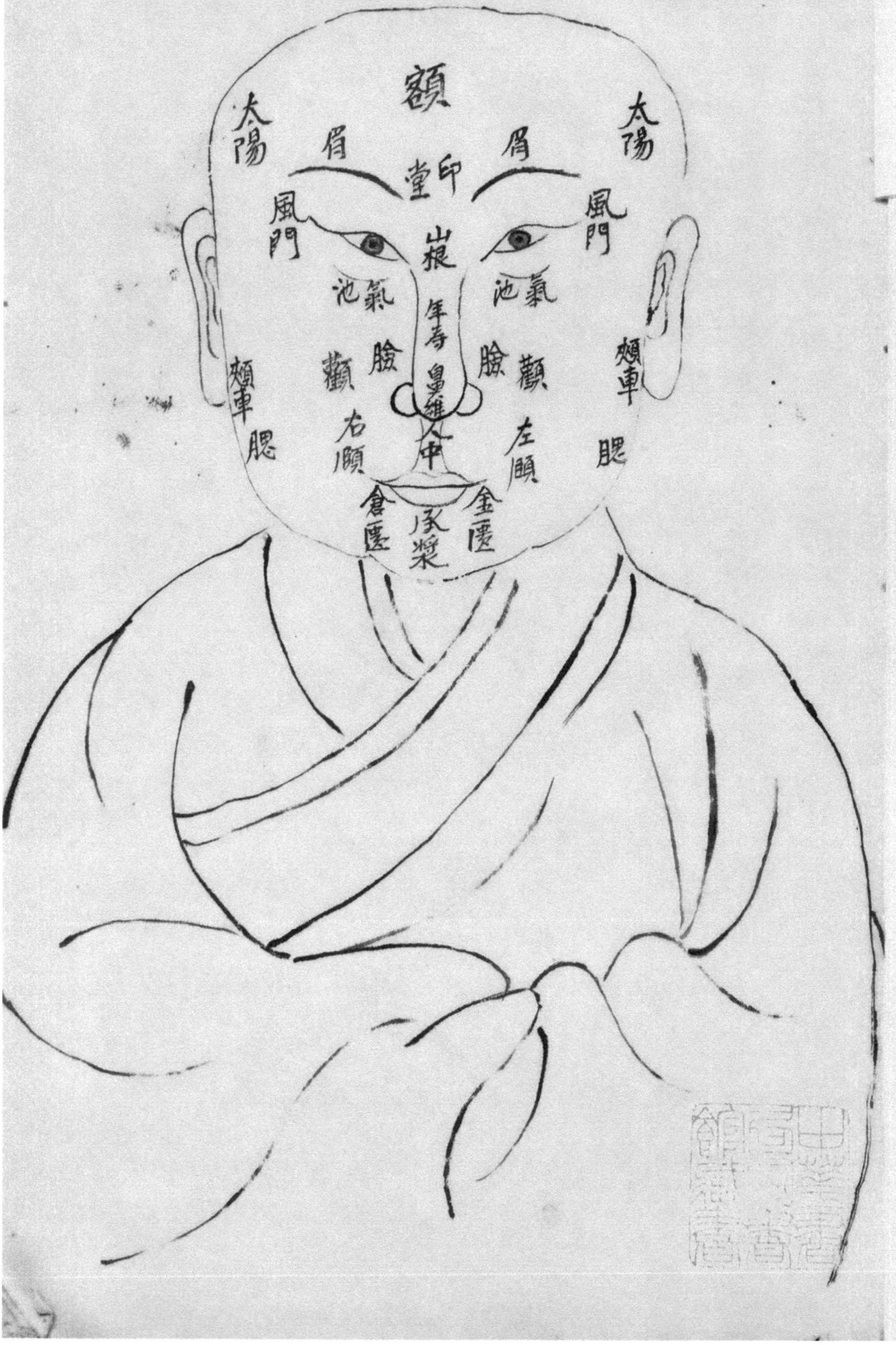

小兒五位之圖

額屬心

左顴屬肝

鼻屬脾

右顴屬肺

承漿屬腎

仁壽于天

論推拿之由

人乃禀天地氣合陰陽如陰陽順則精爽神怡百百骸暢適陰陽逆則積中發外百病叢生大抵寒暑不應天時饑飽失其常度以致氣血錯亂外邪于犯啼哭抄嚷口不能言父母無主甚至坐以待斃罔施護持于是太白金星憫其陷罹苦途指點手法付于馬郎救濟當世之孩童無論初病沉痾舉手奏效譬如樹木之有枝幹根株藉手栽培灌溉而手足血脉賴手節宣流通男子退(推上)下三關為熱女子推(退下)上三關為涼熱男子退下三關為涼女子推上三關為涼任是

驚風瘦熱及一切內外等症一以從法行之若能尋經推揶按穴運行無有不頃刻立應者誠心造不利之方救世之妙訣也彼世之姿投湯濟者不惟無益究且七刻積瘻害從其後悔之無極可勝悼哉志此者尤當于推揶之一法留意焉

表小兒無患歌

孩童常體貌情態自殊然鼻內既無涕喉中又沒涎頭如青黛染唇似點珠鮮臉方花映竹頰定水浮蓮喜引方才笑非時手不掀縱哭無多哭雖眠不久眠意同波浪靜性若鏡中天此兒安且吉何憂疾病纏

風氣命三關說

凡小兒未及五六歲者，難以診脉，惟以男左女右食指三節分爲三關。第一節曰風關，無紋紫青筋無病，有亦易治。第二節曰氣關，有紋紫青筋者，雖重可治。三節曰命關，有紋紫青筋，病深難治矣。

歌曰

虎口有三關，風氣命相連。青紋筋急病，黃黑水傷殘。紫色生驚搐，青紋熱在肝。關中存五色，節節見紋斑。虎口亂紋多，須知氣不和。色青驚積聚，亂紋不必何。青黑慢驚發，入掌內鉤多。三關急過度，此病定沉痾。風關通九竅，色色是風紋。關中黑紫白，定是食

生傷生氣関徙氣論因氣使成形未過中关節相逢可保生命関
生死路青黑定然凶若過三关節良醫総是空指節辯青（青伇見湿是）
四足驚爪口脉青色（是猪犬馬驚）猪犬馬撟驚黑色因水蹼青赤火来驚紫色
必成瘍黄伇雷震驚出隱風热盛虧亏上似癥（即是傷寒瘧）但看又指處方
可辯真形

看指節定訣

五指稍冷驚来不可憂若逢中指热一定是傷寒水若中指獨自冷
疹痘症相傳男左女右手分明仔细看

面部分五色

面青肝家之病面赤心火之病面黃脾家之病面白肺病也面黑腎家之病併且難之症

小兒天中青藥食所傷神若然黃色天中現定是乳積成龍角青筋起必然鷄犬鳥啼驚或是虎角色暗黑水撲是真情眉間如業紫帶黑急救莫沉吟

又歌

唇紅面赤是傷寒臉青唇黑是驚風唇青變痙疾面黃如土有食癥

凡看小兒疾病並驚風等症須先觀其像次察筋紋而知其夫面部氣色從見如其五位青色者驚積不散欲風之候也如五位紅色者痰與積壅盛也五位黃色者食積所傷疳痞之候也五位色白者肺氣不實吐瀉滑痢之症也五位黑色者臟腑欲絕敗證

危篤也先辯五臟所主次者稟賦虧盈胎氣虛實陰陽鑿表裏補瀉泄此有其應神聖之妙須要静心行運推仙不得心專别事妄看矯容心思意亂倘有錯悮其罪天地照章行禍於己必須奉法持行務宜謹慎爲要千切不可勿畧慎之慎之

額　印堂　山根

額所火熱燥青色有肝風印堂青色青色現人驚及火所　山根青隱隱青驚遭之三重若還期處毒瀉燥自然通

年　壽

年壽微黄爲正色若平更陷天難禁忽因痢疾黑危候霍乱吐瀉深黄色

鼻準　人中

鼻準微黄赤白平。深黄燥黑死難生。人中縮吐並痢。唇反蛔虫黑候驚。

正口

正口常紅號曰平。燥乾脾熱黄生。白主失血黑澆。口中帶黑死驚形。

兩鬢　兩眉

兩鬢青色食時驚。黄多吐逆痢黄形。煩燥夜啼青色吉。火病眉紅死形。

兩目

白眼青色有肝風。若是黄時有積攻。或見黑時臉胞黑。傷寒之症此為蹤。

風池　氣池　兩頤

凤氣二池黄吐逆煩燥啼叫氣烊紅更有兩顋脉樣赤肺家客热此非空

兩太陽

太陽青色驚方始色紅赤淋萌孽起欲知死症是如何青色從茲貫兩耳不須丸散即推揶

天中　天庭　司空　印堂

天中与天庭司空及印堂額角方處有病定存亡青黑驚凤惡辭和滑澤光不可陷莫損泡黑病難當青則甚憂急昏黯亦堪傷此是命门地推揶細思量

眼目

兩目眼多閉。神昏被熱迷。脾虛脾有積。後必發瘡痍。

眉　臉　唇　眼

泄瀉眉多皺。驚風臉上紅。渴來唇口赤。熱甚眼朦朧。

唇

唇青脾胃怯。腸冷痛非凡。胃熱因傷乳。柏寒面色黃。

舌

舌白寒來至。寒久變成熱。焦黑心中熱。小便赤兼淋。移熱是變遷。不可丸散吞者。銷領臟腑。安排骨節即安寧。

小兒被驚

顖门八字甚非常。驚度三关命必亾。初关作入病略至。次節相侵亦可防。筋赤必因飲食膈。筋青端的水風傷。筋連大指是陽症。筋若生花定不祥。筋帶懸針主吐瀉。筋透关外命難當。四肢癱軟腹膨脹。吐瀉皆因乳食傷。火口鴉聲并氣急。大吠人驚自驚張。二十四筋推早甚。若然遲緩命遭亾。

五臟六腑歌

心经有热作痴迷。天河水過入洪池。肝经有热兒多病。推動脾土能救命。脾土有病食難進。先推脾土再心经。肝经受風多咳嗽。即把肺经又按摩。腎经有病便淋澀。推動腎水即安寧。大腸有病多泄瀉。可把大腸按搓摩。小腸有病膀胱脉。横紋板门通精寧命。吳有病元氣虧。脾土大腸八卦為。三焦有病生寒熱。天河六腑神仙訣。膀胱有病作淋疴。腎水八卦運天河。胆經有病口作苦。只有妙法推脾土。五臟六腑各有變。千金秘訣傳古今。當世深研救小童。

心臟

心煩多事色。驚疼卧不寧。赤時身壯熱。炎燥汗難收。

又

心經有熱作痴迷。即掏天河水。過入洪池。八卦運從上兑起。陰陽經脈兩相宜。不可妄行談早短。深研細擇真其詳。

行法運推

一退心經之熱。二河天河之水。播腎水揉脾土。退六腑運肺經。行八卦。按離宮分陰陽。操揉小天心。二人上馬。掐五指節。水底撈明月。打馬過天河。退天門。入虎口。揉擦斗肘。股即為按弦搓摩也。

肝臟

左臉青腮色。赤身躰時發熱。肝懸筋脈急。驚搐攢眉哭。

又歌

肝經有病人多痺。推動脾土即能除。八卦陰陽單展翅。虎經走氣即安舒。

一退肝經之熱。二揉脾土為主。清天河之水。運掐五指之節。虎經走元氣。鳳凰單展翅。按弦細搓摩。

脾臟

鼻燥身作熱血来名鼻衄专炎溲不利吐瀉冷物傷　又歌　脾
經有病食難進補脾八卦陰陽开又開肺腑虎揉使竟功効如神圣
一脾土借補為主推三関運八卦艮上细重摩即分陰陽二穴搓排四横
纹推動天门入虎口

肺臟

右臉专腮色白咳嗆不停當瘦泄多嘔逆精衰人不安不食即回闆
又歌　肺經受風主咳嗽離輕若重久搓摩腎水陰陽分左右施
先咳嗽作況痾　一退肺經二穴二揉泄瀉為主遍腎水分陰陽鳳
凰单展翅二龍戲珠送推遍天河水即入虎口潤

腎臟　又歌

顴赤圭耳聾氣結中腸中閉塞膀胱蹊冷氣滯不通

腎經有病小便澀推動腎水即救命湯池上下小揉設方知此是神仙訣

一退腎水以腎經為主推三關退六腑二人上馬運入土打馬過天河猿猴

摘菓丹鳳搖尾菓

六腑　胃　大腸　小腸　命门　三焦　膀胱　胆也

胃腑

鼻燥見啼哭肺因熱有餘青白連鼻口吐瀉冷傷寒

大腸腑

大腸有病多泄瀉，揉臍尻尾掐搓摩，即將八卦多分劄，陰陽兩穴细分詳，土时運動起沉疴。 以大腸主之，推動脾土，揉臍，掐尻尾，運動八卦，揉艮，掐乾離，輕運肺經外间使，按弦走搓摩。

小腸脂

小腸有病氣來攻，橫紋推罷板门從，脾土三關皆有法，精寧去病快如風。

退小腸之症，以橫紋板门為主，掐精寧，推三關，退肺經，掐脾土，運八卦，按弦走搓摩。

命门脂

命门有病元氣虧，八卦脾土為大腸，飛經走氣并陰陽，天门虎口不相離。

命门以大腸為主，運八卦為先，推三關，掐土入水，分陰陽，運肺經，推天门入虎

口訣走筆

三焦腑

三焦有病生寒熱天河六腑陰陽決肺經脾土与天心五經八卦五指節

三焦之熱以清天河之水掐六腑為主掐中天心推脾土運八卦掐五指節按弦走搓摩

膀胱腑

膀胱有病作淋痾腎水八卦運天河明月心經皆有法天心穴上更加摩

退膀胱之熱以腎水為主運八卦清天河之水掐中天心穴揉二人上馬水底撈明月

膽腑

胆徑有病口作苦○忽听驚啼必多○妙法推脾清腎水○陰陽穴上分頻搓○

胆以推脾土主○推二关○分陰陽○二龍戲珠○烏龍擺尾○按弦走搓摩○

行運男左女右行運之法訣也必須細擇為妙

栢溪老人画并书

左陽掌圖樣

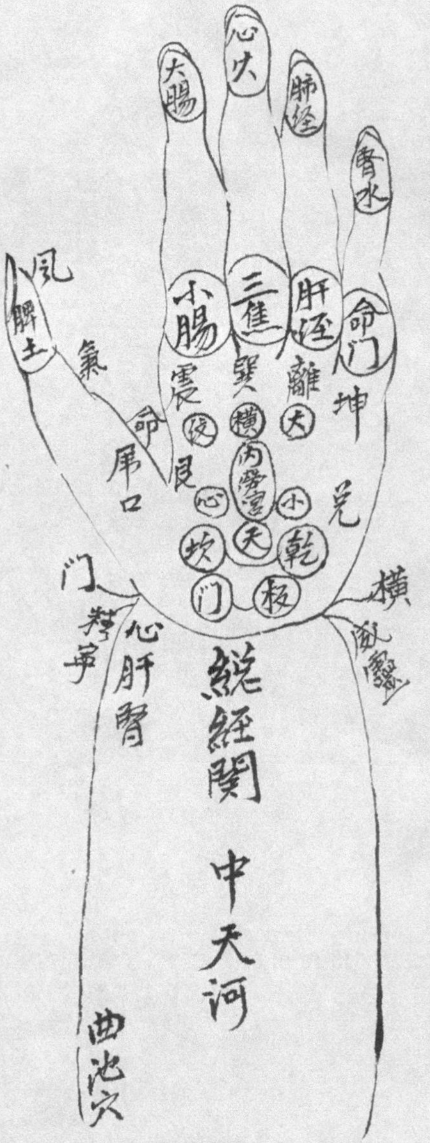

安閒快樂居鐫置

論推陽掌之法訣

一掐脾土屈指左轉爲補凡嬰兒瘦弱面黄臉赤飲食不進者即用此法能開胃口如直者指掐運由淺凡實症者用之能使人事爽健即消冷食也

一掐大腸倒推入虎口凡水瀉痢之症用之一掐心經二掐内勞宮推上三關發熱出汗此法能開腠理如汗不來再以二扇门掐之此法如用附子肉桂一般量嬰虛實用之說明男左女右其應矣

一掐肺經二掐離宮離起乾止當中輕兩頭重凡咳嗽喉逆痰迷心竅用此法溫之

一掐腎水二掐小橫紋凡小便白赤往下退而清之治小便短少往上推而補之此法大凉之品一搬也

一掐總經清天河之水治口內生瘡遍身潮熱夜間啼哭四肢常掣用此法即安矣

一掐腎下節二掐小橫紋三退六腑治大小便閉結肚起青筋人事不醒者用之

一分陰陽以大指分輕重掐之治作寒作熱者潮熱水瀉者用之投陰重寒陽重陽属火陰属水

一運五經通五臟六腑之氣治咽喉閉塞肚腹膨脹氣血不和用此法為

一運八卦。用九摇三重之法。水胷傷隔飽悶。瘦喘急飲食不進。以此法用之。咳嗽用離乾。飲食不進。推坎艮。腎水枯。隔氣喘用坤兌。泄瀉用震巽。

一掐四縱。揉紋和上下。氣血。乳食不化。手足搐掣。即用之。

一掐中天心。清補腎水。水男女眼睛向上。此穴往下揉。眼向下。往上揉。或向左。或向右。即居中。重揉。推板门穴。可止氣喘肚脹之疾。

一運土入水。因水旺土枯。運土入水。因火炎上燥。水穀食不化。水土不分用之。

右陰掌

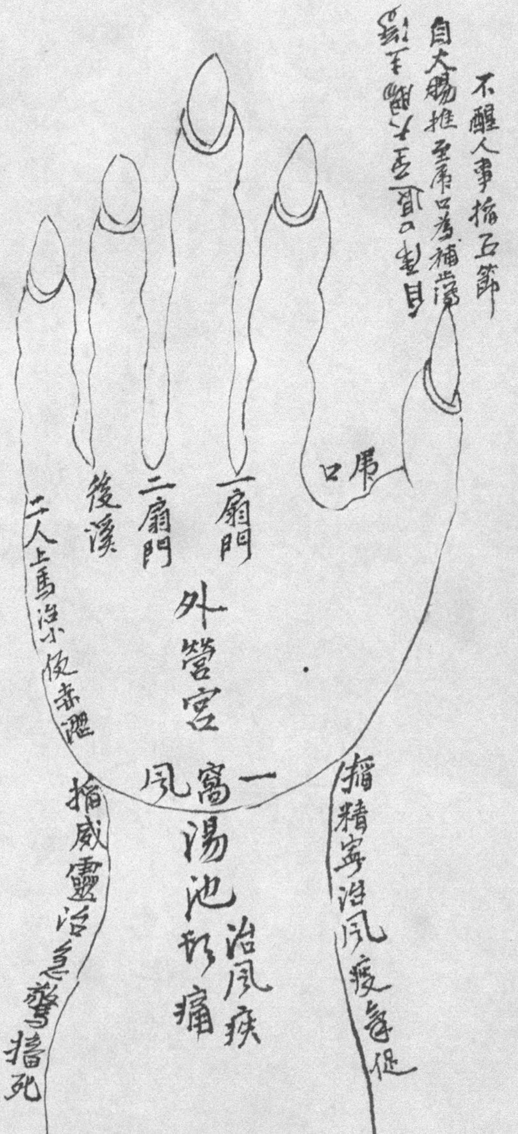

不醒人事掐五節
自大腸推至虎口為補瀉
虎口
一扇門
二扇門
後溪
二人上馬治小便赤澀
外勞宮
一窩風
湯池
治風痰
打痛
掐威靈治急驚掐死
掐精寧治風痰氣促

論陰掌推拿

一二扇门在手背上两手掐揉中指為界嬰兒出汗不来久掐此穴异乃合骨乃發汗之法能表臟之熱

一掐二人上馬在小指与無名指空骨筋中大指節掐之乃發汗補腎之法

一掐内勞宫左轉男嬰為補右轉花女為補出嬰孩遍身潮熱肚大青筋掐滿即可用之

一掐一窩風能止肚痛兩眼翻白一笑一死即可用之

一掐五指節温和血脉出若風水驚傷以可甦醒四肢常掣出面部青色者用之

一掐湯池能止肚痛可即發汗矣

一掐精寧穴去氣急氣吼痰痞并乾嘔多用之

一威靈穴即可定心喘補虛能止嗽治急驚再者弔頸即可用此法即安矣

論字說

推者醫人以右手大指面蘸湯藥於其穴處向前推也故大腸心經肺經腎水皆曰推板門向横紋皆向板門亦曰推三关六腑有進退之别三关向手膊推六腑向手掌推治脾土有瀉補之說直病者之指推面部取進飲食之功亦謂之推分陰陽者以左右兩大指於陰陽穴之處向兩邊分故謂之分推也

運者此八卦是乾推起至兑上止週環旋轉謂之運此若運土入水是脾土推至腎水止運水入土是腎水推至脾土止有水入土之入水之說故謂之運也此掐者醫人於病者當穴處或掐或揉皆謂之掐也凡推掐俱蘸湯藥太濕不著太乾傷膚須乾濕得宜掐到不用此矣其汗吐下惟風寒急驚宜汗傷乳傷食急宜取吐此乳食積久則宜取瀉此至風寒乳食者可取汗下又不此吐之速也

論汗

凡嬰寒熱鼻涕或昏沉悶及一切急慢驚等症醫人以右手大指面蘸麝香湯于鼻兩孔擦揉數十次謂之洗井竈法能通臟腑之氣隨

用兩大指蘸湯擦鼻兩边分推兩十下由鼻擦山根印堂年壽推數十下又用中名指小二指將病兩耳擦搂向下掩耳門而以兩大指更迭上推從印堂而上左右分抹眉額眼胞各推兩十次至兩太陽揉搯之兩十下隨將全指摩擦顖門頭腦兩十次又將兩大指掐兩太陽兩中指拿腦後兩風池穴（後腦下頸上兩边數處即是風池穴也）一齐四指着力拿而擺搖一面令其哭更妙有汗（必當时出汗少停自汗矣）再用手擦肺俞穴（背之兩边夾手骨边數處即是肺俞穴但擦时用手蘸湯恐傷其皮）又擦內勞宮一窩風指二人上馬（此以三個穴載于手圖中推揉之皆取汗之法也）以病於風寒之症後汗即解蓋面部每通臟腑推後須用手拿即摩其頭面令其汗退汗濕者邪不能散反招風邪而汗多不美矣汗後推動脾土即能收汗矣

論吐

凡風寒乳食迷悶不爽又不思乳食或咳嗽多痰併一切急慢急驚風不論久暫先以取汗為妙隨將左手托其腦後領其頭向前用右手中指探入咽喉間按住舌根令其嘔噦或有乳者即吐乳有食者吐食有痰吐痰若初感者一吐即病減隨照症推之但牙有齒者并牙关緊者用手拿牙关法以筆管填其齒齦然後入指庶不着咬又慢須入深容恐指傷喉蓋小兒多風寒乳食所傷久許停積于胃脘隨时感冒他症試一吐之病即愈矣此以吐法能導五臟六腑之滞又有板门推下横纹而吐之此乃善辦之法終不如按舌之妥如君用之總有不妙有悞矣

論瀉

凡不語嬰兒惡哭不止者，即肚痛也。即令一人抱嬰於膝上，另人以兩手摟其腹，久久揉之，又摩臍左右旋轉百回，每回三十六轉為一回。隨用手于肚兩边下推兩膀胱，推下再瀉心口，推下小腹，此下瀉之法也。又有揉皮推下向板门者，当與揉臍法並用之，久久自然消化矣。

手上推揶法

凡推揶俱有次序，先以面上取汗，次用嘔，然後分陰陽，推三关及六腑，水有飲食推脾土，泄瀉推大腸，傷風走肺經，次推八卦，揉皮，揉门，天河之數，其應用手法，開於後。但男先左，女先右。

天门入虎口

大指食指中间軟肉處為虎口醫人用左大指壓屈病嬰大指從关推起至虎口即止又將大指鑽指虎口又從大指央指入虎口謂之天门入虎口此法能清脾消脹順氣生血嬰兒人弱黄瘦氣血不和用之

黄蜂入洞

醫用兩大指屈病嬰之耳名曰揉耳法掩耳门此法開关消热而能通氣又云從總心經上起逐步而行跳至曲池穴一掐一窩風一掐名為黄蜂入洞也能化痰取热兩手並行推運至天河水用右手拿住左手總經的左大指往上推之取天河水过入洪池再赤鳳之搖頭能善治心經之火

赤鳳搖頭

醫用（右手）大指食指。拿中指病兒大指頭。搖擺。向胸前擺。為補。向外擺為瀉。又云醫將一手拿病兒曲池穴。內一手拿病兒總心經。搖擺抖肘。亦向胸為補。向外為瀉。此法驚之要法也。

打馬過天河

中指午位。午屬馬。醫人開食中兩指。指病嬰中指。押十餘下。隨即拿上天河位。搖擺數次。再用食中兩指。從天河上密密一路打至手灣為止。此法善能生涼退熱。大涼濟用之。

水裡撈明月

嬰人運內勞宮。用食指旋轉。如擂物形狀。男左女右。口吹涼風。以去其熱。如欲温口呵暖氣。推上天河。如孩小者。以指面擦擦行如次。熱甚者。以水置病兒手中。指扇如十次。水乳。此法退熱。呵暖氣。亦能發汗矣。

飛經走氣

嬰人將大指到孩總位立住。却將食指中名三指。彼此遞。向前去。運內關行至手彎。及肩井穴。而止。如此數次。湯能開關通竅。舒氣運經。

按弦搓摩

用兩手按拿。合右手於傍。往上而行。又云搓摩病兒關上關中關下。輕輕慢慢而搖搖。四十九扁者安矣。

雙鳳擺尾

大小指伸○中三指屈○按病兒○中名兩指搖食指小指○兩指是名擺尾○又云將小兒兩耳○提上耳尖○即驚熱○扯下耳珠○取涼○凡氣吼○驚熱者○提之數次○即可平和矣○

二龍戲珠

將大指二指擦病兒鼻兩边○能治二便閉○治鼻塞○運氣化痰○亦治眼吊○將二手○指嬰童兩耳角○如若眼向左○須右動○若眼向右○須左重○眼翻上者○下重○眼滾下者上重○

雙鳳展翅

醫用右手食指。拿病兒大指。屈壓內營。又用大指。拿內勞宫。又用大指。跪頂外一窩風。併食兩指。拿住內一窩風。右手搖動。此法能溫。又能熱。搖中之變化。

猿猴摘菓

醫人以手牽病兒兩手。時伸時縮。如猿猴採取菓子。式樣一搬。然或尋至螺螄穴。摘之。或從大腸至曲池穴。乃上清下補之法。

週身穴圖推揶左右相同

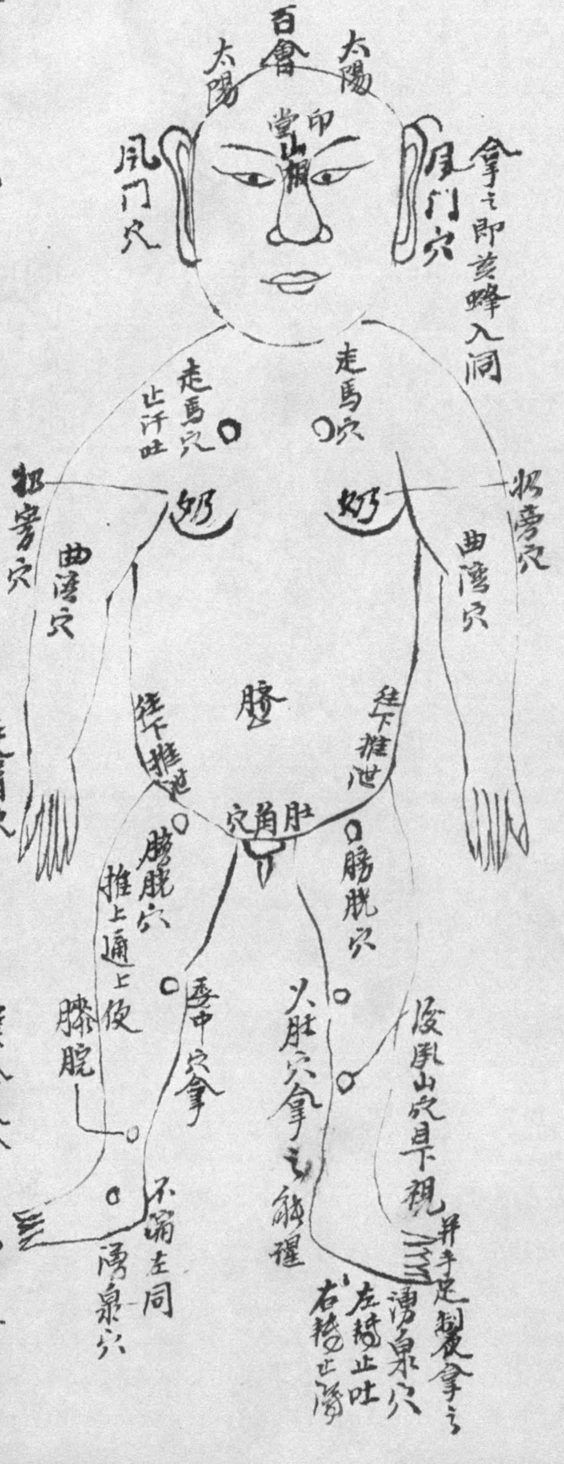

是嘉慶壬申歲清和月栢谿山人書

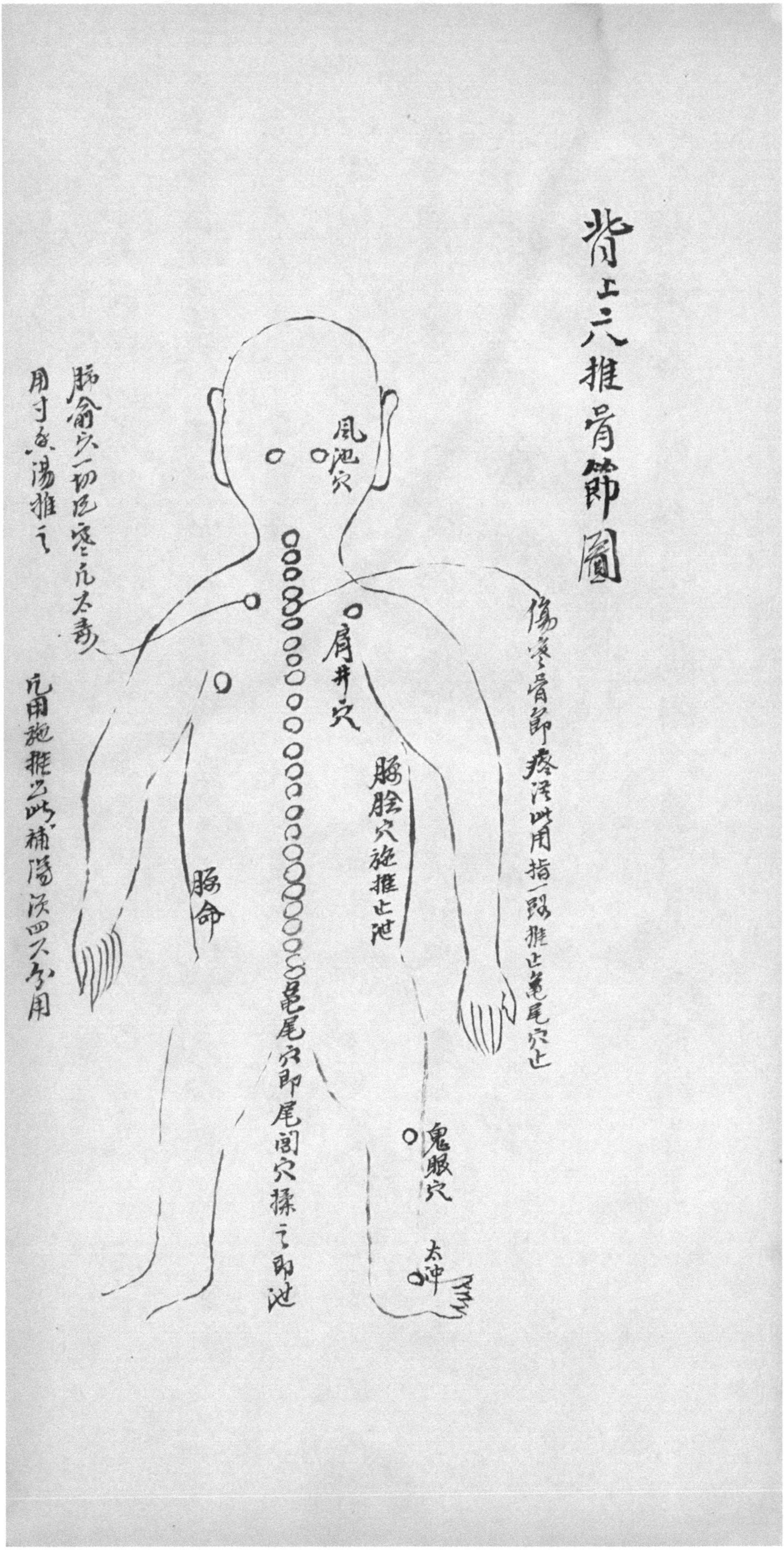
背上六推骨節圖
傷寒骨節疼痛此用指一路推上龜尾穴止
風池穴
肩井穴
膀胱穴旋推止泄
龜尾穴即尾閭穴揉〻即泄
鬼眼穴
太沖

身中十二拿法 穴載數按週身之推圖並揉掐

一拿兩太陽穴　屬陽明經能醒　六拿肚角穴　屬太陽能止瀉

二拿耳後二穴　又腎經能去風　七拿百虫穴　又四肢能止驚

三拿肩井二穴　又胃經能出汗　八又皮罷穴　又肝經能清神

四拿奶傍二穴　又胃經能止吐　九又合骨穴　通十二經能開關

五拿四池二穴　又腎經能止搐　十又少肚穴　屬小腸經蘇省人事

十一拿膀胱穴　能利小便　十二拿三陽交穴　能通血脈

治胃口諸般症候並治法

口中插舌。乃心經有熱。退六腑。水裡撈明月。清天河為主。

四肢冷弱推三关補脾土四横纹。治頭向上運八卦補脾土為主。

治四肢亂舞掐五指節清心經為主。治眼翻白推三關擦五指節為主。

口攤是虛氣大推天河為要。治肚腹作響即是虛氣分陰陽推脾土。治口吐清痰日涎推肺經為主。治四肢掣跳寒熱不勻掐五指節分陰陽為主。

治啞口不能言語此乃痰迷心竅即推肺經為主。如眼不開因氣血虧推腎水為主。唇口白因氣血虧虛補脾土為主。治眼青白推腎水運八卦為要。

治氣吼虛熱補脾土推腎水為主。眼翻白並偏左右拿二人上馬小天心為主。

治頭偏者或左或右因風受入陽明即分陰陽擦五指節為主。

治面色白而唇紅推脾土又推腎水為主。遍身潮熱乳食所傷推脾土。

補腎水為主　腹肚膨脹因氣虛血弱補脾土分陰陽為主　青筋裹肚因
風入肚角穴補脾土揉兔指節為主　吐乳者有痰分陰陽補脾土為主　飲
食雖進人瘦弱有虛火　退六腑清天河水為主　眼向上分陰陽推腎水運水入土為
主　哭聲号叫推心經分陰陽為主　鼻流清水推肺經為主　四肢向後推肺
經脾土擺尾為主　眼黃有瘦肺經脾土為主　口作歪有風推肺經掐五指節為主
掐不知痛受風麻木推脾土掐五指節為主　水大小便短少退六腑清腎水
為主　到晚昏迷推肺經為主　水咬牙補腎水分陰陽為主　水手抓爪人推心
經退六腑為主哭聲不出推心經分陰陽掐五指節又掐威靈穴為主再不能
哭即推肺經揉四横紋為主　遍身掣胃入風後補脾掐五指節鳳凰展翅

為要。面色青。推三关。又肺经為主。身發搐掣。推三关。揉湧泉穴為主。

臨晚啼哭。心经有热。清天河水為上。如大叫一声即死。即推三关。拿合骨穴。清天河水之底捞明月為主。如肚痛。揉一窩風。併拿肚角穴為主。

乾呕。推精寧穴為主。鼻流鲜血。是火经受热。退六腑。清天水之底捞明月為主。翻眼着地。補脾土。推腎水。揉四横纹為主。卒中風。急吊頸。推拿合骨穴。掐威靈穴為主。以上治法。雖如有主。然以经多要用之。遍推拿。有益無損。為醫生必須留心。詳细拏手。遍身乃運為要。

諸經症候併推治之法

胎産之下。受热與驚。或硬或軟。或不開眼。或不作声。胎中積受热毒之

故。每每分陰陽又七十推三關又七十退六腑又七十推脾土又七十扁湯必須用寸灸
如再不甦。用燈心火。于腦頂。并湧泉穴一遍。又不甦。即多呼其父母之名。
一試之可也。

臍風驚

初生一二日舌硬托乳搖頭眼閉哭不出声口吐白味右右上下牙根并上腭俱覺有硬梗帶藍白之色如鸡只脆骨式樣或白點如粟米大小初但見了此症然雖此症初起人多不覺在二三日上必須心急切速治凡嬰初生下地受風即生此症治之在三四日上可愈若在四五覺須費手越五六之外無治矣近來此症甚多先尋滿鸡屎同好京墨研之蘸用先以銀針一二劃破上腭之硬梗總可無妨即用青絹或藍布水應濕包在食指頭

蘸其水擦于劃破之處，輕者一次，重者二三次。將嬰牙关緊閉，即拿牙关穴、夾車穴，便可以令將牙关拿不開，此症不能治矣。再用分次分陰陽一百七十，推三关一百七十，退六腑一百七十，運八卦五十，推肺經水。重者掐天心穴，臍上兩大指面蘸水用灯一盏，再推臍上三壯。水輕者不必用灯火。予屢試屢驗，百發百中，無悞矣。

蚘蟲驚 嬰兒口中舌常常歛吐，四肢冷，乃心清天河水二百，運八卦，經自有益也。即用分次分陰陽一二百，推三关一二百，退六腑一百，清天河水二百，運八卦一百，撈明月至手。汗吐法光用之，再用新汲井水洗口，蛤粉抹太陽并湧泉、太溪、照海穴等處。

馬啼驚 形頂上腦门穴亂舞因感冒風邪被嚇以致於此即推脾土為主 每次分陰陽一二百 推三关二百 退六腑一百 脾土推補之各一百 運八卦一百 揉四横纹五十 清天河水一百 揉太陽穴五次 搖二十 掐二人上馬五十 汗吐法用之 將葱姜搗爛敷膝腕上取微汗開 其布罨之一二日 忌乳二时為妙

水泄驚 肚響遍身軟眼翻白口作渴因飲食所傷寒热作热 理脾土大腸為主 每次分陰陽一百陰少陽多 推三关一二百 扁推大腸一二百 補推脾土一二百 推板门向横纹五十 摩臍及臍眼並龜尾穴二三百 用右手掌心于臍腹龜尾摩搡左右旋轉各五十 男臍左旋推委中後承山穴各八七十 將蒜搗

爛腸火泜色将數臍上量嬰孩大小大者數飯時小者數茶時禁乳食一時以淡茶洗口必須寒热虚実治之不可固以此以寒症之治法热症不可用慎之

鲫魚驚 眼亂動口吐白沫四肢擺動有寒热被嚇分陰陽一二百推三关一二百退六腑運八卦五六十補推脾土一百清天河水一百運土入水平抖肘平掐五指節數次掐二人上馬數次汗吐法用之切忌是風乳不可食飽再葱姜湯调蛤粉抹途腦頂太陽二穴

烏鴉驚 大叫一声即死手足掣口不開目閉無有度分陰陽一二百推三关一二百退六腑一百清天河水一百脾土補推二百推肺經二百推腎水一百運八卦平揉肉

勞宮二百取發汗，打再不醒拿合骨穴再拿中指尖即醒再看汗吐法隱要用

潮熱驚　口乾渴氣喘昏迷因被乳食所傷後感寒邪臟腑積聚色青清天河之水即水裡撈明月為主分陰陽二百推三關一百退六腑二百清天河水一百撈明月五十揉內勞宮五十掐五指節數次運乃八卦五十撈明月五十要用汗吐法

肚脹驚　氣喘眼翻白作瀉受傷寒之故肝木剋土之症分陰陽二百推三關一百推肺經一百脾土補之推腎水一百醫掌揉臍二三百運八卦五十揉四橫紋十五揉臍擦臍揉尾閭穴二三百

夜啼驚　一哭即死再氣時手足掣跳被大驚嚇之故乳食又過度之症分陰陽一百推三關一百退六腑二百推心經一百清天河水一百推肺經一百推腎水一百展趙五十

運八卦一五十用寸金水推乳食少與之

宿沙驚　早餓晚昏迷人事不醒咬牙作痰症按所致分陰陽二百推三關一百

退六腑二百擦肝月一百推補脾土運八卦一五十推肺經一百推頸二十擦四横紋五十

清天河水一百

急驚　手搐双拳一撒即死眼歪口偏受風被嚇嚇故先拿合骨穴再拿中指

節共令其醒即用汗吐二法分陰陽三百推三關二百退六腑二百推補脾土一百

推肺經二百掐五指節十次清天河水二百運八卦一百推脊一百揉内勞宮二百再

汗吐法治之研葱椒調蛤粉塗頂並擦太陽手足心禁風忌乳食少許此為

陽症必兼用羌吃涼藥之濟當抄屬六腑之病

慢驚隨时被嚇眼偏口喎四肢軟拽氣無时此症一时之病不可太过治之奈因虛弱之症屬陰症於五臟宜温補之劑悉可無悮分陰陽二百推三关二百退六腑二百推補脾土一百推肺經一百運八卦一百掐形手推腎水二百小天心火揉之亦可再用吐法老米泔水洗口葦扇子研末米水調成餅帖臍太陽並帖湧泉穴用理中陽加健脾土劑透之悉無悮矣

彎弓驚其形四肢向後形背弓向胸哭不出声分陰陽二百推三关二百退六腑二百推腎水二百推肺經三百運八卦一百擦四横紋平推補脾土一百双凰摇尾十次汗吐出法葱姜陽洞蛤粉塗手足心悉無悮矣大忌蒜蕗汁油叶昌蒲汁世之悮物

天吊驚 咬牙寒戰，指不知痛，食後感冒，又嚇積，叙分陰陽二百，推三关二百，退六腑百，推肺經三百，天門入虎口五十，清天河水一百，推腎水一百，運八卦五十，推內勞宮二百，取微汗，吐法忌之。

盤腸驚 氣吼眼黃，肚起青筋，飲食俱進，人事瘦弱，大小便短少，因六腑有寒而起也。即分陰陽一百，推三关二百，退六腑二百，推脾土二百，推四横紋二十，推大腸二百，推腎水一百，運八卦二十，運水入土一百，揉腸臍龜尾二百，揉內勞宮一百，天門入虎口十下，汗吐法不用，忌生冷，以艾絨敷臍，萆麻子為餅貼兩腳心。

鎖心驚 鼻流鮮血，眼赤唇紅，眼角生紅絲時，此由火盛所致。每分陰陽陰二十陽二百，推三关五十，退六腑二百，清天河水一百，推腎水一百，葱姜湯調蛤粉搽兩太陽

兩足心揉後退涼方可兩再拉此症難治

鷹爪驚 兩手抓人眼閉不開叫哭不時此以大被驚嚇并且飲食所傷又兼肺經受風心經有熱分陰陽一百推三關一百退六腑二百推補脾土一百運八卦五十 清天河水一百推腎水一百打馬過天河五十曲池穴揉一百肉勞宮一百汗吐法不用兩角不安用線扎住其中指將繡花針指尖上刺出鮮血領其心火已息自然安矣

撒手驚 手足掣動口眼喎斜咬牙搖頭閉先要掐熱急清心經為主兮陰陽 陰五十 陽二百 推三關一百退六腑一百推四橫紋五十 天門入虎口二十 清天河水一百運八卦五十 是風遲積 茶湯洗口

嘔逆驚 起肚脹四肢厥冷吐乳食胃中受寒又兼乳食所傷 分陰陽二百
推三关一百 退六腑八千 肺经一百 運八卦二千 推補脾土百 先用汗吐法
水胃间積受乳食 仍用吐法為主

烏沙驚 唇口皆黑 筋亦黑 此因食後風邪入肺之故 先分陰陽二百 三关
二百 退六腑一百 脾土一百 肺经一百 運八卦一百 掐二扇门数次 揉外劳宫数次 汗
吐法用之 為是乳食乍时水氣沉重用吐痰法吐之 為仔细量婴虚实病久
少吐 初起宜多吐 过後虚汗出者多補脾土八卦

看地驚 其像手捻双拳 眼看地 口不言 嘴歪斜 分陰陽一百 三关一百 退
六腑一百 運天河水一百 脾土一百 心经二千 肺经一百 按弦搓摩八千 揉斗肘二千 汗吐

法急用再用皂角燒灰存性為末以醋和作餅貼在顖门上一时光景或用神
曲醋和敷在臍上亦可

雜症治法

肚疼症 分陰陽二百 三关一百 退六腑一百 脾土一百 天门入虎口十次 抱手擦肚揉一窩風穴五十 揉掌心揉臍一百 吐法可用艾搗成餅貼臍是乳食先时

火眼驚症 退六腑一百 清天河水五十 運八卦五十 推腎水一百 用田螺搗爛敷太陽穴

氣腫症 分陰陽一百 推三关二百 退六腑二百 推脾土三百 運水入土一百 天门入虎口五十 用寸香研碎放在車前子中貼丹田穴

水腫症 分陰陽二百 推三关二百 退六腑二百 推脾土三百 運水入土一百 忌鹽並生冷之

物忌乳食忌时

黄疸 分陰陽二百 推三關一百 退六腑一百 推腎水一百 推脾土四五百 運土入水 山查湯不時服

痰迷心竅症 每次分陰陽一百 推三關一百 退六腑一百 肺經一百 心經五十 推四橫紋五十 揉內勞宫五十 天門入虎口五十 掐五指數次 吐法急用

走馬牙疳症 分陰陽二百 推三關一百 退六腑二百 清天河水二百 撈明月五十 捻耳三十 五

捻子嘴灰存性 黃連 鑪底等分為末 候睡時搽在患處 欲其不出涎水為妙

痰瘧症 分陰陽二百 脾土二百 退六腑一百 運八卦五十 推四橫紋五十 揉臍一百五十 揉內勞宫三十 汗吐法用之 忌生冷 若寒再用烊桃叶研打為餅 敷涌泉穴

食瘧症 每次分陰陽二百 三關二百 退六腑一百 脾土一百 腎水一百 天門入虎口五十 運八卦

二千 揉内勞宫 三千 汗吐法並用是生冷乳食片时

虚瘧症 每次分陰陽二百 清天河水二百 推三关二百 退六腑一百 脾土三百 運八卦一百

拿二人上馬 三千 用烊桃叶打爛敷脚底心 是風又是生冷之物

聊瘧症 每次分陰陽二百 清天河水二百 三关一百 肺經一百 掐五指節、二千 推四横纹

二千 運水入土 五千 拿二扇门 三千 揉内勞宫 二千 用汗吐法是生冷用獨囊蒜一枚

搗爛隔油紙敷内間使傲嬰大小用之再用烊桃叶搗爛貼湧泉穴内間使即

天河水處

紅痢疾 每次分陰陽二百 三关一百 退六腑二百 推大腸二百 運水入土一百 板门向横

纹 五千 摩臍及臍眼并龜尾 一百二千 推委中穴後承山 各五千 再用黄連甘草並服

白痢疾 每分陰陽二百 三關二百 退六腑八十 脾土一百 大腸一百 運水入土一百 板門推向横紋五十 摩臍及臍眼并尾閭穴各百二十 推委中穴後承山各五十 是生冷 甘草黃連服之

紅白痢疾 每分陰陽二百 推三關一百 退六腑一百 脾土一百 運八卦五十 大腸一百 板門向横紋五十 摩臍及臍眼並龜尾穴各百二十 委中穴後承山六十 是生冷用蒼耕艾叶研餅敷臍 以旧帽護之愈後除下

噤口痢疾 每次分陰陽二百 三關一百 脾土二百 退六腑一百 大腸一百 板門推向横紋各二百五十 摩臍並臍眼及龜尾穴各百二十 推委中穴後承山穴各五十

痞癖黃疸病 唇口白肌膚瘦髮稀豎肚脹大即是也 每次分陰陽二百 三關二百 退六腑一百 推補脾土各三百 腎水一百 掐肚揉一百 摩臍左右使各一百 以上諸症治

無道法猶恐學者忽畧又編次手法提爲歌訣于左以便記誦以致叮嚀不厭重復也

是嘉慶十七年壬申歲次清和月録全於蘭馬室

兒郎歌

小兒髫齡無脈看　惟愚憑位閲定寒寒暄　傷寒寒必然連夜熱　十歲方將定寸關　瘌疾眉間傷驚風　面色青熱赤唇紫　赤熱甚眼朦朧　暴寒寒作腹痛　唇白定寒寒中　五指稍冷驚來不可當　若逢中指熱必定是傷寒　寒中指獨自冷麻　豆症相纏男左女右分分明仔細看

凡初生嬰兒病症許多名狀不同　馬牙鵞口臍風重舌木舌腫痛啼哭夜間不

已丹瘍。心火上攻。未曾滿月病多凶。好似風前多嬌美矣。　凡胎毒者。自胎中受也之熱。受父之毒。故血熱盛者。生痰。痰甚者生風。風甚者口噤。唇撮。胃脹滿。咽喉不利。乳食難矣。於初起者。知啼哭不已。其病病甚則。啼哭無声。父母知覺已今遲了。然雖護養嬰孩。要細勤慎。不可大意懈怠。縱失有誤矣。蓋小兒血氣薄弱。不能制伏其毒。以致心火上攻。牙齦遍生白色。馬牙。或者上腭有白點。狀如粟米。名曰乳鵝。是穩婆不能玲巧。斷臍之後。風濕所傷。侵犯於心脾二經。以致有害嬰孩。受痰而不乳食。口撮肚脹。青筋。腹上外腫。名曰臍風。又致於胎上攻。舌之下家。又生一舌。名曰重舌。嬰孩之重舌。非比大人之重舌。又未得陰重。嬰孩嬌嫩。急醫治為上。舌腫作硬。哭不出声。名為木舌。又或胎熱。臟腑有寒。腹腫。夜啼。客忤驚窠或孕母过食辛辣之物積熱于胎遺熱于兒而血与熱相傳又兼風邪乘之以致遍身赤腫名曰丹毒其熱甚如火痛而加癢嬰孩雖忍叫哭不畏或發于頭面或發胸背或發于四肢俱爲急治否則氣入腹中即難救矣豈不傷哉再則嬰孩初生熱者父母失于提防再有等懶惰婦人或請叫做小兒科之輩悮投藥劑往往悮死矣不知推揶之法大有功效非輕視乎燥推心之類豈可一概而混世哉總在人心因病舉指而用法變通其妙如神耳由是推腳心宜運崑崙穴以四指闌之而搯之倘然熱急吼喘即諸未推先掐後風山穴推下取扁尚妙其餘富症用之必效悮矣未可罔投藥耳慎之慎之

揶拿變通之法

太陽二穴屬陽明經起手拿之即可宣醒神事耳後穴屬膽經出為往來之脈應痰涎之發法乃肩井兩穴還能發汗屬肺經矣再抓膀穴拿之屬胃經去風止吐使走曲池穴屬脾經能定搐有風有積相應之抓肚痛太陰脾胃絡抓泄瀉拿百蟲穴肩上琵琶穴上骨肝臟能拿合骨穴清神退熱氣達兩口通關開竅能解昏沉再乃小肚穴屬少陽經莫道膀胱氣失職風邊閉結爲他清十三陰之交穴盡疏通血脈自均勻發知急驚從上起慢驚從下上而乃此是神仙真妙訣如須配合發知音天吊眼唇多向上琵琶穴上配三陰先是百步走馬通關之後降痰乃前言及此人油心為古神仙訣救治世上嬰孩命

運行八卦法

醫者用左手托住嬰孩手。並四指。是乾起至震卦。重而輕。運行七次。此為定魄。是巽起推運至兑卦上。卦輕又重七次。此為安魂。是坤至坎宮四卦。存延卦輕又重七次。即能退。热艮至離四卦七次。指能發汗。如若咳嗽者。是離宮四卦七次。再坎離直行七次。此為水火既濟也。

推拿運行之末卷

蘭香書屋置錄

保赤心筌

保赤心筌

《保赤心筌》八卷，存第五、六兩卷，清抄本，一册。清胡鳳昌著，抄寫者不詳。卷前無目録。胡鳳昌，字蕓谷，浙江餘姚人，清代醫家。據《重修浙江通志稿・考選》，胡鳳昌曾在咸豐元年（一八五一）辛亥科鄉試中中舉，但未有出仕的記録。其行醫得同鄉周邦盛之傳，于痧症與兒科證治頗有心得。該書另有抄本藏中國中醫科學院圖書館，卷二《幼科指掌賦》後有清同治壬申年（一八七二）自跋，稱『余今年逾六十，精力衰頽，恐一朝物化，此賦爲覆醬瓿，未免可惜』。據此推測胡鳳昌生年約在一八一〇年前後，主要活動時期在十九世紀中葉，卒年或在光緒年間。除本書外，胡氏尚輯有《痧症度針》二卷，初刊于同治十二年癸酉（一八七三），多有刊本傳世。是書首葉鈐有『中華書局圖書館藏』陽文朱方。書高二十三點二厘米，寬十二點二厘米，無邊框界欄。天頭相對應處標有本章節病症名，第五卷前十餘葉書口亦記有病症名。天頭處多有墨筆與朱筆評注，正文中亦見朱筆圈點。是本以行楷抄寫，但第六卷中個别章節字體與全書不一。

該本所存卷五、卷六，主要闡釋兒科雜病的症治。卷五所論病症包括小兒癇、啼哭、口渴（附三消）、失血、小便、大便、疝氣、痦瘮、痘、喉痛、頭項囟顱、目疾、耳痛、鼻疾、口脣、舌病、牙齒等約十七種；卷六所論病症包括赤游丹毒、項頸瘰核、湯火灼傷、瘡疥、中毒、打撲刀傷、蟲積、雜證及補遺，其中雜證又分龜胸、龜背、鶴膝風、白癜風、大麻風、鵝掌風、血瘤、汗斑、雀子斑、斑瘮、水痘、白痦、露丹、痱子、破傷風及點痣方等，補遺部分主要補充了小兒初生各症、日常用方以及痘瘮證治等。每類病症下，先闡釋病因機理與臨證特點，常引用中醫經典與名家論述加以説明，再記録治則治法、代表方劑及預後等，并間有作者按語。對小兒部分常見病症的分類辨析和因機證治記述較爲詳盡。如在『喉痛』中，先結合小兒體質特點，概括該證病機『不外風痰毒火』，輕者用甘桔湯，重者用化毒湯，再具體分爲喉痹、喉蛾、纏喉風、鎖喉風、喉疔、走馬喉風、喉瘡、喉疣、痘症咽痛、梅核氣等十種病症分别論述，最後提出骨鯁的治療方法。『赤游丹毒』中，根據小兒丹毒發生部位和特點，分『十種火丹』，即飛蛀丹、走蛀丹、鬼火丹、天火丹、天雹丹、水丹、葫蘆丹、野火丹、烟火丹、無遍丹，治法用藥各有不同。作者對某些疾病的認識，雖然有時囿于時代而不够準確，但亦客觀反映出當時的醫療實際。如其在『痘』證中，將小兒出痘分天花與天瘡兩種，認爲前者『即種痘也，由他兒痘痂之氣，引出先天之胎毒，發于頭面周身者是也』，後者『即時邪也，此由外感天行時癘之氣，吸入三焦，當得先天毒火引導，而注于肌膚者是也』，而『種痘常輕，時痘多險』，實際記載的是用有意接觸患兒瘡痂來預防小兒天花發作爲重症的方法。此外，是本天頭處多見批語評述，從字體來看，既有抄寫者又有閱讀圈點者所留，或總結證治要點，或補充方劑藥物，或提出不同看法，頗有啓迪意義。如『痘』證一章天頭，有題『玉璇氏著』之朱批，稱『此篇治痘諸法雅備，然未能及《福幼篇》莊一夔先生之直明透轍（徹）、爽利穩妥。凡治痘症，宜與《福幼篇》中之治法互參，自不致有誤事也』，可作爲對閱讀醫書者的提醒。

是本雖非完璧，但從目前所存内容看，仍體現出作者注重臨床應用、博采衆家之長、結合個人心得治驗的編撰特點，尤其是書中所記治法用藥，多爲經典名方和常用易得之品，較適合兒科使用。與中國中醫科學院圖書館所藏完整抄本相比，該本亦有自己的特點：一是正文有所不同，如第五章中未見『多汗』一病，第六章中未見『食忌』一篇，與另本内容可進行核對互參；二是該本天頭處多有批語評注，對于全面客觀地理解評價該書有較大幫助。因此，該抄本亦有一定的研究價值。

（張葦航）

目録

癇症

保赤心筌

小兒癇

古有五癇之名馬羊牛犬豬皆以發作時喊聲相似遂而分名然皆痰涎阻於經絡故閉絕卒倒也此與驚風瘈瘲之類因先天怯弱或攻消太過或病中將息失宜致賊風入絡肝木侮脾頑痰伏于經隧之間偶感外邪觸動樞括即號呼一聲眩仆倒地四肢牽搐僵直不動或目閉或眼翻睛定不能言語口中流涎面青面白移時許後破唇舌出血即甦醒如故此常人多治難致此小兒之惡疾十失二三若概與滌痰通達金石鎮墜之藥則十中不留二三也

陳飛霞論癇甚詳法本氣蒼齋但密齋用藥過逾兒不能堪故論治當主平肝陰主任天士亦多發明大抵此症先由脾虛

癇

生痰肝强风动故与中风肝风痰厥相似俗人误认痰迷心窍谓必脏中有物阻塞何以发过之后清明如常故误服开窍消痰诸方势必愈攻愈剧愈发愈紧而况薛氏所礞石真珠铁粉辰砂之属既非以重坠伤心气即甘遂大戟之属亦徒以毒剂损心阴他若芳香欲开胃辛热助肝皆非病证所宜惟景岳从治法不拘寒热虚实先服消风丸又粒疏散外邪开通经络随服定痫丸主之源久者河车八味丸百发百中

吴中治风热阻窍阳气不伸者用连翘星山栀犀角菖蒲胆星远志元参竹叶其阴风入络面青神呆四肢皆震不语舌謇吐沫脉濡皆肝虚肝援之候急须培血熄风南星白附子皆姜汁炒蜈蚣全蝎加人参白术煎服若热邪陷入心包胃津乾枯肝风掀动痉厥如痫神识不清暮夜加甚口渴舌绛唇焦黑

痫

痫症

舌燥黑苔類所謂熱深厥亦深治不如法死在目前此宜清心養胃兼緩肝陰葉天士方用生地阿膠丹皮元參麥冬天冬石斛銀花金汁牡蠣木瓜白芍雞子黃甘草甘涼濡液熄風鎮陽自效重者用紫雪丹

薛立齋治痫每用河車搗爛和人參當歸丸如桐子大三十丸量年酌增日三服乳或姜湯下一月見效間服地黃八味丸六君子補中益氣十全大補等法

凡遇痫症先看病人耳後高骨間俏有青紋脈當即抓破出血可以降痰乃以猪牙二三枚煅存性研末溫送下然後用補劑不可妄行消耗

右方之痫風與幼科不同其方用麥冬天麻川貝姜半夏茯苓茯神蓮心丹參以蓮子陳皮鉤石菖蒲遠志肉甘草水泡立琥珀全

痫

大哭日夜不止者
瀉青丸 導赤散
如心熱下
治乳母

蝎梢五服並焙僵蚕嘴炒水去共爲末用竹瀝姜汁拌一甘草
又熬膏和藥末丸如彈子大新真辰砂爲衣每一丸生姜湯
下日再服加人參尤效
小兒驚風作搐作熱症治用涼膈散宣通去閉

小兒啼哭

百日一周內外多啼哭須按其饑飽痛癢衆与之毋違其所若
多哭必因先天骨怯不能滋養肝陰或吐瀉之後內亡津液其
大哭日夜不止者肝熱也瀉青丸又兼身熱煩躁者心熱也導
赤散俱用燈心湯下
此症須診乳母乳不清和兒甫不安也故有乳母心肝熱持而
致啼宜柴胡清肝散因乳母暴怒者加味逍遙散因怒而肝火
刑金者六君子補土以生金六味丸壯水以勝木可也若因乳

手按腹而止者宜
理中丸加減或溫胃飲
七福飲　十味安神丸
哭

因乳母鬱傷肝脾者加味歸脾湯，令乳母服之，此清其源也。
小兒夜啼，其因非一，而大半由於心經之蘊熱。若兒仰身而啼，
面紅舌赤，或舌苔白濇，口中氣熱，手與腹俱暖，見灯心則盒
啼者，心火甚也，導赤散加麥冬、灯心，重則加黃連、胆草。近人
用硃砂末、青黛二分、牛黃二分研細，以犀角磨汁調服二分，另飲
灯草湯。
夜啼另因寒者，夜為陰，脾為至陰，陰勝則脾寒多腹痛而夜
啼，啼常曲腰，手按其腹則啼止，手起則啼，手腹皆冷，面青唇
白，便溏不思乳食，不渴之類，理中丸加減、當歸散。凡夜啼由
腹冷而每泄瀉多，主腹痛，溫胃飲加木香；虛者小建中湯。
凡兒夜間抱母大啼，面青紫，或啼哭，此必經中驚惕所致，七福
飲或十味安神丸。其另因大病或吐瀉後夜啼者，多因心血
啼哭

不足之福飲之類並察其何經受病治之

兒夜啼見灯即止者是拗哭非疾也任憑啼哭一二日自止也

拗夜啼切忌清痰破氣之藥如由心热用灯花竹川連分蓋
治送導赤散即益脾寒异功散加藿香砂仁生姜連鏡治
夜啼用伏龍肝研辰砂各分八劑少許蜜丸如桐子每服
水下五丸又以五倍子末唾調作餅貼臍上布包定即止

陈藏器治此用雞窠中草或猪窠中草少許暗放兒枕边即止
又取本兒貼肉衣衫私自塞入花瓶內即止

小兒口渴附三消

渴本燥热也外感邪在表者亦不渴渴則邪熱已入裏又在下
焦不渴在上焦則渴大人小兒之渴皆以飲清热為分宜热以
消水不消水分虛寔而已三消者渴而引飲無度為上消由

三消渴宜先用蓮花飲或以生津甘物湯
中消以人參白虎湯亦有生地八物湯
下消宜加味地黃湯合生脉飲

哭

心火爍盛移熱於肺故能飲能渴飲多而小便亦多也方家謂飲一溲一者可治飲一溲二者不可治先用蓮花飲次以生津四物湯滌之清之甚者潤肺兼清胃火二冬人參甘草花粉黃芩是也

中消者多食善飢又名消中由脾火動而移熱于胃其小便色黃人參白虎湯主之亦可兼滌腎胃者生地八物湯生地丹皮麥冬山藥芩連知柏荷葉

下消則渴而小便不禁如膏如渴此由上消傳脾胃日久不清以下移于膀胱故小便如此又名腎消治宜加味地黃湯合生脉散並滌脾胃久服自效不可概以實火也

按三消證初起即當延醫調治若延至脾胃合消陰液日乾精神倦憊口渴飢消而危矣至芩連苦燥之品愈增其渴不

啼哭

可不知惟日服參苓白术散乃壬乙齋主之秘法錢峯鄭中
陳健菴謂三消病虛極者多屬泄其實熱無有不死
飲繅絲湯極佳否則用生藕或以綿紙蘸汁代茶但不可吞
藕汁能引下焦清氣上潮于口而渴自止也

小兒吐血非内傷也
乃食過多而胃熱
逼血上行耳宜服
清胃散　二陰煎
又白虎竹叶湯
犀角地黄湯
脾火傳肺
止鼻血　生蘿卜汁滴之
白茅花塞之
亂髮燒灰吹之

失血

小兒失血

血爲陰主下降一遇内傷外感則氣留而血亦滯來逆諸氣已餘便是火火載氣上血隨氣行或吐衄或便溺不復循理矣小兒氣勞損旺啼々病惟食物過多胃脾温熱熱極内逼則吐血不出是以小兒吐血屬手陽明胃火居多清胃散主之甚者白虎湯加竹葉或犀角地黄湯二陰煎

鼻血者亦多因脾火傳肺鼻爲肺竅處火上炎則血犯清道而出矣瀉白散或四君子加黄芩桔梗竹葉灯心麥冬黒山梔虚人用黄芪

止鼻衄方甚多甚簡易者令人向鼻中吹之即止以冷水拍兒頸上亦止生蘿蔔汁滴之白茅花塞之亂髮燒灰吹之妙法不致復發兒辭髮屢斜吸水中向席人心内覺涼便忍血亦

失血

吐血咯血

久咳常血 滋陰降火湯

氣虛 四君子

血虛 四物加人參

下血

糞前大腸近血 黃連解毒湯

糞後小腸胃近血 補中益氣湯

止矣後宜滋陰血補陰方

吐血咯血乃因久咳常出者肺虛乃火滋陰降火湯切莫作虛療治乃吐血唇白神倦氣虛者先救脾四君子之類忌用寒涼亦乃因血虛吐血者虛則生熱熱則妄越也四物湯加人參白术氣足血自生也○錢乙治殷氏子痰嗽發熱數日而咯血涎喘止改用桔梗湯不效因先下痰後用補肺散一医曰咯血則肺虛何以下之曰啖血者肺乃熱也咳久則肺療而虛矣今痰涎上潮而吐恐吐久痰外結成窠囊耳必先下其痰後補其脾肺痰降則血亦下行此為良法

大便下血在糞前者出自大腸為近血黃連解毒湯在糞後者來自胃腕小腸為遠血清胃散血不止者補中益氣湯或補陰益氣煎簡方治便血用亂髮雞冠花側柏葉俱燒炭研勻每空

尿血　心火移于小腸　導赤散

血淋

小便　黃赤　火有餘　水不足
清白　陽有餘
陰冷　火不足

失血

心米飲下二錢又方霜後乾絲瓜或槐花俱燒炭研空心酒服或大鯽魚割燒存性研酒下之

小兒尿血少見或由心火熾移熱于小腸而溺之赤似血也導赤散加味良方用烏梅炭研每用竹葉灯心湯下一錢

小兒血淋亦少見然州風雞矢醴炒炭研細空心酒調下五分即砂淋治豈子血淋因小兒安可淋治耶投以細丸三服而止方用蓮餅蒜割漿至熟搗作丸每服三十丸温水下日二服三日痊愈或問其故余曰此兒水道不利三物皆通利藥也

小兒小便不通　不禁　尿床

經云膀胱者州都之官津液藏焉化則能出矣故膀胱不約為遺尿不利為癃全頼氣化蓮莖如雲行而雨施也凡小兒小便黃赤短澀為熱火有餘水不足也加味導赤散主之小便清冷

失血

小便不通五苓散加車前灯心

渴者四苓加梔黄芩

二便俱閉再加大黄元明粉

水腫不通

氣虛不通宜人參散

滲白或遺瀝為腎陰不能為火不足也八味地黄丸加益智

凡小兒小便不通腹脹緊急者五苓散主之或加車前子灯心

若小便不利而渴者熱在上焦氣分四苓散加梔子黄芩以分利之若二便俱閉再加大黄元明粉其小便閉而不渴則熱在下焦血分宜滋陰化氣滋腎丸之類主之若水腫鼓脹而小便不通用金匱腎氣丸益陰得陽而生也亦有除桂附而效者陽得陰而化也

大病後氣虛小便不利者切不可滲利人參散主之凡遇小便不通而氣虛不任滲利者當用清降肺氣以澄其化源經曰肺朝百脈通調水道下輸膀胱是也且金旺則水生源清而流長也是為力爭上游

有因小便不通因而吐食病名關格關則不得小便格則吐逆

關格症宜用
黄連湯

上不得入下不得出死期迫矣小兒此証尚少治惟喻嘉言進退黄連湯應手取之

按小便不利若服藥不效可用皂角末少許吹入鼻孔得嚏即通或令服炒鹽湯探吐得吐則通或用商陸末五分入麝少許先以布蓋臍上鋪藥于布上良久自通或長鬚葱白一斤搗爛炒熱令極熱布包作兩包烘熱互換熨兒臍下即通或令一能婦含温水一口緘咂小兒胸心背心臍下尾閭凡四處各十餘咂即通又或因溺極而四肢腫者蒜葉一斤煎濃湯入盆坐兒蒸之冷則頻添熱水外以炒鹽熨兒臍并腫處良久自溺通而腫退又如形証俱實諸藥不效者螻蛄七个去頭半截搗爛水送下小便即注矣

小便

小便不禁一症老人多屬虛寒小兒多屬虛熱以胃火移熱于

小便
老人虛寒
小兒虛熱

小便不禁

六味加知柏
輸泄無度肝火甚也
加味逍遙散

遺溺不禁脾虛也
十全大補湯
桂附八味丸
四君子
理中湯

膀胱爲膀氣不能固也六味地黃加知柏主之或肝火自甚輸泄無度以致夢中尿床者加味逍遙散主之泄者丸亦可至于淋症作痛者熱淋也以海金沙散清利之

幼科皆以遺尿爲腎膀胱之虛寒益智散加桂附龍骨一方用煅牡蠣益智各五錢石菖蒲平研末每沖或以山藥糊丸鹽湯下

按遺溺不禁多因脾氣虛寒不能統攝所致十全大補湯桂附八味丸主之四君子理中湯亦主之如上二條因熱因寒當以外証細參自不致誤至尿床一証必因兒臥則陽氣下入陰中血又歸肝肝實則疏泄不禁心氣降則小腸不留矣治宜清心肝之火使水升火降其患自除若但治標則用桑螵蛸雞腸銀焙研乳子則塗母乳上令吮少長則服丸必效

兒溺始來泔或溺出片时即變爲泔濁者此皆脾胃湿熱所致

溺如未詳

景岳法溺白咸泔脚証屬火者導赤散或四味肥兒丸若因飲食受傷兼脹滞者保和丸大安丸若因肝腎火盛移熱于膀胱者多兼頻熱澁痛之候又味丸龍胆瀉肝湯之類○此証亦多形証兩虛黄瘦或嘔或泄而成者補中益氣異功散之類虛而夾温熱者四君子加黄連

按小兒溺白若無火証但令節乳食禁甜辣忌生冷瓜菓及涼藥敗胃者旬日自愈乳子兼戒其母所以清其源也若初便黄赤着地如泔如脂者溺白也脾傷成疳無疑胃苓丸塩湯送用金蟾丸亦效

有溺出渾濁粘白或半尿半白者此小兒之白濁心脾虛熱也用清心蓮子飲瀉黄散

小便

小便

實閉宜下之
八正散　承氣湯
沆瀣丹　木香檳榔丸
虛閉
保和丸加枳實
血虛臟燥
潤臟丸　麻仁丸

大便不通

飲食入胃必有出不通則氣化息矣然有實閉虛閉之分若形色脉証俱實不得不下者八正散承氣湯沆瀣丹木香檳榔丸之類皆可擇用但近時有餘之家兒年多蓐者易堅閉可下之証然中病即止勿令過峻傷脾若氣虛食少縱有下証亦宜緩不宜急所謂下不厭遲也保和丸加枳實微利之可矣又有先天血虛或乳哺不足致腸臟乾結者宜潤腸丸仲景麻仁丸主之

前陰主氣後陰主血清陽出上竅濁陰出下竅此爲順也若一息不運氣化窒矣故有大小便俱閉因而嘔噦喘脹煩躁者爲不可治若但二便秘者用連鬚葱又根不拘生薑一大塊淡豆豉食鹽各分　全搗爛作丸烘貼臍上帛扎起良久則通一方有皂

肺氣不降或
血虚皆不通

濟川煎方

熟地　当归　肉從蓉

牛膝　澤泻　枳壳

升麻

大便　疝氣

角烧存性研米湯下亦未效荷方用白蜜一盏研入皮硝半以角水调服后以見角烧煙薰肛门則通危急者用甘遂末麪裹煨透入麝香少許研细飯搗丸大人每服五分小兒二分姜汤下立通

按大腸与肺相表裏肺氣不降則大便必不能通朱南阳宣通上道之法勝於治下也所製濟川煎一方治血虚大便不通难任攻下者方用熟地黄当归肉從蓉益血滋阴潤燥牛膝降泻助其降令枳殼利氣宽胃加升麻為反佐清升則濁自降也

疝氣

經云邪客足厥阴之絡令人卒疝暴痛又曰病在小腹痛不得大小便病名曰疝得之寒又曰任脉為病男子外结七疝一衝

大便　疝氣

大金鈴子湯
金鈴子　青皮　山梔
赤芍　羚羊　川連
加味逍遙散
梔子清肝飲

疝氣上沖心二便不通　二狐疝臥則入腹立則出腹　三㿗疝陰囊腫大如升斗　四厥疝肝氣上逆　五瘕疝腹中熱痛而熱小下白溺　六㿗疝內裹膿血　七㿉疝如粟上小便不通

不益衝疝即厥疝㿗癃即㿗疝名異也而實為五疝也小兒疝氣側不在五疝之例大抵皆由寒邪溼氣搏結于少腹中內則將腹牽痛外則睪丸腫大病雖多臟而總歸于厥陰肝經以肝經絡于小腹繞陰器又主筋主痛也故凡小兒性急多哭面青眼赤素多肝火而疝痛者金鈴子青皮山梔赤芍羚羊川連之類主之加味逍遙散梔子清肝飲加小茴香益服自愈

一寒疝者小兒坐臥陰溼之地冷氣入腹寒則收引故腎囊腫或堅硬痛引腎子者是也此証小兒甚多宜茱萸內消丸加減當歸散俗用胡椒七粒空心蓮服七日即消鹽湯下

一溼疝者夏月多食生冷瓜菓或冒雨戲水中溼而來疝睪大

腫大而不痛外寒火証者是也加減守病丸河間金鈴子散加
澤瀉茴香
外有氣動而作痛者兒必躁擾性急多哭亦名氣疝先用梁苓
湯升散之次用加減二陳湯或木香內消丸夾冷滞者多見腫
痛川楝肉乙兩浸吳萸減半炒研酒糊細丸量小大與服薑鹽
湯下
有疝根從幼年或半年一發或發則有形根連肉囊狀如小杯腫
硬直長貫腹連丸長可五六寸二便不通者癀疝之類也當用
木香湯
更有癩疝腫大不痛連年不消者此為成痼疾宜用吳萸內消
丸加黑丑頭末半生半炒者數更灸臍旁本門二穴尤妙本兒
手掌小指本節橫紋對臍之小心其中指盡處即本門穴也

疝氣

疝氣

治各二疝神效

九香丸

按疝名雖多不外乎游走其氣而不定血之凝結而不散也劉河間以辛香流氣四字為治疝總訣後人變作丸子統治七疝頗效方用鹽水浸橘核煨金鈴肉小茴香各兩桃仁泥山查炒俱醋炒香附各兩木香紅花各半為末神麯煮打糊丸細每空心服三錢加引子

良方荔支核炒焦陳皮本好硫磺四平研末鹽水打糊丸如小豆痛時空心服下九丸良久再服不過三服即愈

按此方於寒濕為宜輕者用荔支山查核青果核等分燒研每以小茴湯下二三錢甚者金鈴炒黑為末每服二錢小茴香湯送下立止

木腎一證陰囊堅硬如木如石此疝久而成重證也畢茇亲瓜萊子廣皮葱白生姜各半老酒煎服被蓋之取汗而愈

按俗稱小腸者臍下結痛失氣則愈也有曰膀胱氣者臍內熱痛小便濇即胞痹也二症痛楚似疝然不至引動睾丸為辨治法與疝略同

小兒坐臥濕地腎囊為蚯蚓所呵陰莖腫亮或痛或癢非疝也乃涇毒耳用雄鴨口中涎塗或蟬蛻湯薰洗之

瘄疹宜辛涼散而顧胃津

紅紫黑患者輕重險

瘄疹疹痧

瘄疹　瘄子　痧子

此症初發熱時狀似傷寒而肺症獨多咳嗽噴嚏鼻流清涕眼淚汪汪胞浮腫面浮腮赤

小兒冬春間咳嗽氣粗發熱頸痛或脹悶目含水光淚汪汪狀似外感經數日即發出疹點或多或少者是也江南湖廣最盛北方齊魯燕晉皆曰疹子越多稱瘄疹與此不同淮揚曰痧子江蘇一帶稱瘄子惟浙江人呼作瘄子名實不同也然大約皆係臟腑經邪而初起必從表始方書皆是陽明發出於胃瘄

瘄疹

疹如雲蚕佈或粒大如豆者胃經也

惡々粒々而不成片肺經也

治宜涼膈散去硝黃爲主

膈症發熱未出以煎宜

荆芥 干葛 西河柳

薄荷 牛蒡 麻黄一二分

如仍未發次日再

也其疹如雲佈密或顆大如痘但無根盤爲別耳手太陰肺經發出者但只點點粒粒而不成片宜辛散解肌又云發熱一日二日即發出者輕三五日發者重若陽病在七日外隱伏不透邪必内攻爲喘爲脹爲腹痛叔痢而殆矣治宜苦辛清熱涼膈散去硝黃主之

瘖疹本六氣之客邪風寒暑溼必從火化瘖已外達世俗皆以爲邪透無慮矣孰知出没之際升必不降腸必不復常見其疹發而肌熱不退反喘急腹脹不食下利煩躁昏沉或咽痛齦腐目盲者卒成殘廢亦可危矣細揣諸症皆由裏邪留伏不清所以致變必按三焦分別論治更兼察別病原累之變則邪透而熱自消也

古人論痘喜溫燥疹喜清涼蓋疹瘖皆經腑之病故最忌溫燥

加蟬退　元參　麥冬
知母　西河柳　信加
涼膈　硝黃梔子白　黃芩
甘草薄荷饒　竹叶蜜燎
膈上　中焦燥實服之消
初用去硝黃
初黃

輔清也吳中陳文中葉天士諸法皆從三焦分治上焦病在肺
主氣又為皮毛之合故用藥宜輕清以法天表邪以辛涼理邪
宜苦涼若肉年煩渴病日已多而但邪鬱不清則泄瀉以泄其
氣分可矣中焦病疹火在中為陽明燥化多氣多血故用藥宜
畏重以法人氣味辛寒為宜甚者用苦寒若其痞日多胃津消燥
者用苦反恐助燥易於涸津仿喻昌甘寒養胃可也下焦病機
係入藥宜重降以法地故望宮為宜若熱毒下注成痢不必以
塩要堅但取苦味以堅陰而燥濕乃為正治

以處用藥肺經

瘖疹　痧

按瘖疹一症皆由濕邪熱毒或風溫瘴氣從口鼻吸入直侵
肺胃之分所以熱邪客於氣分使渠甚易也如由溫邪襲肺
治宜輕清宣解連翹杏仁牛蒡前胡桑白皮桔梗象貝薄荷
通草主之熱甚加黃芩元參花粉石膏或佐蘇子橘紅紫菀

瘖疹

此處胃經用葯

通草之類◎若熱邪逼入陽明胃經是為腑熱宜石斛石膏犀角防已豆卷川連木通蘆荷銀花或菉豆皮竹捲心滑石之類若毒火偏入心包者鮮生地丹皮赤芍元參擇用

按時痧以痦子透經其邪淨盡自然向愈須避風滿月自無餘患若毒火未清則邪熱上攻多致音啞淚乾鼻燥唇緊撇腫氣促痰嗆或目赤吐衄津々汗出入肺則喘嗽攻腸則泄利入脾則脹渴欲飲水此症劉守真書以苦辛寒宜瀉熱清則愈俗工誤用荊防蟬蛻之屬辛溫宣提豈知火得熱而風陽愈熾氣得升而烈焰愈增胃津日涸變病難防

古人以表邪口渴和葛根以其升胃津也若熱甚煩渴則用石膏之辛寒兼以解肌若已汗皆忌

痦疹宜四時從治

凡痦疹春令從風溫夏從暑風暑溼秋月從燥氣或伏熱冬月

以泄瀉爲順二便不利者多凶

瘄疹上抄

從風寒因時變通方宜，然揆與傷寒之治不同，如瘄發于冬月壯熱無汗喘急亦可用麻黄杏仁，然止宜華蓋散三拗湯而已，不得從傷寒發汗例也。若夏月瘄疹，則當用辛涼解肌，葛根、牛蒡、薄荷、前胡、防風之屬，桔梗、木通、枳殼之屬主之。

凡瘄疹宜通泄，故反以泄瀉爲順，即下痢五色，尚屬無妨，以臟陽毒通降也。惟二便不利者最多凶症，故治法忌粘滯。

按瘄疹宜清涼，然有稟弱氣虛之兒，寒涼清散非法，遂成損怯者有之，然傷陰者多，以瘄疹皆由液化也，治當先顧胃津。若其症果屬氣衰，亦當益氣，惟小兒陽氣純剛之稱，究非此症所宜。幼科書乃云赤疹遇清涼則解，白疹得溫暖而消，然其所謂溫暖者，即所用恐娘细河柳粗草紙米綿紗之屬是，乃救乃不救，然反益者亦多矣。

瘄疹

瘖疹不宜用剛藥
如小兒陽虛不起亦可
用生芪托之
未出遠而隱之用藥法

按瘖子又名麻子出自六腑與痘瘡相反治此但須清涼宣解大忌溫散補澀誰指諸先宿者用清熱表血一法四物湯加減主之至出遲者暑加升散一二味送之達表足矣惟表陽之法決不可助陽古人禁用剛藥如參芪白朮半夏二陳及尋常溫燥之藥概不可用曾見妄投之即喘急煩渴悶亂不出者救之無法殞喪甚多慎之慎之今人以瘖子爲輕病果何謂耶

又按疹瘖之證出之遲者元虛無以達表也其沒之早者血虛而一如倒陷也但見疹出未透偶感風寒忽然隱沒者此宜重發其表江篁南用四物湯（地用生）加葱煮麻黃升杏仁花粉姜葱煎服次早重出一身候三日沒盡而愈（凡疹被外風阻滯者見必咳喘發熱昏悶不食）若因血少而沒早證見咳喘壯熱唾腥多痰瘦弱

薫蒸外治法

帷

不乳者乃物加杏仁阿膠麦冬五味子炮姜之類

有因寒邪外束發熱畏日肉畏肌膚疹不能透以致小兒驚搐

昏憒者若尋常湯藥恐脾陽風動致病家無措有外治法于房

中閉窗下帷置滿湯一大盤用綿被裹兒抱而坐于湯盤之側

使湯氣遠之薫蒸良久飲藥再拒其表其疹必透

因瘖成痢

又按瘖疹成痢是熱毒内陷而下注也与傷寒協熱下利邪

界別利止者不似最忌補澀又忌生冷此症輕者則分利宣

通重則苦寒泄毒

更有因瘖成痢俗名痧痢此由溼感熱蒸致口舌咽喉皆生瘡

蝕者不速治必破頰穿腮咽閉喘急而死倘但認為是驚瘡非

也速用湯藥救之但必清凌能解上焦邪熱或清之散外以瘡

藥搽之

瘖疹痢

瘖疹

瘄中目疾宜速治

凡時行瘄疹之時，一見小兒發熱咳嗽，便令謹避風寒，切忌葷腥油煎及一切發病助火之食。若見犯之，不但毒火熇增爍傷陰血，且令兩目赤痛羞明，畏日，終日流淚不止，延爲盲疾者多矣。蓋白輪屬金，主肺主氣，濕瘄之邪由陽明經熱直沖華蓋，肺火尅金，金從火化，不復下生腎水，而瞳神暗矣。水涸則木枯，而黑輪赤矣。且風火相煽，脾胃津乾，而眼胞赤爛矣。予閱老醫云：此名瘄子眼，必於瘄子回後限一月內速之調治，完先痊。年後患若遷延日久，不忌嘴，不避風，則日後遇風即發，遇辛辣即發，遇每年瘄令時亦發。幼時犯此，至到老而不愈者，可不畏哉！

此篇治痘諸法雖有然，未能如福幼篇莊一夔先生之直明透徹、爽利穩妥。凡治痘疤宜與福幼篇中之治法互參，自不致有誤事也。

玉璇氏著

痘花

痘　瘡痘　花兒

小兒出痘，當分二種：一曰天花，即種痘也，由他兒痘痂之氣引出先天之胎毒，發於頭面、周身者是也。一曰天瘡，即時邪也，此由外感天行時癘之氣，吸入三焦，當收先天毒火引導而達於肌膚者是也。種痘常輕，時痘多險，何也？種痘必種於無病之兒，之氣清和，從乎先天，些少毒邪，即借苗氣發洩，故其痘出稀疏，隨時灌漿同謝，種者不過數十粒，元氣不甚受傷，自無大險恙候矣。若時行天瘡，即小兒之疫癘，每逢時痘盛行之際，沿都挨境，凡小兒未經種痘者，無不發作，其痘多而稠密，一片赤腫，不分界畔，點無點粒可數，比及灌漿，正虛邪盛，往往昏憒，即多方調救，而乃失泰半，大可哀已。

痘下苗入鼻中，以六個時辰為度，天熱早取出數刻，天冷則多

痘

留數刻其苗氣漸次傳入五臟，至七八日或九日見身皆發熱，發熱三日而後見點，是其常也。傷寒之邪由外入，痘子則邪從內起，本於反也。惟時花則外邪引動內毒而出，與傷寒相同。周歲以內小兒身小元弱，常有發熱一日即見點者，亦屬順症，但須視其神氣之靜躁、熱勢之重輕耳。必見點後徐徐而出，出後更長，熱緩而安靜，便為好花。若點甚不多，但形色呆鈍，或紅軟，足冷，脈懨懨不來，筋骨或隱隱之歎，氣或短，氣若喘，或嘔惡，或泄瀉，最防內陷也。

凡看痘先辨體氣，次辨肌色。如色白屬氣虛，色蒼多血熱。但羸者多宿病，或失乳，其肌色白嫩者，出痘必鮮明，皮粗蒼黑者，痘出必暗晦。若羸瘦痿弱，色憔神枯，必依期長養，以冀安和有歇。

云見倬瘦怯骨如柴，肌肉枯焦，神思衰倦，倬鋪排如此痘，從此
察之亦愚嘆，故病見，即不可下種，調理亦難。
周歲兒痘初發熱時，即見驚搐啼者，俗呼驚痘，為最佳。方書云
先驚後痘者生，先痘後驚者死。若頻驚厥，最多向痘之處，慎之。
痘初出者，三次發熱，熱止則痘齊，亦不陸續發出者，總看其顏
色靈活，嬌好為有生氣。治法表邪，宜活血疏肌，次涼血解毒。若
實熱便閉者，微下之。氣虛者，忌散忌涼。間有稀弱虛寒，初發身
不大熱，肢冷吐瀉，痘出不長，色慘淡，聲低微，此當以虛寒論治。

涼血解毒之說不宜亂用，若非實熱，必致誤事。

死痘

一　痘初起，即腰痛足冷，不能起立者，死。腎中伏毒深也。
一　初見腹脹胸痛，繼又喘嗽者，死。脾肺傷也。

痘花

一　初見目睛呆瞪，或目睛無光，呈白而低，肝中火盛，多主驚癇。
一　初見或二三日，間痘色嬌好，但日夕煩躁不止者，須防隱處

痘

防疔

死症

發疔及發斑夾疹多死此心火熾甚也

一初見不能續發斑色深紫漸變藍黑六日內死

一初見紫斑漸起痘反隱伏者名紫斑白陷死

一初痘斑間雜狀似洒珠並墨者必死

三四日痘出當齊以並至足心其勢安靜為美若見小血氣易涸有未及三日而齊者年長之兒有延四日稍續發者若痘出稀少即不必並至足心亦為出齊當視痘之顏色體之强弱時之直長乃可許為好花

凡痘初出必有根盤緒鑲疹故易於長發倘尖瘦不肥其痘多險成紫之後漸無根盤化作一綫圍紅紫附頂皮滾圓是為毒化若頂陷頂綿或見水紋根盤暗殭者此其毒與氣血交凝也實則攻之虛則補之

水紋暗殭皆陽分不足當以補氣托裡

痘

初起用藥

裏熱甚用藥

凡一二日壯熱氣促煩渴便閉痘粒不發者翁氏云此殺風宜壅遏宜甚氣血不振、

一初見解肌透表通用藥味歌云、解肌疏表荊穗防風、（三日不可用）翹桔前胡（三日不可用）查紫草滑（三日不可用）便紅花蟬蛻（三四日不用）殭蠶大力子（四日不用）陳皮甘草赤芍葛根通也（木通）

按幼科予未見點時向用升麻葛根湯既發見點則升麻即不可用葛根升散表疏於點只且荊芥性溫四日後忌用凡上皆輕揚外表之品一見裏熱急宜兩解

初起裏熱甚必至並灼脂液非若寒下奪佐以外表不能用也費建中方頗爲中的蓋專涼瀉火解毒之間必佐活血疏暢之品庶不致凝滯氣血也其方歌云清疏火毒大黃石膏紫草丹皮（辛涼入血分）青皮（腹痛）活赤芍翹花粉查通（木通）犀角汁（清心透表）出齊方用土

痘

實熱便閉者宜
涼膈散 防風通
聖散

〇日用药法

五六日

連翹 黄連生用或土炒 如實熱便秘者宜涼膈散防風通聖散或の順
汗涼散前胡枳殼紫草之屬皆
痘の日發足徑氏用牛蒡三炒研以荸薺汁白酒娘燉熱調勻臨
服刺入生雞冠血十餘滴与服毒輕者皆起發而光潤
出齊の五日內宜涼血解毒徑氏用扁鵲意名の聖飲如生地
紅花紫草丹皮犀角銀花連翹牛蒡桔梗天虫之屬如火盛加
羚羊石膏川連黑斑加元參金汁頂面不起加川芎雞冠血咽
痛加射干元參山荳根狂亂躁擾加地龍汁若毒重血凝者加
豬尾血量加冰片少許如血熱毒盛多用銀花或紫花地丁並
湯代水心火加牛黄脾火上逆加川貝桔梗胃虛食少加芎歸
黄米筍尖
痘出五六日宜紅活灌漿若毒重壅遏氣血必乾焦退縮歪齊

痘

内托方

七日

不经八痘以十二日为常期五朝尚未充长为日无多计惟活血清凉扶过八九风波冀其斑沙发泉然点陷矣塌八九之变日咬牙嚼痒附谨○按痘出圆颖尖方为纯正若五六日来痘形紫琐成片不分界畔此必由时菌佛种夹杂地中六气风从火化肌腠色黯若非清凉解毒佐以提顶鸡冠血炒难出透逢成紫七朝紧紫湿蕴皮毛热气抑搏蒸灼肺气须防咳喘痰阻发出单痘此宜清降肺金佐淡渗湿桑叶沙参通草连翘甘草茯苓土贝牛蒡薏苡仁之类宜之○若身小痘密则气弱难任清凉最易损破扶过八九方安夫气血不充不能化毒成浆多致痒塌必过十二朝痘无他变也伍氏于六七日用内托散生黄芪甘草芎归防风陈皮天虫银花皂刺糯米道服若血热加连翘地黄丹皮紫草羚羊不用芪防芎归表疏去天虫角刺加鸡冠

痘

用藥

血達表猶尾脊透裡萬氏用保元湯參芪炙甘加芎歸主之虛寒加肉桂升頂加鹿茸氣滯加厚朴陳皮瀉加木香肉果氣弱加河車坎炁嘔加厚朴丁香

通用參歸鹿茸湯右三味加黃芪炙草龍眼肉木香散人參木香丁香大腹皮半夏赤苓甘草青皮前胡桂心訶子錢異功散六君子加附子官桂當歸厚朴木香丁香肉果荳蔻丸肉果砂仁木香訶子龍骨枯礬赤石脂白朮散四君子加木香藿香皆可擇用

按痘出於須若六七日間元氣不能化毒則毒倒陷仍歸於裡古人以辛熱溫熱為通經搜毒之良法參草桂苓陳朴前胡木香丁香訶子皮若熱邪內陷身熱滑泄常不瘦升卯葛痘仲仁云泄瀉安寧大虛少毒嬰兒未進穀食但飲湯藥往往便泄此肺熱未清不宜驟補陳皮甘草川芎當歸桔梗炒山查以黃米湯煎沖入雞冠血以提之

痘花

此篇中之桑虫雞血人牙等藥係屬硬逼其毒外出不久必陷斷不可用

七八日痘漿宜見充長若小兒形氣虛羸不能化毒為漿或過服寒凉火色暈退而漿不能充或只半漿頂如箬笠之形法宜攻托凡虫蚁皆攻无血者生氣有血者生血飛空者升地行者降故但氏以桑虫蝦雞冠血皆生用同酒娘和服若欲疏表驅風莫如殭蚕若欲攻擊經隧風邪莫如川山甲炙以一味為末活漿初服名曰獨聖散方氏則用老人牙煆研極細入麝香少許服二三分名呈灵丹其痘必待蓋痘發于腎人牙主骨屬腎同氣相求故感而即发但不宜多服恐提表過極耳即虫蚁之屬施之漿足而音啞者亦屬不妨惟火毒入肺者忌之

按漿因熱氣鍊成丹騰以達頂面肺位最高受其薰灼所以声啞不特上氣喘急扶肚抬胸此乃火毒歸肺不治之証惟漿已完足者害亦無翁氏然云挂喉声啞漿行飽滿亦無妨

痘症六七戰咬牙

此症向用真珠黄連石膏牛蒡之屬多不見效以肺氣壅遏（蒡不可用須實熱稍可）苦寒直下已過病所故無益也葉氏用孫真人葦莖湯（葦莖薏苡）桃仁瓜瓣或仲景葶藶大棗瀉肺湯之類間可生者

凡痘疹寒戰一症在六七日以前屬肺熱六七日以後屬氣虛咬牙一症在六七日以前屬胃熱六七日以後屬血虛皆宜論也

八九朝紫色屬黃毒氣未化可謂順痘但此時須防搔抓擦損流膿漏血不但面多麻瘢且令正氣大泄毒從虛陷亦可不治在此時宜囑保姆加謹防閑必待痂靨乾結肌肉完固方許成功徐氏用芍藥湯其方炒芍山藥地骨百合蓮肉薏苡仁銀花茯苓也然痘若破但音不啞者亦無毒陷之变耳

八九日痘不起漿或灰白或涸或癟癢塌咬牙此險症也速用

灰白癟陷用药

温補如木香散异功散点可回生翁仲仁曰塌陷咬牙便实烦声清黏稠可治以大便实则腑陽不亟盡泄喉音清則痰热不亟上升所以温補可救也

氣血虚用药

大凡痘顶属氣根盘属血氣領於上血載於下其毒乃以鍛鍊成浆但壮实之兒多火清凉散火其浆自成倘再行温補反生痘毒矣若氣血虚者痘色必淡白形不雄偉七八日後或顶陷或皮绉内兼惡心食少便溏幼兒未經纳谷者尤易犯此倘托七日来後以元氣之勝驅毒外出必致倒陷而亡矣中近来多用魏氏保元湯聶氏参歸鹿茸湯陳氏木香异功散若腹冷作瀉則用七味荳蔻丸白术散（此五方俱詳前）或理中湯應手成功重者三服点效（按窦大須大便结閉小便赤澀方是）

痘花

凡小兒肌肉白嫩者多虚寒蒼黑者多实火此大概也但白嫩

將結痂而嗽

者其痘色必鮮潔蒼黑者痘色多黯晦勿使以此定吉凶也看
痘者須以神氣安靜顏色日換形象日漸生長為順耳
八九風波已过若然不外充毒必內陷多于九朝後現出虛証
者用木香散之類救裡托毒於过十三十四五期方穩至十日
以後自當結痂然多氣虛不能收斂者宜補脾利水有便下垢
者宜溫中固濇
九一旬以外正當成痂斯時最好之痘亦不免于咳嗽夜熱二
証若審無餘毒而再用寒涼必致脾泄而危蓋痘自腎經毒火
以次達外末傳及肺其熱毒之上蒸者官之化燥肺受其衝炙
堰泻火与元氣不兩立氣虛則火益亢而結痂之際又收果皮
毛之氣安得不嗽若概投苦泄又難望其結痂以肺為皮毛之
合也方書每少良法考吳连論中有旬後嗽甚以甘寒滌生胃

津如甜杏仁玉竹沙參麥冬甘草地骨桑莖皮甘蔗漿之屬投氣不效

將愈夜熱

○又按小兒陰常不足痘自發熱灌漿以至結痂其臟府津液消耗已極經曰陰虛陽必湊之是真陰內消則虛陽外越夜爲陰熱者陽亢也用保元湯不合進六味地黃丸即愈

餘毒

痘後餘毒癰瘍熱證者十居之八虛寒者十之二三總由漿水未充或結痂太早或元虛不能化毒以致餘熱流滯輕則爲皮腫痛宜解毒活血重則發爲癰疽至骨出膿潰急難收功古人治理痘毒當利小便是清熱解毒卻不可犯胃氣以痘後津虧而藉穀食滋養也即用黃芩黃連亦須酒炒藥食平和痘不敗乃

三豆飲

三豆飲爲最穩若金銀花雖解毒然脾胃虛寒者多服即瀉故不如連翹爲居清法與瘍科相似但須辨陰陽切忌火鍊升藥又忌溫補

二痘花

○痘後瘡蝕由于濕感生熱治以苦寒清降以苦能燥

悶痘多不治

旬日外無妨

逕也失此不治恐阻咽廢食以至破頰穿腮皆不治
凡痘悶伏不發變症甚速不過三五日即死若已發而陷縮在
死期多在七日内袁氏十八惡症載以痘科治之每益徒招怨
尤要如蒙頭瑣喉懸鏡纏腰抱沙夾斑疹吐糞延等症悉屬險
惡至于串案倒靨多斃于十一十二十四之期能食者十救一
二云

凡痘至旬日外氣緊則裡毒不化必致嗆咽痒塌瘦喘不食喉
惡泄瀉凶候不可悉言内亦有錯凶局者在旬日氣緊忽然連
串裂出污水狀似桃膠即時雖厥而内症漸安在又有一旬内
外痘悶乾板甚錮已一般毫無生氣忽於地角承漿等處裂縫
流出臭水頭額高腫謂之發臭毒泄即當補托運氣托矣
痘症千變萬化自古名家不啻百數各有精理然不無偏見更

痘五種用藥法

取其說而參觀之適以相濟也宜寒熱攻補不拘一格如毒火深伏氣血壅遏者則以芳香搜透紫雪丹主之如氣滯血凝毒火內伏者須大黃石膏青皮桃仁荊芥犀角豬尾血之類主之肺肝毒火不宣氣血不進隱之勢者羚羊犀角紫草丹皮鮮生地石膏之類主之陰虛毒陷灰白溼滯𤸎濁咬牙寒戰用辛熱溫補如陳文中諸方氣血極虛漿清痒塌全無火症者法宜峻補參歸鹿茸湯及坎炁湯（坎炁去毒熟地人參杞子人乳白蜜[illegible]肉蓯丸）之類他如氣虛用保元湯血虛宗四物湯用攻法須分部位經絡用補法當辨寒熱燥潤過清則有水伏之虞過熱則有液涸之患外象固貴推求內毒防其逗留阻痘痂厥結或復感乎時邪營衛兼通或傷于飲食總之色老而鮮艷者痘兼察而變換每多形撇而晦滯者痘雖稀而風波宜慎也

痘花

喉痛

俗以喉科混稱不知上竅只二一曰咽主嚥水穀而居後所謂咽通地氣是也一曰喉主呼吸之氣而居前所謂喉通天氣是也咽通胃管喉通肺管為一身之關隘人身之総司所係至重亦至急也咽喉諸病方書分為三十二證大同小異眩人心目约而言之不过十證而已大抵挟热者十之六七挟寒者十之二三而风寒包火者則十中八九焉古人治法甫主方只用桔梗甘草（名甘桔湯）三因加荆芥後人又加牛蒡薄荷貝母（名加味甘桔湯）嘔吐加黄連腫加銀花之類果謂此證初起多挟風邪不可驟用涼泻当以開发升散為主所謂鬱者发之结者開之也至於大势极盛則用涼药热结下迸則用攻下非得已也

喉症痺

小兒純陽多火熱極則胸膈鬱滯化作風痰阻塞咽喉見証雖多不外風痰毒火而已幼科於輕者用甘桔湯重者用化毒湯

一曰喉痺之爲痛也經曰一陰一陽結謂之喉痺成無己謂少陰心經君火也少陽三焦相火也二火衝擊則咽喉痛痺法宜清之散之甘桔湯加味溺赤便秘加梔柏芩連

按喉痺亦因寒者如方書云人感非時暴寒伏藏于足少陰之絡逾旬而發此名伏氣俗呼腎傷寒服涼清則死宜辛溫疏散半夏桂枝甘草之類若陰寒直中少陰亦客下焦逼其無根失守之火浮游於上咽喉痺痛必兼下血利清谷四肢厥冷故症用理中四逆溫其經而痛自止或以乾姜附子加桔梗主之斯二症屬寒其他喉痺皆屬風熱

其或陽邪傳入少陰之咽痛必口燥舌乾此爲熱也甘桔湯

加牛蒡黃連元參三劑可此症朽反

二曰喉蛾喉間突起一泡狀如乳頭色白如絲故稱蛾子一邊
曰單蛾兩邊曰雙蛾此皆經熱痰火上攻法宜速治急取韮菜
搗汁調玄明粉灌下吐去膠痰更吹冰片散良方用雞內金煅
水指甲大力子煅研吹之蛾破則愈內服加味甘桔湯如不消
則以小茅刀針出毒血立消

按喉蛾用刀針宜刺蛾之頭尾不可刺中間亦不可誤傷蒂
鍾犯之則死凡刺蛾子出鮮血者易治血黑而少者毒盛難
痊如刺時流血不止以麻三七嚼敷之

凡蛾子已破而痛難進食者豬膽髓蒸熟以姜醋和服又治
喉瘡未破者白梅燒存性入枯礬川山甲等分為末吹之神
效內服化毒湯

喉鵝
纏
疔

三曰纏喉風咽中腫痛脹塞紅絲纏繞腫連項頸口吐涎沫食物難進頂如蛇纏是也黄韲汁調元明粉少許灌下吐去膠涎次以蜜水潤喉更刺指上兩少商穴出血如有痰膠因吐之不出滴水不入者米醋磨雄黄解毒丸灌下取吐即通既通刺服牛黄清心丸加味甘桔湯○此證乃腫連項頷赤紅如火脹痛欲死急用磁鋒於腫處砭出惡血即以雞子清調乳香末敷之芭蕉根汁亦可或以淡鹽湯洗之内吹冰片散甚者兼針少商皆宜速治勿令耽延誤了

四曰鎖喉風亦風火毒痰阻竅也咽喉無采急緊水漿不入氣道不通命若懸旦矣急用上法吐之或以萊菔子大力子蘇子各一兩搗爛汁飲吐之

五曰喉疔形似靴底釘而差長亦蛾類以利針點破吹冰片散

內服甘桔湯加菊花四兩煎飲
六曰走馬喉風喉舌之間暴腫脹大名曰飛瘍緩治即死急刺
出毒血後鹽湯洗淨吹入冰片散內服前方若牙關緊急以通
關搐鼻以嚏即開諸磨太乙紫金錠灌之此錠治喉症無不神
效或用雄黃解毒丸
七曰喉癬即蛾類也多由少陰腎火沖上宜先吐去痰垂刻用
針刺破吹以冰片散洗以荊芥湯
八曰喉疔形如圓眼生喉旁有血絲相裹皆肺經積熱忌用刀
針亦不可多亦耗氣以黃連冰片麝香頻吹之
九曰痄腮咽痛此毒火上攻肺管也甘桔牛蒡蟬衣
十曰梅核氣咽中如有一物吞不下吐不出男婦老少皆有之
宜甘桔湯加蘇梗橘紅旋覆花香附益服予常用真百草霜白

蜜丸如芡子每含嚥一丸化汁咽下更有骨鲠一症治法甚多若取其简便有效者莫如命病者速以饭块嚥下则小刺必粘着下行矣一方将狗一只倒悬取口中涎半盏入砂糖半盏和匀令徐徐嚥下即消或象牙磨汁服之亦消

頭項顖顱

頭者諸阳之会小儿纯阳多火故頭面之病常多幼科诸法不论有病无病但以手摸其頭不哭此者为无病即病亦轻大哭小哭皆病也又小儿之頭四时皆要凉热则有病解顱者頭項中缝不合如解开之状此由先天不足肾主脑髓肾亏则脑不充故頭阳下陷頭項分开也此儿不过千日即成

喉

頭項

囟顱

疹人外証多熱少青目多白睛面色晄白吮乳口鬆皆非佳兆
病後得之尤凶宜鹿茸防風白芨柏子仁等分乳汁調餅貼顖
門上以合為度或用南星以生姜汁炒枯斫末猪膽調塗須帚上
日日貼之內服六味八味丸
有半歲後忽然顱縫開者按法不治
初生顱頂如破頭皮光急日漸長大眼楞緊急小兒此髓熱也
瀉青丸加梔柏芩連丸服
顖門腫突有內因有外因蓋顖門在兒頭上居中論受狀如人
嘴初生數月內多不能合腦未堅故也若失于保護偶被風吹
則忽然浮腫經曰風勝則腫是也桂枝湯加羌活天麻若因寒
氣上沖者必牢固堅硬以寒則凝滯也參蘇飲主之有熱氣上
衝者必柔軟色紅以熱則流通也瀉青丸主之至有因愛護太

頭項　天柱

過衣裳太厚，陽氣不得外洩，亦致赤腫，是實腫者十之一；熱腫者十之九，均宜如前法，用天南星作餅貼之。若審其前，須外因，但内氣食不調，穴熱乘脾，上為頭腫如物堆垛，高突外又骨蓋自汗，毛髮短黃者，此内因也，宜潤補中宫。顖門凹陷，此必因父精不足，氣血大虧所致，或泄痢日久，胃敗陽散，致腦髓不能上充，故下陷如坑也。大病亦有是證，俱難可補治者難填。若連後枕骨俱陷者，百不救一。方書通用參苓白朮散、崔氏八味丸，重者十全大補如鹿茸，是當用補中益氣湯之類。外以狗頭骨一具，酥炙黃研，雞子青調塗。

天柱骨倒，在經所謂陽氣不足，頭為之苦傾也。此乃生下胎元過敝怯，頭項綿軟不立者，多不可治，間服補胃地黃丸、六君子湯。十二三亦有因兒頭腦肥重，氣虛不能支持者，補中益氣加鹿茸有因肝腎風熱上攻筋骨弛長忽然傾倒左右二柴胡飲小柴胡湯加歸芍葛根更有久瀉後或大病後項骨忽軟倒在此大凶之候速用十全大補加鹿茸十數二三從之元陽大敗急難挽回湯藥之外可用术鱉子仁蓖麻仁各仁十共搗如泥先令侍從抱正巧以手摩其項即以熱口唾調藥塗上自致或用生附子生南星並去皮臍各二錢研搗貼之

治小儿疳症大肚致目内起星并障之方
畏明大黄加
谷精草　石决明
茺蔚子　刺蒺藜
木贼草　枯黄芩
赤芍　蝉退
枸杞　甘菊
酒军　炙草

目疾

目疾

目为肝之窍，然五脏之精华皆聚于此。方书云：白轮肺，黑轮肝，瞳子肾，上下眼胞属脾，两眦角属心，此定位也。又以赤属心主火，青属肝主风，黄属脾主湿。眼科书家分为七十二证，无可拘泥，不若以内外虚实为提纲，随症施治焉可矣。

外障在暴赤肿痛，羞明畏日，病来急暴，此实热也。多由风热外侵，心肝火亢而致。小儿纯阳，升多降少，真阴不足，治之不甚易，致失明。初起疏风泄火，如白蒺藜汤（[illegible]荆芥防风甘草[illegible]芎羌葱[illegible]）、蝉花无比散（[illegible]）主之。甚至龙胆泻肝汤。但散风之后，急宜养血，经曰：目得血而能视也。

内障在痛久目昏暗，眼睛细涩，沉隐无光，此虚症也。由于阴虚血少，当宜滋血养阴，先宜八味逍遥散，继以明目地黄丸。

加柴胡歸尾五味子惟養陰之中兼益氣無陽則陰無以生也宜益氣
聰明湯即補中益氣加蔓荊白芍六味地黃丸
丸目赤甚爲心經積熱導赤散加黃連防風微赤者心經虛熱
也麥冬生甘草生地之屬目青眼帶赤爲肝經實熱瀉青丸直
視者肝風多眨連劄者風火也蟬花無比散淡青色眵黏畏明
者虛火也明目地黃丸加生梔仁白輪黃赤者脾經濕熱蓋肺
也瀉黃散加桑葉桑皮黃芩象貝亦治風熱入目上下胞腫淡
黃屬脾虛有火四君子加石斛他如目無精光或白睛多而黑
睛小者肝腎虛也
凡初生兒目閉胎熱也生地黃湯外以膽草煎湯洗目上胞日
洗七次○初生洗兒不淨致目胞赤爛宜真金散
久嗽致兩眼黑腫如物打傷白輪赤色如血者名曰血飛眼瀉

目疾

白散主之外用生地黄大豆等分水浸一宿捣贴眼皮上即愈
小儿热病两目羞明此肝热也清阳散火汤
小儿数月後夜视不见此雀盲也由肝血之虚六味丸
凡风火肿痛俗名时眼又曰狗眼用草纸二块各剪一孔浸童
便令湿贴两目上干则再换湿纸又方用荳腐一块内放朴硝
一撮于饭锅上蒸熟去硝腐不用但取其汁点眼即效又方大
红枣肉五枚葱三条同捣作饼令闭目贴之即效又用南星红
饭豆等分研末生姜汁和作饼二枚贴两太阳穴必效又方用
开水一锺取洁净墨细一方时常浸洗水冷或浑再换洗至水
中无滓其目自明
凡儿生翳障或赤脉贯瞳或白膜遮睛如係乳子宜令乳母戒
恼怒忌生辣炙煿湿面之类外用白丁香研细乳和去渣再澄

清爐甘水晒乾少許調亂貼翳上即消如由痘後生障者從痘
病治之
老人目疾屬其年火陰中陽虛也若小兒目疾多是風火勿概
作虛症治簡易用豈腐片或豬精肉切薄片如指甲大貼眼皮
上熱則再換立效或於白膜遮睛瀉青丸去大黃山梔加菊花
蟬蛻木賊以清肝膽之虛熱
爛弦風眼小兒常有之古方鮮效惟取銅青艶䙄研蜜調塗粗
碗內以艾燒煙熏碗其上熏至銅青使黑為度候冷刮下人乳
調勻後上蓋過搽眼皮上百不失一又用石決明艾灰同研蜜
調塗之
拳毛倒睫謂眼毛倒住不起也蜜調五倍子末敷眼皮即起或
以無名異末捲紙作撚點火吹滅令閉目薰之即愈

耳

搐小兒目赤腫痛風火居多但散太過必致耗血而目枯寒涼太過則血脉凝滯而翳障即補陽以生陰血溫熱過多又恐助火惟見症施治中病即已毋使過極爲妥

耳痛

易曰坎爲耳均經云腎通竅于兩耳是神明之舍性命之根所係非淺也然耳周足少陽膽足厥陰肝皆絡於耳腎中相火寄于肝膽二經故仲景云傷寒邪傳少陽則脇痛耳聾之症耳珠前又屬少陽分野是耳之爲病當從肝膽腎三經治之膿耳者小兒腎氣常實肝火易生上衝腎竅致胃中津液壅而爲膿或爲清汁是也亦有因浴水灌耳而成者時或痛痒流出穢汁膿血宜服蔓荊子散外用牙杖捲綿花入耳中掃去膿水

乃以龍骨散搽之或搗韭絲荷葉汁灌入側出數次
聤耳又曰耳挺此厥陰肝經風熱相搏致血液凝結作塊堵塞耳竅外為腫痛薜之無用加味逍遙散去白术加川貝香附菖蒲木耳荷葉之類外以膏渠燒或人乳浣入令軟乃以紅棉散用牙筋裹綿蘸入數次如聤耳堅硬燥結加麝無
暴聾取龜尿滴入耳中即通或日日滴入蔴油三五次亦效蓋有因氣火上衝者逍遙散加蔓荊菖蒲香附之類痰火上衝耳通竅丸加慈石礞石乃邪風入腦忽然閉塞者此邪手太阳經宜散風火導赤散加防風或用通竅丸種福堂方菊花菖蒲通草同搗浸酒服外以真北細辛為末鎔黃蠟為丸如鼠糞大綿裹定塞耳內二三次即通
久聾者先天腎水不足精氣不能上通于耳治難速效宜六味

耳

丸加人参狗杞远志菖蒲不愈金匮肾氣丸去牛膝

耳鸣如蝉噪如钟声皆属肾虚小儿则肾火上冲者居多六味丸加知母黄柏俱用青盐水炒

耳内生疮八味逍遥散去术加良花连翘菖蒲荷叶外吹红棉散如耳珠前后生疮浸淫不愈名月蚀疮以黄蘗散敷之或用飛黄丹干净松香作轻粉下研匀麻油调涂

耳后疮曰骨疳地骨皮捣末筛末以细茶麻油调涂即次粗末煎汤洗之

耳痛肾火也耳中忽大痛如虫爬走或流血水或燥痛不可忍者用蛇蜕散

耳旁赤肿名热毒不急治必成大痈服消毒散外以绿豆粉米醋调成膏敷患处乾则易之

治虫入耳用生姜擦猫鼻則尿出取滴入耳虫自出也或稻草灰淋汁入耳虫必自死乃取之葱汁滴耳亦效切韭用麻油炒虫肉攻一法以猪肉炙香置耳畔假寐虫出亦可效查

按小兒最多膿耳不時發作腫痛難忍流出臭穢膿水或流血水者石首魚頭中骨俗名牙齒叁瓦上煅存性攤地出火毒研末入冰片少許乾胭脂末同菜油調雞毛蘸入耳中日三五次即效又方用橄欖核炭入冰片研吹之石榴花炙研入冰片必效

鼻

鼻疾

肺開竅于鼻傷寒則鳴傷風則塞声重治法當主仲景之外感風寒鼻塞者川芎膏主之桂枝湯亦可有生下三朝七日忽然鼻塞者或不能吮乳此因乳時乳母口氣吹兒顖門所致或洗兒不謹風寒襲肺皆有之通關散吹鼻中得嚏則通

鼻流清涕風寒侵肺也細辛散參蘇散皆主之

鼻出濁涕如黃膿然此肺胃風熱上衝清胃散加減炒黃芩白芷川芎天麻

鼻淵者鼻中時時流出黃濁水消消不絕氣極腥穢者是也男女大小皆有之俗呼腦流又稱控腦痧初起必因大寒傷腦久則寒鬱為熱治宜清熱通竅川芎茶調散主之幼科以此為胆熱于腦通用辛夷散又名腦漏久流則腦涸致死用老刀荳焙

研細服二次愈
按此症有因風熱襲入肺胃而致者愈流愈甚宜服疏風清火方亭尝用黄鱼頭中石焙研同生石膏薄荷研匀时时搐鼻神效如初起因寒者用蒼耳子炒辛夷仁白芷薄荷芎腦冰以茶湯调服下以愈為度
鼻瘡破爛杏仁去皮紙包捶去油搗取白粉入輕粉少許吹入瘡勢極重者五倍子煅研臘猪油和塗
鼻疔用黄雞糞爛者荔枝焙同研塗上
鼻痔即鼻瘜之鼻而痛甚者用煆白礬末入硇砂少許一研勻少許点之即消又方白梅肉蓖麻仁各七研末入明礬少許綿裹塞之一日夜即化去又用輕粉杏仁霜等煆礬加倍吹入者
鼻血詳上血症方書用四生飲東垣清胃飲生地六味湯如不

止犀角地黃湯簡易法用菉荳粉及細茶末冷涼水調服馬蘭汁七杯飲之立止又法蒜打搗餅貼足心左衄貼左右衄貼右
又方象牙屑吹入即止

口唇

口屬胃脣屬脾小兒乳食不調脾胃火盛故脣口之為病居多乃忽然不能吮乳者如審其口內無瘡必因舌不能吮嘬茁為心脾有火也瀉黃散主之口頰撮者脾虛不能生肺也異功散主之若口撮面青多啼此為陰寒主肝脾虛冷臍下必痛理中湯溫之或加白芍木香

凡兒滋口生瘡此心脾積熱上蒸宜服流溢丹外用鳳凰衣黃焙研橄欖炭兒茶粉加冰片少許塗之此方並治咽喉口舌一切

口唇

瘡癬〇口糜生瘡有因小便赤濇者此膀胱移熱于小腸故心火乘脾也導赤散合五苓散主之

一口瘡不能乳食者用蜜炙黃柏殭蚕研炒敷之更用白礬湯浸兒腳半日必愈此秘方也江篁南云每取桑樹皮內白汁塗口不拘大人小兒無不效者

一口瘡身熱而多肚腹脹大者脾疳蝕瘡也朝服異功散夕用四味肥兒丸稍愈更服六味丸集聖丸又有瘡熱傷津渴飲氣虛者兼服七味白朮散

一口瘡日久虛火上炎宜用生附子切片焙研末米醋和作小餅貼兒腳底心男左女右以引熱下行或用吳茱萸大蒜研作餅子皆可

一口瘡有兼嘔血便血腫脹但面青皮白者此脾虛木侮而然

之变，今郎服补中益气合後服异功散，即安。若发於病後吐泻後服凉药不效者，此肝脾气怯虚火上攻，若再进凉则死，宜理中汤加以肉桂末吹之。

一口疮方：用陈年白螺蛳壳、人中白煅、黄柏、儿茶为末，入冰片少许，吹之涂之，即效。

口角疮一名燕吻疮，用乱发烧存性研，内服外涂，或于蒸饭时取锡盖上水涂之，甚效。

唇口黑肿痛痒难忍者，急挑去恶血，用古文钱二三个磨猪油涂之。

茧唇者，唇上起小泡，日渐肿大，状如蚕茧也。此乃心脾热郁而成，初起宜用细艾炷如麦粒者灸之，内服甘桔汤加生附远志之类。

口唇

懸癰生於口中上齶形如紫李乃脾經蘊熱也治之不速則毒氣攻腦而死急用銀針刺出癰頭以鹽湯刷去瘀血吹以冰硼散内服加味甘桔湯或清胃散

重腭在口中上腭有物腫起如懸癰然此脾胃經火氣血凝結而成急針去惡血内服沆瀣丹外以碧雪散吹之

兒口流涎溫脾丹主之

御院治一兒口瘡久不愈詳上善診其母左關弦緩知其木強侮土乃用六君子加柴胡次用加味逍遙散母子並治而愈

舌病

一曰重舌以舌下又生一舌形如兩重此心脾積熱宜服沆瀣丹更以針縛于筋頭刺舌尖並舌兩傍令出瘀血血紅者輕紫

者重至無危切不可刺舌之中心亦不可刺舌下紫泡犯之流血不止刺後即以黃柏蒲黃末摻之

二曰木舌其舌漸漸腫大塞滿口中亦心脾積熱也不救則氣道阻絕而死急服沆瀣丹仍照上法重舌法洗去舌垢針去惡血以竹瀝調碧雪散敷之或摻蒲黃末此比後條舌腫為甚

三曰弄舌由脾經虛熱致舌下絡脈緊急不舒故不時搖舌又曰舒舌亦屬無稱熱證即此此症乃實乃虛多累由心脾火盛導赤瀉黃合服之若面黃肌瘦五心煩熱而弄舌不已者宜也聖濟丸〇此症亦有口渴飲水狀似火證但面無紅赤色小便不赤澀者即不可概作熱治七味白朮散主之若大病大瀉之後神色神色瘦倦飲食少思而忽然弄舌此大虛將脫之候速進十全湯救之

舌

[illegible]舌舌舌忽脹大腫硬霎時氣絶者是也此風痰入心為禍甚
速良方用皂礬煆至通紅候冷研細摻之
絆舌者舌根下有筋一條形如線緊絆其舌故舌疑不能吮乳
致多啼哭急用小針輕輕挑斷此筋即能吮乳但不可誤傷舌
根及舌下黑色致血流不止
纏舌喉風此症咽喉兩傍俱爛腫連舌根而硬治緩即死急用
辮髮蘸甘草湯洗淨次以冰片蒲黄敷之
舌衄者舌上出血如線心火妄行也槐花末摻之蒲黄亦效
舌腫滿口不能出声用百草霜食塩研勻入冰片少許井水調
塗之葉天士方治一人舌忽腫大血如泉湧以烏賊骨蒲黄摻
之立消
刀斧斷舌蒲黄炭京墨塗之以雞蛋内軟白皮攬住外敷接藥

自效已斷者復活螂一个矣乾研敷自能重生此仙方也
蓮花舌舌上叢生牙重叠數層形如蓮花宜用針刺去兩傍出惡血切不可刺中間為牙刺後以鹽湯刷淨用冰片散吹之

牙齒

齒者骨之餘腎之外候也故腎氣盛則牙長衰則落矣牙床屬阳明經上牙床屬足阳明胃下牙齦屬手阳明大腸有病以是辨治

小兒脾胃火盛往往牙床腫爛此阳經火也涼膈散加白虎湯去米加升麻頻頻含嗽或清胃散

牙齦腫痛為腎臟積熱宜刺去惡血鹽湯洗拭以黃柏末摻之

骨根屬腎牀屬阳明肌肉

牙齒臭爛甚者臭不可近此由多啖肥甘胃中積成實熱服沆瀣丹外以荆瀝含薑汁漱或以橄欖三五枚煅存性加冰片五厘和塗其爛即止

走馬牙疳由於胃經熱毒上沖爲禍最速二三日内即能破鼻穿腮食少瘦卧而死内服沆瀣丹外敷以聖散簡方用紅棗三枚去核填入明雄黄瓦上煅研摻之一方鳳凰衣不見水焙黄研略入枯礬摻之又方多年白螺殼搗爛略入兒茶研勻吹之

按小兒此證頗多幼科用藥往難必勝近日採得一方試之有效方用白馬糞軟者絞汁二杯糞缸砂燒瓦上研合手青黛平三物攪勻令兒漱口吐去日七八次新白馬糞難求可用腦汁乾者研收之隨用水泡頂名馬砂陽更以冰白散摻入齒縫中冰片分五穀蟲中白又羊川連薄荷葉細辛月石青黛共研細内服清胃散之類無不奇效

牙齒

齒衄者牙縫出血如線可成碗者此胃中實火非清降不可生大黃研末開水沖服或犀角地黃湯外擦蒲黃川柏末

夢中咬牙屬風熱用宣風散此肝胃伏風宜於疏風藥內加蝎僵細辛治之若穴噤咬牙此外感證謂之門牙但治外感可矣

至于瘡疹咬牙宜詳瘡疹門

嚙齒磨牙肝胃內風將動恐是發驚宜詳驚風門

牙床不生者以見頰之舌舐齒根後包用針刺出血以龍骨散搽之○齒出太遲先天腎氣不足也六味地黃丸

小兒牙痛者少然先天腎虛胃中虛火上薰亦可痛者因之國

醫云男女大小牙痛惡冷水者屬手陽明經熱不惡冷水者屬足陽明經胃此即昊槐所謂胃欲寒飲腸欲熱飲之旨試之輒驗仙傳小兒丹擦牙痛最效方用花椒薄荷葉各等分水拌勻先

放在碗內次將真潮腦以雄黃火硝各下蓋面用碗蓋好紙封固下以炭火升之候青烟出爲度取起冷定揭取蓋上升提之藥收貯瓶內擦痛牙奇效或另入冰片

保赤心筌　卷之六

赤遊丹毒

小兒紅丹皆由心火上炎熱與血搏或起于手足或發于頭面延于胸背腹脇游行上下狀似紅霞熱似火燒痛如刀割固甚色赤如丹砂故名曰丹火毒亦胎毒也凡兒生周歲內發者難治一歲以外發者易治起于四肢入腹者難治由胸腹出四肢者易治凡治紅丹不可先用敷藥恐遏抑毒火內攻防死也是以名人治法起首先用發表解毒如防風升麻湯之類方不使毒內陷外用蟮魚血一杯調代赭石末塗之乾則以鱔血再潤之

梅胡隱居士言小兒赤丹多由血熱生毒浮游遍體赤腫痛痒不堪如氣虛脾弱難任凉清及大黃等藥者莫若用生地

四物湯加防風牛黄芩多益服量兒大小增減藥引病除性
忌食陳麩猪雞鵝羊肉荳腐辛辣油煎諸物不可犯禁
凡治紅丹宜用細磁碗打碎挑取鋭鋒以片夾于竹筋上用磁
鋒正對丹毒一手把定更以一筋執磁片上輕輕敲打三五之下
毒血自出多刺尤妙何向謂是治丹第一法若鄉處之家不肯
用磁但知敷藥逼藥入腹十中不能救一二唐望山子媳二人
俱发丹毒遍身火赤其子尤甚自用磁法服連翹敗毒散即愈
欲磁媳嫂不忍從次日即死○語幼科書云丹有十種急宜于
三日内認明症候分別論治無論大小輕重百不失一也
一日飛蛇丹　紅腫起繞頸項以蒼白自然汁塗之
二日赤蛇丹　亦起自頸項紅腫更加痛苦異常者是也　紅飯
豆為末雞子青調塗

三曰鬼火丹　先從面上起紅腫者是也竈心土研末以雞子
青調塗
四曰天火丹　從背上起赤點者是也桑白皮焙研末用羊脂
和塗
五曰天雷丹　從兩臂上起腫痛赤黄色柳木炭研細新汲水
調塗
六曰水丹　先從兩脇起赤腫者是也鋼鐵磨濃汁猪脂調搽
七曰葫蘆丹　先從臍下起左踏調夫檳榔末塗之
八曰野火丹　先起自兩足赤腫者羊脂和乳糸塗
九曰煙火丹　起自足背上赤腫者是取猪糟盆土研末以麻
油調塗
十曰朱滴丹　先從陰囊下起紅腫是也取門限邊千脚泥研

十種火丹

以羊脂和塗

更有脂毒爍盛徧身赤腫如烙諸治不效者用油菜葉貼之或搗敷之其效如神無則用乾油菜葉研末羊脂調塗山西諸郡無此菜小兒患紅丹每用雲薹子一撮和綠豆一盞同擂碎去渣水調塗數彈灌下二杯必愈亦此意也

愚嘗藏有向後一切赤丹用紅升藥外科有之店以唾津調塗其上蓋以烏金紙越宿其毒自從外出惟南方小兒皮嫩恐不勝藥性之烈耳

凡治赤丹徧體勢極危迫者急令人頻吮其患處使其毒聚于吮所乃砭出惡血以蜒蝣雄黃等分末卷調塗之蔣生無曾用之有效凡欲砭紅丹必使兒平臥攬上向腳後墊高乃砭其頭項則毒氣皆歸低處而惡血易出矣若正抱而砭必留毒害人

瘰癧

有乳母恣食膏粱以致小兒毒火上蒸致面赤丹如火灼程以治令易乳母並以藍花澱汁飲兒五日全消

項頸瘰核

小兒項間結核捫之流動者此痰核也凡兒陰血未充肝火易盛火風相煽痰涎上衝項頸耳後皆肝所絡肝又主筋風痰粘滯筋而不行故痰核生焉然亦不过一二个与瘰癧之纍纍入腋者不同若審其為痰涎結核宜用天附南星末醋和作餅貼核上用艾炷灸之以痛為度外用浮海石生天附元明粉杏仁共研醋和聚以布包之

耳後另核曰瘰腋下亦有一核曰癧纍纍相对如釘陀掛念珠一般故又呼癧串此症專起于肝少阳胆脉出耳之前後肝經

消瘰丸

加味逍遥散

缺盆二经血燥有火则其筋急而成瘰久则生痈此难论也治法切忌刀针及敷溃烂等药以致不能收成初起宜疏散用消瘰丸（蒸元参醋煅牡蛎川贝蒸等分研蜜丸每三钱）屡试屡效兼服加味逍遥散尤佳

瘰疬一名马刀起耳后下颐项及胁腋间初起如荳二三粒按之则动而微痛不甚热久则渐大渐多或坚而不破或溃烂不合外证面色青黄四肢倦怠午后微热夜卧口干此肝胆二经风热血燥筋挛乃瘰疬之渐也〇初起时取桃树皮大三指许刮去外膚以白贴核上艾灸数次以热痛为止连日灸之必效〇惜脚下凤尾草根一名石長生叶如凤尾根如鉄線用洗净切碎酒一碗同入瓶煮去渣服每日一次十日愈〇僵蚕炒同晚米作丸以夏枯草汤空心送下一二千量服更以肥甘之物補之〇年久不愈者用新出窑石灰一块水化生桐油塗调不数

日奇效但宜先煎椒花湯洗拭搽之此名白玉丹百發百中之方〇青黛宜用真麻油用煎數滴至滴水不散再下提淨松香末后熬化次下鮮色銅綠末次煎至白烟將傾入水盆中候冷收藏布攤貼一切瘰癧神效〇舊明角灯煅炭研麻油和敷不拘已破未破皆效

湯火灼傷

小兒湯火灼傷切弗用冷水冷物外激致熱毒內攻爲害法宜鹽一撮研細米醋調勻頻塗不絕雖稍覺痛楚卻能護肉不壞後以破鍋燒赤入豬毛一盞煅令毛盡化液候冷略加大黃數錢張片一分研細以桐油調塗必無傷重者用陳年泡過綠茶葉數之錢以絹隱一二斤煮熱傾盆中浸見形隱肉虽極重亦

又方

治湯火瘡生地當歸各五錢麻油四兩熬至藥枯去渣次入白蠟

半熔化攪勻候冷塗之奇效此膏亦可敷發背癰毒潰爛〇或

收查熟雞蛋黃炒出油一杯調研生軍半切粉和搽之

初起時宜先飲童便一杯如無則搗取生蘿蔔汁一杯乃研生

大黃以麻油或生桐油調塗肌爛者用真百草霜研細減半麻

油塗

火燒肌肉手足急以米醋塗之不勝不痛但稍痛耳不若用雞

子去三五個好密陀僧調敷三次即愈

一法急令二三歲小兒不論男女搖屎於靜室中淨土上少頃

則取地上屎臟濺泥敷之其痛即止解火毒最妙

火藥泡傷者好陳醋洗淨次以熟子黃炒出油調生大黃末搽

瘡疥

之火炮轟死者急用大黄牛一隻剖開腹取出肺腸雜物將患人裸體扛入牛腹中約半時許人必活動急取出再用藥調理若取之過遲人亦消化矣此軍中奇方

兒誤落火炉者踏和泥塗之一身痛止無瘢○又或手入鍋中潰爛將地急令踏開生大黄末敷上痛止無疤

凡治一切湯火傷先用糯米漿雞翎掃淨後以劉寄奴末摻之不痛不疤

瘡疥

初生遍身蟲疥及流水風瘡皆胎毒也切禁外敷凉藥致毒內攻宜服胡麻丸○又因搽洗太過以致腹脹者解毒散主之○紅面身上諸瘡未經搽洗忽然自陷因而痰喘氣急者不可

攻下宜速兜丸托之

小兒用艾肉一切瘡疥疽瘡皆不宜塗洗涼藥統用胡麻丸或紫金錠塗之於上其瘡杏仁嚼敷之搗櫻汁塗或燒核存性麻油和塗或生栗子嚼如泥塗之

瘌頭瘡一名白禿俗名蠟利頭用雞子十个用麻油如常煎令極焦乘熱熨兒頭上冷則再煎再熨數次則蟲皆入蛋內矣妙不可言○又或用松香搓入粗綢油上捲如紙撚狀燈火上燒之用蚌殼乚个內放礬末少許承油滴下乘熱攪勻冷定搽之貼之○又胎瘌一症先用汁洗淨再以鉛粉塗碗內曬乾用艾薰至老黃色刮下盛絹袋中撲之

黃水瘡一名肥瘡黃水流下即沿染成瘡漸至眉眼耳腮方用黃連等輕粉三錢研末麻油調塗碗內下以艾烟徐徐薰黑放地

瘡

出火毒再加冰片三分研匀麻油調搽即愈○石龍膏骨俱煅

片松香白礬枯各研用熟雞蛋黄炒出之油調塗之

膿窠瘡用煨石膏二钱寒水石二钱飛丹钱硫黄钱研細以雞子黄熬出

油調塗先以蔥椒湯洗之

熱毒大瘡生石羔二钱硫黄二钱陈細茶五钱研末以生猪油和搗極匀搽之

○仙傳方用熟雞蛋五个取黄同亂髮一團熬至髮化盡候冷

塗之搽以苦參末必效

溼火疥瘡用陰地蚯蚓泥皮硝減半研匀新汲水調濃厚敷其

上乾則再易○又六一散水和塗○陈年几瓦焙研麻油和塗

白螺螄殻焙研亦可

小兒疥癬必先服胡麻丸再用敷洗猪油麥麻油半同熬至黄

黑豆渣冷定用大楓子肉二钱輕粉半钱白礬半钱研調塗之○外藥

底研末搽油和塗
凍瘡茄三枝火上烤出灰塗之或大蒜梗茄根煎湯洗甚者煮
大蘿蔔取汁日日洗之
耳後瘡亦名肥瘡痒不可忍海螵蛸末炒微黄同鉛粉敷之
蟮貢引用陳年柏油熬滚去渣入燕窠泥銅青明礬調塗之
一切疳瘡燕窩末飯時取四下滴水塗之立愈○耳疳瘡用松
香以草紙捲作撚菜油内浸半日點火灯油自滴下以油入兎
丹明礬末調勻塗之效○取面疳瘡用兎丹銅綠黄柏青黛白
芷研入枯礬以菜油調塗
楊梅瘡腫突紅爛成堆形似楊梅小兒胃火未動而已此瘡必
由父母貽毒傳染非尋常小恙可比俟發于二三月兒及半歲
以内多致不救惟精製胡麻丸日日服之二七之後内毒收盡

楊梅瘡

始用杏仁霜本經粉作明雄黄末研勻先以槐花濃汁洗拭然
後搽之或以雄猪膽汁調塗之三日全愈神妙無比此方不論
男婦無不立效
按此毒初起时若先用搽洗之藥倘毒入心脏甚有妙法亦
無如之何矣
凡小兒生楊梅結毒必由父母命门藏著毒根故當並治父母
方用鰻魚甲為君刺猬皮為臣此二物各取其尾背脊之皮之
甲數片炙用又以鮮蛻蛇皮為佐芩連梔柏皂刺土茯苓槐花
為使蜜丸頻服
張景岳治楊梅瘡用新槐花蕊二三升炒淨令每日空心酒送
七二錢日三服至槐花盡則毒消矣
按此毒亦有因不父母胎毒而結者但清經熱消毒火亦無

一 不愈

中毒

小兒二三歲後不知禁忌凡一飲一食誤中毒物者甚多方書云凡遇誤食毒物即發生黃疸嚼之不同生腫者是也急煎升麻汁令頻〻飲之以指探吐〻出即安一法令嚼生黑荳一粒如甜而不澀者是中毒用綠荳擂汁生甘草文水煎服而吐即愈又凡中毒食在腹中及肌肉皆麻謂之毒麻即飲生姜汁或小赤豆汁俱可解

中砒霜毒　蠶脫紙一二兩研井水飛勻徐〻灌下或吐或瀉砒信皆寒而出〇或以井底泥塗胸前或生蟹或田螺搗塗臍四旁更妙〇清子青三枚潤白礬末三錢灌之效

中毒

误食水银　在阴地掘二三尺下取泥丸如梧子以井水送下即泄出不留也余尝治云南倪户部子被掃水银所毒余令取赤金作板二片以一置儿杭上一置囊门边令睡之次日水银从九窍流出金板上点点如白银病乃愈

巴豆毒○　误食必面赤烦渴泻痢不止黄连汤解之

盐卤毒　搗生黄豆浆灌下或肥皂水生羊血皆可取吐　切不可食热汤

烧酒醉　井底泥涂胸前急煮饭取锅上气水灌下即醒

生附子毒　形肿如斗唇裂流血不治则水枯而盲黑大豆或菉豆生嚼数合○中乌喙毒古汉质帝曰饮水可活之语连饮水得呕吐则愈

中野草毒　金银花生嚼五六两鲜者尤妙有温州人误食蛇菌

乃蛇毒之氣薰蒸而出，食之殺人，一僧令飲地漿方愈。又有誤食楓樹菌令笑不止者，名曰笑蕈，掘地取漿飲之即愈。

中萵菜毒　生姜汁飲之亦可解毛蕨毒、半夏毒。

中烊煙毒　生南瓜汁頻灌之，如有南瓜根露更妙。

中桐油毒　嘔吐不止，食柿餅即愈。

誤吞鐵針　取田雞眼珠一對，水送下，次日大便則針串定眼珠而出矣。又方用蒂蠶豆同韭菜炒食，亦於裹而出。一方靈磁石生研，以黃蠟和勻，捏成針形，冷水送下，亦能裹針而出。

誤吞銅錢　荸薺斤，胡桃仁，取其搗汁和湯服即消化，縱矣大便。

毒蛇咬　急以帶束其兩頭，切勿使毒氣攻心，令旁人小便澆之，擠出惡血，蛇牙勿令留毒，若患乃以天白芷末三錢，麥冬湯下，其腥氣毒水皆從咬處流出也。○兩鐵刀打磨，取其滴下水塗之

各種毒

立效又方　五灵脂　川雄精　川貝　白芷等分　陈酒送服三錢　以麻油調塗之　救延禧云　遭惡蛇毒者　於螫處將艾炷灸之　立瘥

蜈蚣咬　取蜒蚰搗塗　或雄雞涎搽之　或以雄黃搽之

蠍子咬　齒中殘飯塗之　猪槽下泥　滴水下泥　皆可　痛即止

蜞蛛咬　醋磨鐵繡塗之

草間黃花蜘蛛咬　赤足行露草上　每被其螫　須濡之以露　即困身潰爛　呼號欲絕　此又名天蛇毒　人多死　急用秦皮煮汁斗許　方愈　秦皮出藥店　即山西人捆党參者〇　黑者塗雄黃

络繝蜘蛛咬　徧身生瘡　腹大如孕　取羊乳飲之　立愈

蜂咬　以芋艿根擦之　或搗塗之

蚕咬　甲虫末敷之

毛辣虫叮　肌肉痛如針刺　並甘草煎洗　以砂糖塗之

馬咬　用馬鞭梢煅存性研塗之
風狗咬　小兒犯者甚多即不咬破毒亦不輕急宜用帶來雨
打令人以小便洗去血水乃用斑蝥七个去頭足翅隔洗八厘
糯米一撮於銅勺内炒至米黄去米同六一散發研細幼小虛
弱者分作兩服臨時一服次早及午各一服木通灯草濃湯送
下服後看病者頂心必有紅頭髮一根拔去之如欲溲溺可的
草紙攤灰上看其所溺紅白惡物有如狗形者若服此藥完畢
無狗形瀉出亦可無害惟服藥後須甘草湯漱口忌一切葷腥
油膩鵝鴨雞蛋終身不可近茄子撲菰樹亦不可食小紅豆並
勿食狗肉至要若大人則百日内忌行房如犯者男女皆傷
治一切中毒生姜汁赤小荳黑豆綠豆皆可解但欲消腫用黑
蚌粉山荳根敷之可也

打撲刀傷

跌朴損傷用韭菜汁童便各半和熱湯令飲盡醉乃用板糟湯於傷打處浸洗患痛揉之外用竹木片綁紮勿令移動遂尋地鼈蟲十個炙研湯服二錢○大活蟹一二個搗如泥熱湯沖服極碎一夜即安○平時修合濟世莫如七厘散最驗方用歸尾桃仁紅花自然銅火煆醋淬七次研末各五錢土鼈蟲去頭足炙二錢半黃麻根炭煆乳香沒藥血竭兒茶硃砂明雄古銅錢煆醋淬七次○各一錢半猴薑各麝香三分共為末大人服一至二分小兒服七厘皆陳酒調下約人行七里許即得汗而愈故又曰七里散

接骨方　母雞一斤重者殺皮連毛骨搗爛如泥再將雞血和入再剝敷上包緊三日愈又方母雞宰殺去毛破開展于患處

打朴刀傷

以硼砂研末點於眼角內即愈

一二時許閃傷受猴〻目声迷去之骨已續矣久遲則骨多生

接筋方　以筋對正兩頭旋覆根搗汁塗之即相續也

剪斷指　骨折皮連者江西宿令進七厘散一服痛止外敷花蕊石末斷愈七厘散在土鱉一味瓦上煅存性研極七厘生酒服以醉為度与前方不同

內挫疼痛　初時即用灯草觸鼻打嚏二三十下則氣升而痛止更搗胡桃肉入热酒飲至醉而愈○或用真神麴炒黃入酒半斤飲之不飲者薑湯送近人用黃麻根煅存性研酒下亦

刀斧金瘡　古用门檔灰用一撮罨傷上兩日而愈又方稿稈研末扑上布包半月愈又用鷄笛少許掩上血立止無疤又或用劉寄奴末摻之即愈又用紫降香末鋒刮屑研細掩上立愈名紫金散近時皆用參七三七嚼敷之效又或用白蠟宮粉調塗

之又或用鄉人賣之鬼蠟燭即閉口風貼上即愈

蟲積

苦楝樹根皮

虫類甚多形狀不一當察其輕重治之從以清濕熱調脾胃爲主病輕者殺以發苦泄熱燥濕兼以抑制抑畏之品如黃連胡連苦楝根皮蘆薈烏梅川椒雷丸榧肉蕪荑阿魏之類是也若虫勢驟急當用攻逐之法如安虫丸黑丑檳榔大黃山稜莪朮胡粉之屬逐虫死已經瀉出宜急調脾胃脾弱則兼運其皮胃滯則兼清其胃

又方每月上旬虫頭向上令初一日起至初七止每日能使君子肉一歲一個或半生半煨食即以殼煎水代茶如此三兩月虫皆死○一法榧子二三斤陸續吃完自愈或早食榧子三五

虫積

每午後空心食使君子三五個蟲自從大腸出下但宜間服矣砂仁君子以健脾胃忌飲茗茶

蛔咬心痛　烏梅川椒良姜等分煎服

雜證

龜胸　肺經受邪風熱痰火上壅致胸前高突而硬小兒痞症之證每久此証治以清肺降火為主宜杏仁並胸骨高起者瀉白散合白虎湯或葶藶泄肺湯喘甚者難治

龜背　此因先天不足致骨節外露背曲腰偏昔人謂是客風入肺或謂兒生太早或云嗽久而成皆誤也是由骨痿不能支撐非外感風邪之故是以治之解散古方皆用松蕊丹涉虛者難受惟六味地黃加肉桂鹿茸補其先天之陰陽更以可君子

之劑健脾扶氣或可挽回於萬一也

鶴膝風　此亦先天腎水不足或病後痢後瘧後陰消陽弱以致兩足屈伸不便膝蓋腫痛上下腿臁却瘦小枯瘁如白鶴之膝雖皮色不變而膝內作痛不能行走耳若紅赤焮腫而膿潰者屬外因為易治与此証不同此症皆腫硬硬色白却並不作膿惟十全大補湯加蒼术黃柏防己或六味加鹿茸以滋精血仍須温補脾胃以助生化之原種福堂方許此症針灸皆不能效必使兩膝眼發泡了破出黃水方愈用老虎脚跡草取其根鮮者打爛納蛤殼內合於膝眼上待定候發出泡挑出黃水後痳即能行矣大約一月全愈

按此草人不甚晓但择其有肉起泡者代之諒亦可效○又方用鬧陽花及蒼术及童便並熬濃日日洗之○又敷藥方

雜症

用肥皂莢生姜各等大附子半去臍硫黄半同搗用陳米豬
以石臼過再搗為泥拌入豬膽汁敷患處止痛余曾用白蒺
藜去刺各真虎脛骨乳香全蠍肉桂各共搗勻每空心吃望
服或燒酒送每日二服再服十全湯自愈

白癜瘋　硫黄一錢密陀僧一錢輕粉一錢麝香共研細用長茄子
蒂蘸而擦之生姜片亦可精茄蒂尤妙

腎囊風　杉木炭研細用熟雞蛋黄炒出油來擦之又方威靈
仙蛇床子歸尾苦參各半煎湯先薰後洗
此方并治風濕熱疙瘩搔癢作痛等

大麻風　古多屬氣小兒亦有之此中毒風生熱熱久生蟲致
頭面全身腫爛膿水流溢甚則毛髮脫落兩足具腐不可近多
治罔效但用氣癩蝦蟆一个泥包火煅熱去泥乘熱投碗內以

杂症

热黄汤冲入壶内候温饮其汤被从反汗只服一次三日必愈

鹅掌风　紫背浮萍晒乾瓦上烧烟薰患处到热时用扁柏捣汁涂之重者三次必愈○或以樟木打碎煎汤早晚温洗三次久必自愈

血瘤　甘草煎浓汁以笔蘸涂其四围一日上三次又以甘遂芫花大戟等分研另用甘新笔涂甘草圈内勿近着甘草次日瘤自缩小如前再涂三四次即消矣一方用极细生铁屑醋拌铜勺内炙乾炒再拌炙如此三次再研细醋调敷上即愈不过亮过宿剥去再涂断根消化

汗斑　白附硫黄密陀僧等分研生姜末蘸末擦之又方密陀僧和川椒减半研细末以生姜片蘸擦之或草用生笋一块蘸醋擦之

雀子斑　綠荳粉各　滑石各　白芷各　白附子各　研末日日塗之○

小兒面上一切瘢痕斑疤用老鷹糞研末清水調塗即消

斑疹　生辨陰陽　凡斑灼焮腫于外屬少陽相火生于面四肢或背上抵稠密色如錦紋紅赤色此皆胃中熱斑紫黑者胃爛也宜清斑青黛飲化斑湯之類○疹者紅點隱隱發于肌膚之間却不高突摸之無礙于指或在胸腹或在四肢疹必稀而少形如紋跡此無根失守之浮火遊於上進散于手足也以似蚤叮之痕不作錦紋霞片爲是理中湯主之吐瀉後發在但調其中氣而疹自退○按夏月吐瀉後身發熱每往往出斑以化斑湯主之

傷寒溫熱病用汗法不見汗病人自覺陣陣汗出但仍不見汗出在此爲斑疹之候以辛涼透表或兼溫邪以犀尖

水痘

葛根立之

水痘　狀似正痘，外見面紅唇赤，眼含水光，咳嗽噴嚏，如疹瘄之候。涕唾稠，發熱二三日即出，顆粒明淨如泡，似痘形而小，且不多，皮薄，結痂中心圓暈，易出亦易靨，此心脾經大自和而結。只宜小麥湯蕩立均，不可用姜桂辛熱升散，犯之則痂不落；又忌涼水沐浴，犯之則水腫難治矣。大抵水痘亦屬濕熱外蒸亦損，年益小兒犯此亦須避風，忌禁發食，然不過十日而回矣。

白瘖　即疹之色白者，此肺胃氣分鬱而發，但宜用辛涼輕苦疏利肺胃，托散表邪，如連翹、薄荷、蟬蛻、黃芩、桔梗、葛根之屬。

露丹　凡兒生百日內外，或[illegible][illegible]內熱然，眼胞紅腫，面色青黯，夜啼煩躁，面如胭脂，此伏熱所發。初起發面如水痘，根腳微紅而不壯，出沒無定，傳至項頸，赤似丹砂，以三解散疏之。

凡患風疹以乳子床衲烘熱擦之內服知味羌活散

痱子　秋霜刷下收瓶內掺之即消冬雪水塗之亦效○又方用菉荳粉滑石等分入輕粉研勻以棉花蘸而掺之●絲瓜搗汁塗之亦可

破傷風　凡跌仆刀斧傷出血後復之不謹為風所吹當即發腫或發大若不速治多致口噤紫瘟不久即死宜用疏風活血散外塗紫金錠可矣

點痣方　用脂麻花擦之效　又方風化石灰一塊納糯米分插其上次日米色必亮即以點之三次即落○又方用水和石灰插米入灰半粒次日米如水晶乃以針挑痣點之

補遺

初生防護方　凡兒初生即服此藥則花痘稀疏不生瘡癬即俗所謂開口藥是也

大黄一錢　甘草一錢　硃砂三錢另研　先將上二味人乳浸飯上蒸一时去渣加硃砂調入服之

馬牙　凡初生口腭及牙根白點名馬牙即不能食乳急以針挑破用布攪出惡血將好京墨以薄荷湯磨濃用指蘸擦牙口腭牙根切不可與乳須候兒睡一刻方乳之

鵝口　初生滿口生白屑此心脾肺三經熱也內服沆瀣丹外敷保命散

雪口　亦鵝口之類用月石一錢冰片二錢火硝三錢銅綠一錢共研極細用新筆先蘸生桐油再蘸此藥塗之半日愈甚者二三次

初生備症

初生不乳　用猪婴乳滴口中最妙　或取活蚌一个取水二三茶匙饮之即能乳矣○将置蚌于水用手就水面拍蚌壳待二十下蚌自开水自出不可用刀剖

初生看口　儿生七日张口噤风马牙等病令乳母每日午时前察儿上腭牙根如有小白泡如粟米者急用指甲轻轻磨破可免他变若用敷药当从口病门论治

初生脐中潮烂　枯矾龙骨煅存性为末掺之　粗草纸灰　松花亦可○白羊毛毡烧存性敷上即愈

小儿暴受惊吓　抱龙丹治之　并治伤及心肝致面白唇青四肢摇动起卧不安　叶天士谓抱者保也龙属东方木肝胆之惊邪风痰起而阻窍此丹专治之与抱龙丸不同其方用

牛胆星钱　陈皮钱　天竺黄钱　钩藤钱　天麻钱　防风钱　僵蚕三

茯神半桔梗二赤芍半鬱金半川貝二共研煉蜜丸如芡仁
硃砂為衣每一二丸薄荷湯下有外感者姜湯下
羊角風　此風痰係伏肥肝之隧感則扑起也用川礬細茶芽
分金礬減半蜜丸桐子大每空心服三十丸陳皮湯下
猴子瘡　亦名猢猻瘡症由肛門或陰囊邊痒起紅腫潰爛漸
至皮膚不瘍或眼眉口旁亦紅形如猴子不早治則爛死切
不可洗浴宜用軟綿搭甘草湯洗后用綠荳粉兩漂淨硃砂
鐵張佐輕粉各少許研勻以金汁或冬雪水或甘草湯調塗
蔓爛至周身亦能見效○按此症宜兼治乳母用連翹赤芍
川連銀花甘草當歸芍煎服
五硬　謂手足腰肉頸五處皆堅硬也仰頭出氣難以動搖胸
腹疼痛手足如冰而硬此獨陰無陽陽氣不榮乎四體若見

肚筋青急是木乘土位也六君子加升麻柴胡姜桂以補土平木若面青而小腹硬者不治

五軟 治手足項腰身五者皆軟不能支立骨痿之候此先天大虛或乳食不足所致治亦難效惟六味八味丸加鹿茸大補肝腎二經更以理中丸君調補脾胃亦宜兼服

三反膏 治小兒一切癖積老塊無不消化方用 大甘草二錢 甘遂二錢 芫花二錢 鱉肉半 硇砂一錢 木鱉子肉五錢 蔥白七莖 入蜜少許搗成膏攤貼皮上貼臍上暑乾加蔥汁蜜潤下二次愈 按京都藤王府施送二記膏與此略同但用麻油熬成攤貼臍上消癖開胃其效甚捷惟北方小兒強壯者宜之

白雪膏 補養小兒脾胃用炒山藥蓮子肉芡仁白茯苓各四兩山查肉二兩陳倉米半升糯米半升共搗蒸熟拌入上白糖霜作糕食

鍋巴 小兒脾虛食滯宜常食之炒真神麯蓮肉山查肉薏
鍋巴焦炒 黃色 炒砂仁 炙炒雞肉金 各 其研和白糖丸服亦
可作餅

運脾丸 治小兒飯食傷脾服此可免積滯成疳之患方用
炒山查肉 各 神麯 炒麥芽 各 五谷蟲 各 炒使君子 各 山藥 各 扁
豆 各 茯苓 各 白朮 各 當歸 各 生甘草 各 白芍 各 陳皮 各 前胡
連 各 共研蜜作丸常服

稀痘方 蓖麻子仁十六粒去衣用白色者三上硃砂半 另研 麝香 同研
以泥于每年端午日午時用指蘸擦兒頭頂心前心後心兩
手心兩足心兩手灣兩腿灣兩腋下共十三處俱如銅錢大
約半分厚聽其自乾自落不可水洗次年端陽再擦以後種
痘出亦稀矣此法即初生一二月兒亦可擦用

初生各症

救逆痘　痘疹已詳前卷近採以一法如痘至七八朝灰癟倒塌或抓破無血或空殼無漿目張不食或破損更如焦木灰紅此危篤垂死之証惟用老白雄雞冠血愈多愈妙白頸根十匙攪勻隔湯燉熱徐徐灌下少頃皮膚紅活即有另發大痘目復開面復腫肉隔之毒皆從外發出漸思飲食先與米飲次進黃蓍粥不必服藥俟一服未起五更時再進一服必效若面紅氣喘不妨

又法　治痘瘡塌陷用陳久橡艾葉川椒芫荽茵陳白芷梢乳香安息香各少許研作紙撚燃之火阿病孩亦奇妙之法

又法　老人牙三枚鹽泥固煅存性研細每服乙枚老酒送治痘密如蚕子皮毛上一片如蚕跡者死証也若至四五朝時服此立起然不可多服

換好痘方　凡痘蠶如蚕種皮毛一片者服此毒即解散痘即變好另發一層好痘可以起死回生方用梅花蕊各絲瓜炭各犀角尖各硃砂二分滑石一分雄黃一分麝香下研勻用麻黃煎膏和丸如芥子大每一丸服下

痘瘡抓破　白螺螄搗細將片少許研勻蔴油調塗患處即愈

痘後翻疤　膿水流潰蔓延者赤石脂各寒水石各川貝母為末搽之○若毒水流注此用新象牙三分珍珠二分豆腐製加爐桑二兒茶各研細胭脂調搽

痘毒眼生翳膜　銀白蛇皮一條隔紙焙乾天花粉甘草分各納羊肝內腐皮包定米泔煮熟日日食之旬日必愈

痘後發毒　收如癰腫者即傳方用大黃各五倍子各白芷各白芨各白蘞各胡粉各黃柏各乳香各沒藥各雄黃丹各研

雄黃二分以法製研蜜水和勻調塗○採鮮楝樹皮根同綠
荳搗爛厚敷之

痘中生目 新產牙磨汁滴入眼中即退

痘後牙根破爛出血或成走馬疳者用真中白鮮銅綠各千麝
冰卜研勻先用茶汁洗拭乃以指擦之此方亦可治大人

痘後起發不透 用細河柳灰蒔荷葉煎水蓋濾清炙川山甲
末卜調入再加白酒娘和勻熱服即透矣惟暑月不用酒娘

決死生法 凡小兒驚厥諸治不效可用此決其死生
明雄千沒藥千乳香卜麝香釐研勻以少許吹鼻中 如有眼
淚鼻涕者尚為可治否則休矣

吕祖一枝梅

吕祖一枝梅

《吕祖一枝梅》不分卷，清孤抄本，一册。抄者佚名。書高二十八點五厘米、寬十七點五厘米，版框高十九點五厘米、寬十四厘米，四周雙邊，白口，單魚尾，每半葉十行，爲裘吉生藏抄本用紙。書中避清諱。正文首葉從上至下依次有『紹興裘氏』『讀有用書樓藏書之章』『中華書局圖書館藏書』三枚方形朱印，係裘吉生舊藏。

是本無封面、目録、序跋等，以正文首方『吕祖一枝梅』爲書名，此方因『用過送入河中一枝梅』而得名，或爲後人方便著録所補擬。全書彙輯醫方二百七十餘首，無分類編排，雜亂無序，大體以外科醫方爲主，簡易驗方較多，每方記有方名、簡要功效、方組、製法，僅數方下注有來源，如『婦人急症便産神方』下小字注『此方湖郡王太守京中得來』，『胃氣病秘方』下小字注『徐四廣手送秘方』，『頭痛』方下注『舜湖秀堂秘方』等。其中治療頸癧的『又煎方』下注『潘耀先先生授』，潘耀先爲乾隆時期松江當地名醫，清代陸澍撰《質問本草序》云：『余松江人也，郡爲天醫星照臨之地，前時故多名醫，如沈魯珍、何時忠、潘耀先、車渭津、陳日賢、李撲文諸先生，嘖嘖人口矣。』此方藥用桔梗、川貝母、元參、昆布、白芍、膽草、白芥子、瓜蔞仁、燈心諸藥，以清熱化痰、軟堅散結之法療頸癧疾。

書中治方以療外科瘡瘍、跌打損傷、蟲蛇咬傷、五官外患等病症爲主，間有少量治療脾胃或心下病證的内科用方和茶酒方，療效皆言卓著，多喜稱秘。劑型多樣，有丸散、膏丹、煎劑、點藥、圍藥、洗藥等。藥物組成有衆有寡，少至一味，如『坐板瘡神仙方』僅砂仁殼一味燒灰；多則十數味，如『御賜雲貴總督鄂酒方』，有用五加皮、天冬、秦艽、生地、熟地、當歸、麥冬、牛膝等十二味酒浸。方末記録製法頗爲詳細，如製『吕祖一枝梅』，先將藥物爲末，在端午日浄室處，于午時加燕脂共研爲膏，瓷盒收貯。

書中録有乾隆時期松江名醫『潘耀先先生授』方，故所據之本應不早于乾隆晚期。所記醫方包羅萬象，然未加梳理，責其繁雜，臨證使用頗爲不便。

（張雪丹）

目録

呂祖一枝梅

死生非聖不能洞其機閡疾病無名醫師亦不能决其凶吉雖書使人疑惑斷决不常予異援呂祖一枝梅真仙方也治大人男女小兒新久諸病生死难定間用藥芡夢大一併貼印堂之中點官香一炷盡出藥以後一時藥處有暈色腫起飛散謂可露捧日病雖危篤其人不死如貼藥之處一時後無可皮肉照舊不變謂白雲謾野病雖輕涉終歸冥路小兒急慢驚一切老幼痢疾俱貼之可腫即愈此方用之可預

數生也

硃砂一錢　銀硃五分　五靈脂一錢　射香三分

草麻仁一錢　巴豆仁一錢不去油

右藥為末于端午日淨室處午時共研加臙脂為膏磁盒收貯忌婦人女手臨用豆大一團捏餅貼印堂其功立見用過送入河中一枚梅

武候八陣散　耑治內疽附骨一切無名腫毒發背初起者壯實用之

白芷　桃仁　姜蚕各一錢炒　大黄七分

乳香五分去油　鱉甲一錢炙研炒　角刺一錢炒　蜂房灰一錢

右藥為末每服一錢重者半隨病上下服生蚕

滾沸湯納下胃若弱不能服末藥者飲酒者將水三盃未成膿者毒者小便出紫血已成膿者大便出膿血即腫消痛病甚者再一服更喫活命飲無不神效

御賜雲貴總督鄂酒方

五加皮兩　天冬兩　秦艽兩　生地兩

熟地兩　當歸兩　麥冬兩　川芎兩

牛膝兩　蜂蜜斤　紅糖斤　乾酒念斤

右藥用綢袋〻好入罈內後將糖醋酒蜜於罈內封好入鍋內煮三炷香取起埋土內七日

服之明目壯筋骨治脾腑積食辟山嵐瘴氣
外感風寒兼能和血脈固元陽種子煖臍美
難盡述

面目被打青紫腫痛

用乾生地炭酒浸軟搗爛至臥時用碗滚
水內頓熱塗相腫處用帋護住綁件扎定
次早洗去時又塗重者二三次即愈

對口砂方　魚刺哽咽方

益母艸十根炒成炭研淨末下硃砂个共為末水調酒送下
用飴糖打成塊頭將白水泡軟吞之必粘魚

刺而去此法神效便易無飴糖米粽子煑軟爛吞之或純糯米爲團子煑軟吞之亦靈矣

瘡癤五毒膏

蜈蚣弍兩去頭足　斑毛弍兩去頭足　天虫弍兩　甲片弍兩　全蝎弍兩

蟾酥末弍兩　刺猬皮二只銼碎　乾蟾二只銼碎

右藥用麻油叁斤桐油三斤煎

千追膏

松香五斤　銅綠一兩　蓖麻子一兩　杏仁念粒　共搗成膏

拔膿要收口加　乳香　沒藥各一兩　同搗流膿毒

瘡癤拔膿收口立效

瘡癤膏藥

大黄 生地 木別 赤芍 當歸 白芷

肉桂 元參 川芎 細辛五分 乳香八分 没药三錢

輕粉八 蛇壳半 東丹二斤 用麻油五斤共煎膏

内消腫毒

大黄一錢 連翹五分 白芷五錢 乳粉七分去油 以行為妙 如不

行白滚水催之再不行再服一錢效

治口痛藥方

黄柏末一錢 以連半 雄黄半 兒茶一錢 龍骨八分

青黛一錢 人中白一錢 薄荷一錢 月石一錢 冰片二分

右藥十味道地者共研末吹之真秘方也

又塗立愈　用鉛粉　黃柏各貳兩　以柏末冰片少許

白玉膏　價值千金不輕易傳人

麻油三斤　巴豆肉貳兩　萆麻子十貳兩　甘草二兩　後下

乳粉五錢去油　研末用大活鯽魚一尾要一斤外更

好將藥浸再下鍋用火熬少時加活鯽魚同

藥煎將渣濾出退冷數日淨一斤必須炒透下

鉛粉一斤和勻煎候白云泊發亮為度須得法有

功陽陽灘貼立效

紫雲膏　此方一切腫毒未破即消已破即愈

白茇 白芷 當歸 獨活 羌活 赤芍 馬車子
商大根 草麻子 生大黃均一兩 血餘一團 麻油二斤 春
夏浸三日 依法熬膏 每淨油一斤 加炒黃丹半斤 收之即驗

疔瘡仙方 價值千金不可輕易傳人 名喚豬胆膏

乳香九錢去油 沒藥九錢去油 松香二兩半煎淨 廣參二兩半即牛皮膠揀黃明佳
豬胆六十个取汁皮勿用 薑汁一鍾 葱汁一鍾 上藥煎三味後四味
和勻候炎日六月晒乾成膏 乳香沒藥去油法 將瓦炙即去

適六膏仙方

麻油二斤 商陸拾二兩 金頂蜜僧半斤 將右藥研如粉先
將油商陸加桃槐柳枝仝煎黃黑色 用夏布

瀘淨再將油放在鍋內熬用槐柳攪手不住滴水成珠退火再下蜜陀僧成珠不点手為度俏貼大毒腐肉者用拔毒毒丹一二粒散在膏上去腐肉生新肉即愈

瘧疾貼眉膏方 此方五月五日合

半夏末 滑石末 巴豆肉末 人言末 白芨末 上藥五味研末薄荷湯為丸硃砂為衣如菉豆大每一丸不拘何膏燒發之日貼在太陽空上一週時揭去藥第一日換一帋貼之即愈

生肌定痛散

乳香二钱 没药二钱 血竭二钱 俱为末 用冰片二钱 均研

匀用磁瓶收贮

赋宴散 治疳疮口内无皮

月石 胆矾 枯矾各五分 花青二钱 均研末和匀加清

水一盏研溶晒乾将药末加冰片二钱听用可也

一笔消圆药

大黄、雄黄、姜黄、白及、白芷、白蔹、黄柏、生南星、生半夏、五倍子

蟾酥分 加冰少许 将药共薄晒干为末 生黄茶为锭

水磨敷

圆药

蜈蚣五条　全虫壹两　斑毛三钱　甲片及天虫及小粉各及

右药共研末调搽即愈

此名腰毒

白芨壹两炒　雄黄三钱　共二味研末井花水讷

蔑皆方

紫地丁钱　川芎钱　金银花钱　共三味顺用水煎

又神方

明黄钱　珠砂钱　血竭钱　没药钱　寸香钱　共末用

绵纸条一尺入药三分　初用二条至七条口樱

用法

六

諸葛八軍散 砂藥此方五月五日午時合

冰片一分 射香四分 雄黃八錢 牙消一錢 硃砂八分 明礬一錢 牙皂一分微炒 共硃砂藥為末 收磁瓶 加牛黃去牙皂 每服二三剂 産時兩服二三四剂 易子分娩并杜血暈諸病

坤受孕秘驗煎方

歸身 川芎 柴胡均一錢酒炒 陳皮八分 枳殼八分去皮炒 桔梗八分 乾姜一錢酒炒 丹皮八分 白芍藥酒炒一錢 甘草八分 紅花一分 覆盆子五分 續斷 半夏八分 加大棗二三枚去核 酒水各一碗煎八分服 候經淨姻日空心服二三剂效 神驗也

補仙六子丸 種子用

菟絲子 金櫻子 覆盆子 五味子 蛇床子 枸杞子
均各炒 大茴香炒 淮牛膝均各四兩浸炒 地骨皮 何首烏
炒熟地二兩俱 木瓜二兩 共爲細末煉蜜爲丸如桐子大
每服空心溫酒送下或鹽湯亦可黑髮加白茯
苓石菖蒲均各忌韭蒜薑
婦人胎前產後五勞七傷諸虛百損腰虛弱
氣不升經水不調赤白帶下等症
香附斤分作九分鹽得酒醋童便烏梅葱薑汁
參鬚湯每樣各浸一分浸三日洗淨晒干爲
末名九製香附婦人之聖藥再加

桑寄生半 枳實一钱 當归身酒洗 川芎一钱 白芍一钱酒炒
生地一钱酒炒 黄芩一钱酒炒 白术炒 白茯苓去皮 陳皮去白
阿膠麩炒八钱 沉木香沉三新半 砂仁半炒 共為末煉蜜
為丸如桐子大每服五十九粒 空心温酒送下

赤紅鼻方

防風 荊芥 丹皮 青皮八分 生地一钱 細辛五分
甘草五分 石羔三钱
上四川心火加黄連八分 麥冬七分 下四川脾火加黄柏
知母八分 左上牙胆火加羌活五分 龍胆草五分 右上牙
肝火用柴胡八分 山梔八分 左下牙脈火加白芷七分

升麻分 右下牙大腸火加大黃錢 枳殼分 左上下牙
膽火加川芎分 白芷八分 右上下牙胃火加白术分
白芍分 如頭痛加藁本分 如嘔吐心加厚朴分
引加燈心 葱根 水煎

跌打損傷煎方　此方洪疇廷先生傳來

川烏一錢 木香一錢 甘草二錢 為末 好陳酒沖服盡醉
週身作麻 倒用粥喫方止

跌打骨仙方

桃仁七分 杏仁七粒 黄梔七粒 飛羅麵二錢 共搗爛如
跌傷脚付手 如傷手付脚 無不應效

跌打五勞七傷方 冰射雄骨斷必灰

歸補梔子木三錢 兒銅乳沒大不可血滕桂狗藥木

山血梅花冰片地骨皮五靑小子五分黃連五

續斷五地鱉蟲去頭足瓦上炙干苧根灰三歸尾兩

前胡牛膝骨碎補兩地蘇木五炒前胡兩研老烏兩

兒茶一乳香兩去油沒藥兩去油大黃兩炒血竭兩

紅花兩烏藥三木香五分自然銅五火煅醋淬七次

川牛膝五官桂陳皮兩土狗蟲七個去頭足瓦上炙干小羊血一兩

共為末磁瓶收貯勿令泄氣每服五分用黃灰蔥

頭五根煎湯送下

跌打十三味藥方

赤芍二錢 破血而療腹煩通身蒸熱血解 杏仁一錢去皮尖 破瘀血兼治腸痛

紅花一錢 用炒止崩活血 蓬术一錢 行大腸內瘀血共積 能速行之效

胡索二錢 能直達筋絡挾傷之瘀血不止之痛 烏藥一錢 易功易散助諸之功

當歸二錢 破周身之瘀血而順腸胃之利 當有三用 頭身尾 山稜二錢 破骨所積血塊並氣之疼

土鱉二錢 酒炒洗淨能理氣痛血 青皮一錢 快胸膈除脹下氣直達大便之府

骨碎補一錢去毛 治筋骨斷去骨內之傷上身之疼痛 蘇木一錢 清骨內之傷舒通身之痛

如打傷重者大腸不通 用大黃三錢 大腸通一寸 瘀血

用葱頭三個 炒桃仁末 陳酒一斤 煎服二三次 一升

用青水煎服之效

加減十三味煎方

五加皮五 壯筋骨以之行去週身傷痛　肉桂一 行血而療心之痛

五靈脂一 理血氣止兩脇之刺痛　杜仲二錢 去腰背之傷強筋骨之痛

劉寄奴一 散瘀血通經脈　蒲黃二錢 去心胸前之傷

元胡索二 最能通經　青皮一 快心膈除脹脹下氣 直達力猛

枳殼一 寬中下氣　香附五 須醋炒用

廣皮二錢 開胃去痰塞滯 之送氣逆之痰　紅花八分 活血 多用破血少用則

砂仁八分 研碎消氣寬心　當歸五 當有二分

陳酒壹斤煎服 渣用河水煎服

備方

虎骨二钱 加皮二钱 没药二钱 寄奴二钱 苏木一钱 赤芍一钱 当归二钱

秦艽二钱 桃仁二钱（去皮尖） 乳香二钱（去油） 甘草一钱 杜仲二钱 乌药三钱 三七一钱

申姜一钱 泽泻二钱 红花一钱 补骨脂五分 白术一钱 自然铜二钱 延胡五分

枳壳五分 柴胡三钱 肉桂二钱 用陈酒二斤冲服

三日痊

首乌二钱 当归二钱 青皮二钱 用酒一碗 阴阳水一碗 煎八分 露

半夜清晨服

脑漏方

青木香（不拘）一味 研细末 烧烟吹入一二宿即愈

目赤肿痛方

決明子炒 研細末，茶調傅之太陽，乾之一夜即愈

點眼珍珠散

甘石煅製 冰片七分 寒水石煅生用水飛 石決明煅水飛 月石各

石蟹煅 玄明粉等 共研末收貯，如用清水化調勻，用

筆尖取藥點眼角，片時洗去

毒蛇咬人昏迷方

五靈子煅 元淨雄黃各共研細 酒服，不忌人參一切蛇

蝎蜈蚣螫傷處即止

蜈蚣咬方

用津唾指圈擦之即愈　螫蜂螫痛等用頭禾擦之

即愈手足凍瘡用糟滷浸洗過薑汁塗之即愈

癬方

以樺皮炙黃刔七斗班毛七只巴豆七粒檳榔炙

甘草三錢芦会四錢另抄共研末搽上即愈

又方

鉛粉三錢輕粉三錢硫黃分檳榔一斤三味研細末檳榔磨搽即好

牙疼方

明凡子冰片下古月一錢共研細末搽之立愈

火丹方

大黃炙灰硝炙二味為末用扁柏汁搽上立退

十一

臭水不止方

活黄狼去掉頭，活瓶盛之，些泥封口，瓶外弁炭火內煨三日夜，取出為末，空心清酒送下，月内服完，永不發。

肚痛方

使君子四个 大麦芽一钱 胡椒七粒 共為末，些滚湯送下，永不痛。

銅青膏 此方能治一切無名腫毒發背對口未潰可以內消已潰拔毒生肌其功及効述不盡言語為一切見效

蓖麻子四十九粒去殼 木鱉子為末 杏仁十二粒去衣

銅青三錢 松香五兩 共打為膏，敷至千搥一宴打成膏時

拔毒丹 午月午日午時合

斑毛各五分上炙　金鉛各九分不多為末有名用　麻黄　板底冰片　下

者以千年真硃砂水飛為末為衣　滴乳香去油去淨　沒藥去油去淨

真蟾酥為不致夾水濕化開再用　用新砂壺斤將麻黄膏去渣存藥

存性再下蟾酥屢化放在碗內諸藥研入膏攪勻為

丸硃砂為衣燒于大毒如膏藥上用小毒不必用貼在

毒上立刻如神能治各樣腫毒六丁疾顏瘰癧遍

身毒肥瘡未潰內消已潰易生肌若未成毒拔

出黄水即消平如已成即潰收口全效如用一粒放膏

上貼腫毒頭上若頭貼腫毒上即消此藥如神

八寶丹

象皮下砂炒龍骨下火炙血竭下白臘下乳香去下
冰片三分麝香三分兒茶下共爲末用磁瓶收貯摻患
處立收口摻藥膏藥上貼之即生肌

靈升丹

水銀五火硝五錢硼砂八分雄黃五牛黃一分硃砂八錢
皂角三明礬五血竭錢右升法將水入碎錫一錢
但錫烊化再下硝礬二味入内仝攪要水銀不
見星方再將爲末擂碎和勻用銅銚一个蓋
數扎用碗一只覆在銅銚内用鐵線盤繫再
鹽封口勿令出氣用炷硬炭火内煉三炷香爲

度取出刮碗内粉霜收贮用時少許摻膏藥

上焰之能提膿拔毒去腐生肌不能尽述封口

用水粉底兒封之亦可

靈降提氷 上之奇方所值千金之不可輕易傳人

明礬一兩 皂礬一兩 食鹽三兩 硃砂五錢 火硝一兩 水銀五錢

合降法用洋銅罐子一个將藥入内再鉢研一个

内放灰水口用厚磚二塊罐覆只口对合將罐覆

在口内露一小半在上下用碟一只張合罐口用鹽

泥封口上用山炭火煉三炷香為度取出刮碟上粉

霜听用 排打叠淺飯折

鉄箍散

白芨 白歛各半斤切 姜黄半斤切 赤小豆一斤 花粉半斤切

秋芙蓉八斤即芙蓉下霜打用叶 共为末用醋鸡子白调搽

異授围药 治一切恶毒诸疮疖方

密陀僧一两研末筛 冰樟八分研末筛 明雄黄二两研末 冰片一钱研末 射香

五分 右药各自研好，惟射香樟脑者多难以擂碎，

可将密陀僧挑须珍研筛过，粗者陆续入钵研过研

完，然后共併内仝擂及细，以磁瓶盛之，塞之勿令

泄气。有毒大小三茶匙，革以桐油少许调和而

涂搽于患毒处，当中留一孔，其疮立见消软

若不立效須得按玖訣內

疔瘡拔毒散 不拘瘡皆用

斑毛（去頭足翅，淨用冷瓦焙研） 乳香（錢半，去油） 元參（半） 血竭（半） 冰片（半分） 為末（不拘）收貯，每用挑紫瘡上，用膏藥貼，以勉末藥膏下，流出黃水即揩乾。大瘡用銀簪挑破，先用茶洗淨，將藥至瘡眼內方妥。有一方加前胡四分

敗毒散 專治一切諸瘡腫毒，立時三三揉瘡

蒼耳前子葉（又名晚） 劍王花 右等分，研末，每服（五錢）

觀音露 又名筆消 治一切若名腫毒神效

蝌蚪（不計，即蝦蟆秧） 沒藥（一錢，去油） 乳香（一錢，去油） 蟾酥（天半，炒，酒燉） 射香一下

芒硝淨叉冰片不用陈西硝頭七斤将蘿蔔汁加好醋

納勻放硝内以六味共研不入硝不内用黄腊封口土坑

内埋七晝夜其硝俱化為水連硝收貯用此擇吹

塗患處立除如神

飛龍奪命丹 乳香寄方不可輕易傳人端午日午時合丸 治長疔瘡癰疽發背搽手廿種流黄等症

雄黄二錢潭淨 蟾酥二錢先化炒片和研 銅綠二錢為末 膽礬二錢為末 乳香一錢去油

麝香一分冰片研 寒水石二錢用炭火火上燒研 輕粉研 血竭二錢

蜈蚣二條去頭足炙乾研 蝸牛大二十個連殼研 共藥為丸如菉

豆大不就入酒打爛為丸每服三丸用酒葱白三根

男左女右送下一盞被出汗

治一切無名腫疽背神方

木鱉子去殼炒片研碎細末 甘遂二錢炒黃 黑丑炒黃 白丑炒黃

枳殼炒片研細末 共一五味分不可加減用所陰研

彩再下甘草一錢和藥研勻磁罐收貯用時可

加硼砂等分大膏用三錢小者用一錢和勻服之

取神！

治瘰癧瘡 百發百中

梅花冰片炒末 白膽 生炒甘石 各煉二兩 雄黃 白蓮

真川連去水煎 炒甘石 研末以上共末用麻油調

日擦曲上頭瘡以貼之自效此膏葉可貼之三

十五

日再用米甘水洗瘡口收神

治肥瘡

鮮猪脚二三斤枯凡平熬醒猪油納葉擦上即愈

治癩疥方

先用鷄子黄二三斤和真菜油熬三炷香研碎敷患處其虫形而遁外葉灰加枯礬脚合研勻敷三日可脫殼矣

諸毒

白花地丁連根拔出搗汁生酒沖服渣敷患處以成即潰未成內消也

惡瘡神方 即拔瘡之方

土茯苓 生甘草 金銀花 不拘 煎濃當茶

飲之立效

通關拔毒散 授傳

凡洗瘡皆瘡之症不出用 白芷 白芨 白蘞

貝母 各等分 共爲末水調敷於 漸漸頂起 如不

起難治矣

疔瘡

甘蔗 晒干 先油點燈燒成灰以津液調勻用銀

簪挑破點上三次然末津明指搽調更妙

腫毒疔

蟢十个瓦焙 蟢子研末 珠砂少 冰片些 共細末 瓶收貯 用時葉放腫頭上 不可多用 外將菊花搗爛付上 春芽 夏用花 秋用葉 冬用根

璇璣神化散 振傷病後瘡癰堅硬未潰紅腫 子安 已成膿者可收小

南星二錢 黄柏二錢 五倍子二錢 白芨二錢 共為末 開水調敷

暈圍之立愈

梅花五氣丹 治腫瘍流注背諸疔瘰癧初起 熱夜痛附骨疼痛 布以帛裹患以 此但未成膿者并宜服之

乳香 沒藥 俱去油 血竭 朱砂 雄黃 各五分 冰片 麝香 各

硃砂四錢 葶藶二錢 沉香五錢 右藥為末 所用以方
新蟾酥為丸 金箔為衣 用磁瓶收貯 勿令出氣 凡
遇病者 先用姜汁 次用芦根水漱口 内用葱
白根煎水 將葱燜呷丸一口 連葱吞下 隨將一丸
放于舌下 隱于帳處 以被覆蓋 其藥化為汗
水 從之噀下 瘡水熱大煮三三丸 藥盡之 其汗如
淋 諸病如失 若天寒汗難出 再用葱白湯
催之 無物爲引 病人所吞 知覺而失 須煮生
葱入内 人便昏沉 一中便倒 不能依法服藥 葱
白連根七斤 煎湯一盆 研藥五丸 灌法 共功不小 此

十七

乃外科奇方

神異膏 潰瘍用此解毒生肌

露蜂房 蜂多者佳 蛇脫 鹽水洗 亂髮 實佳 杏仁 各反

黃芪 七錢四 右藥二麻七斤將髮于銅鍋煎髮焦放下杏仁

煎下濾渣然後入黃芪二元參二味候枯以下蜂房

蛇脫煎至純濾去稱淨油每兩用飛過黃丹東

聽候夜以使入滾滾下丹不住手攪待凍起

細藥煮泡四遍世之可圓要去火此大約每一土隄

若在成珠膠者必添丹藥後之不濕續之藥火候太

過煮卻入力勝添麻油以移收入缽內出火毒用

此膏神效

鸡鸣散 治从高坠下及木石所压瘀血凝积痛不可忍并宜用此药用杏仁者因血滞气故也

此用黄炒以成

大黄（酒蒸）杏仁（廿粒，去皮尖及双仁另研）右二药为末煎

鸡鸣时服至晓压瘀血即愈

立应绀珠丹

治瘟疸疔毒对口发背阴风湿痰流注附骨

阴疽鹤膝风症左瘫右痪口眼歪斜半身不

遂气血凝滞偏身走痛步履艰辛偏坠

疝气偏正头风破伤风牙关紧闭截解风

十六

宜〻常不應効　蒼朮　分　全蝎　不論册　天麻
當歸炙　甘草　川芎　羌活　荊芥　防風　麻黄
北細辛　川烏湯泡去皮　草烏湯泡去皮尖　何首烏
以上各分　明雄黄另研　共研末　煉蜜為丸　彈子大　每
藥每分作四丸　每分作六丸　又分作九丸　分三等
徹不以分年寔老壯病勢深急者取用　預用徐
細茶研為衣　臨前　服於好酒磨化服起　二三日一
用　或瘧疾以成至輕　前後俱未出膿者　若
潰〻欲痛燥渇　滿物急惡　〻股〻痠〻痛惡心
嘔吐　四肢沉重　煩燥亂坐臥不寧　及虛壯熱　又

治傷寒瘟疫感冒時疫瘧疾但惡寒頭疼身熱者
表症未盡表裏俱宜服之用連翹大黄柴胡
丸根煎湯一茶盅將藥丸乘熱送一化間一通
服盡服盡出汗為効如服汗遲再用葱白
湯催之後必汗如淋漓漸下其毒若其
物其汗自收自飲寒者自然一爽快其病如失但
未成者即消已成者可潰如諸症初起表症相通
不必發散單用熱湯化服其功甚速此方治
瘡瘍初起腫痛何處凡瘡癤皆起於榮衛不和氣
血凝滞乃生癰腫欲此藥性寒其散熱瘀

十九

搜風逐濕消毒，為清毒潤之，洗瘡毒，又治積月
累歲諸瘡背疽，甘澀苦楓茂也，以消腫通安能哭
神效千捶膏　治瘡瘍疔毒初起腫之可消，及
瘰癧、臁瘡連根拔出，黃蓍瘡、痔，大人
小兒瘡瘍久不收口用之
白嫩松香四兩　蓖麻子七十粒，去殼　杏仁一百粒，研末　血竭二
肉，去粗　乳香二錢　沒藥二錢　右合一處，石臼內搗
成膏，清水中用，貼瘡大小，用手捻成膏餅
貼瘡上，用膏藥蓋之，三五之效
瘡毒仙方
大蜂窠一個，取內黃泥刀圍，青布周失濕至仁色

取蝦肉衣焙研末油調敷二三次愈

拔疔散 一天腫俱敷之

乳香去油 沒藥去油 冰片一分 射香二分 血竭一分

蟾酥一分 元參一分 班毛一分去頭足衣用元米炒去米

爛腳板

藤黃一錢 白芷一錢 先將麻油煎下熱又將白芷入內藤

黃研末放內煎五六分 火候勿過煎枯退火氣可用立效神效

爛腳又方

陀僧 銀硃粉 爐甘石一錢 枯礬一錢 四味共研細末

又圖以疔瘡名

用煤膽研末冰片鉛粉合研末搽上立效

拔毒藥　石羔三　羅甘石

軍姜炒赤藥炒白芷研肉桂研　共研末

三仙散　升藥

水銀一兩火硝一兩明礬一兩合共一處用罐子一只將藥放
內再將炭蓋好用綿紙及鹽泥封口上用厚磚一塊壓
在上下用火煉三炷香為度碗內粉霜刮下聽用

瘰癧二症核及爛腿方起初即內消

用白信置風干瓦上炙脆研末過篩再用老
鼠不拘死活捉來餓死合前用布一塊擂成膏華

中藥一服用時將麻油菜油納勻敷患處即愈

頸癧方

鴨卵廿個 檳榔廿個 斑毛廿三只 將其蛋破孔入檳榔斑毛均以固封蒸熟去斑檳二味食蛋用三白湯送下 尽量食蛋廿一個即愈

又方

檳榔各青 全蝎各 裝于檳榔殼用鹽泥封好用火煨很干去泥將藥研末酒服

又益方 虞耀先先生授

檳榔二錢 川貝母五錢去心研 元參二錢 昆布二錢洗如塵淡干

白芍下麥杜味下胆味下官桂子下物砂依姜仁下加灯
心十根河水煎服如重者三服之速立效如神

男婦痔瘺仙

松香双水煮萆麻子肉去研細阿魏一下皮硝集
共搗成膏照瘡大小攤布上貼時用射香五厘二撲沸
則痔自落

噎嗝二症

用豬脂斤將粗糠包好用瓦順吸于炭上灸脆研
末用砕砂糖放碗内滚水冲服三次立效

胃氣痛立止仙方

七个乌梅一个枣，七枚杏仁一齐捣，男酒女醋冲下去，不害心疼直到老。

黄胆病方 蘇达

将野荞麦根皮用水木槌打碎，好烧酒四斤，放罐内煮一炷香，饮醉，用被盖出汗，即愈。忌食盐。

头疯痛单方

用巴豆肉七粒，葱头数根，同捣烂，用布包摊成膏，药居中留一眼，贴太阳穴上一周时，即揭去，立效如神。用铜匙就

偏正头疯仙方 第一奇方，不可轻易传人

米白芷一兩以芎藭炒又以烏頭炒生又熟炒甘草炒右每[illegible]爲
末每服一錢薄荷湯送便效　忌茶一日不食

肥瘡方

白芷炙炒　黑礬　銅綠各等分　細末麻油調敷即好
切洗視之

氣痛神方

柳葉二　烏梅　棗柿葉二　共煎服

小兒口疳方

青黛五　硼砂五　冰片少　兒茶各二　明礬二分
右藥共爲細末吹上立效

血崩不止

用人家存舊棕簑或棕箒年久而燒灰存

性為服二錢酒送下三二次愈

天蛇頭方

蜈蚣一條瓦焙干研末 用鷄蛋壳盛茶油內將患

指頭插內浸一日三次愈

又神仙方

蜈蚣一條炙 蜂房炙 雄黃炙均等共研末豬膽

分汁調塗 仍以麦匠將末蒸放于胆內套指上亦可去 指上神效

乳癧抽筋方 振傑

春夜立白芨牛膝各卅片水煎加酒井擣汁服之救

合掌散 治癩疥陰囊瘡

硫黃女鐵銹末紅砒不取蔥汁調勻塗入碗內勻分

厚薄以碗覆瓦上取艾置碗下熏並葉熏乾取碗

聲全空碗黃黑爲度取藥再研末勿遇鐵用

生瘡疥及鵝掌風用藥末可擦數次全佳癒

用時以右手中指蘸生油再在藥包內搽藥

塗掌搓擦上每日早晚二次三日後擦先再擦

三日不發矣

楊梅瘡

防風 白芷 角刺去尖 天花 黄芩 川山甲 仁頭生
當歸 赤芍 薏苡仁 甘草節 金銀花 桔梗 各一
土茯苓五錢 水煎服三劑
玉龍散 振傳 治潰爛毒不起白色
肉桂 軍姜 白芷 川烏 赤芍 南星
右藥共為末 熱酒調敷
冰螄散 振傳 治下疳秘方
甘草 枯礬 乳香去油 血竭 黃連 均平 冰片少許 雄黃
各共為末 先用水洗 搽上立效
金不換 弄孕之藥 遠年近日諸般損傷遍身痛

二十四

乳香一錢去油 沒藥一錢去油 沉香一錢 當歸一錢 白芷一錢

川芎一錢 木瓜一錢 茴香一錢 遠志三錢 紅花八分 甘草五分

獨活五分 羌活五分 牛膝五分 川烏去皮 木香三錢 肉桂八分

共為末每用一錢酒送下取效

小兒急慢驚風仙方

用蓮子草搗汁灌入口內 下三次愈 黃胆病亦可治

小兒解顱麥法

皮至致大七粒 甘草二分 用水十盃飯上蒸上熱一次冷來 亂先將此藥一撮與食然一次

飲乳外毒術不至自稀或不就屢試然效不可忽之

抱龍丸

陳星去姜汁拌晒干为末 天麻皮去炒 石菖為末用

水浸炒 白附子去皮姜汁炒 僵蚕去嘴炒 各炒 米去蜜拌

炒 茯神去木 人乳浸晒干炒 山查肉去核炒 天竹黄去

炒 广皮去白炒 全蝎廿个去足酒洗去毒炒 防风去芦炒

射香不火研 蝉蜕去足 雄黄水飞净 研极细 又金箔半帖

为衣 珠砂水飞净为衣 同研匀去 燕湯用糊为丸

如鸡豆大 重一分 珠砂赤金为衣 打千捶 此药

治咳急慢惊风症不安 定惊慢惊 用薄荷汤调服

口干唇燥 小便赤涩 灯心汤调服 六一热泄泻咳

嗽气喘痰吐涎 二钱 姜汤调服

二十五

坐板瘡神仙方

用砂仁殼燒灰存性為末菜油調搽上神效

繡球風洗方

丹皮三錢　蛇床子一兩　砂仁殼一兩　防風一兩　荆芥一兩　黄柏二

苦參二兩　蒼朮二兩　文明礬為末放夷處　每次用新

砂角一兩　河水煎洗　共量二三次

雞眼方

荸薺合香麥粉搗爛貼上數日即愈

楊梅瘡　驗過

茯苓皮　皂角刺　各金銀花　各五　加皮　各

白鮮皮去骨煎水先洗並服可一冊二劑

又治遍身楊梅頑癬方

水花硃一錢枯礬五錢硃砂五錢二味研末用全蝎酒並膏為丸作九丸分三服用手與鮮魚等湯送下九日全好

又擦方

蝸牛瓦焙白礬枯礬加冰片一錢各等分研末乾擦

頑癬方

蚕沙又馬齒莧共為末乾擦或有鹹菜油調神效

癬方

土槿皮（五钱，切片） 雄黄（三钱） 人言（三分，去皮） 木鳖子（四个，切片） 斑蝥（七个） 槟榔（三分，切片） 滴花烧酒（五斤），共入大壶内浸，春五日，夏三日，秋七日，冬十日，临滴，滴出盘内，用笔不时涂患处，立效。

洗眼方

当归 防风 荆芥 海文 槟榔（各五分），共为末，煎，洗之，神效。如烂眼泪，加铜绿、古钱二文，仝煎。

歌曰：当归真可良，防风荆芥不可忘，菊花煮要能明目，名医秘传洗眼方。此药若变味大不识。

点眼：二厘，冰，三厘。此眼能去眼昏花、多泪、多脂、云翳障、肿疼、八背等症，神效。

蕤仁（四十九粒，去净油） 先将当归、荆芥、防风（各五分），共煎浓

汁以细净竹沥滤去渣又再滚两起加羊胆白
蜜熊仁为膏每分入小井出火三日用之共羊胆里
羊再物为大用分小用二分蜜照胆退自不必熬
力也为度

眼药点方

炉甘石五钱 黄连水制七次 用月石二钱 珠粉三分 冰片五分

吹喉硼丹方

青黛三钱 雄黄一钱 全蝎一钱 白僵蚕五分 冰片下时多五厘

共为末吹上立愈

双单鹅咽喉等良方

二十七

用臭狼草不拘多少搗爛去渣將原汁放鍋內任其
自乾至鍋底下有一層揭來研末加冰片少許吹之
即愈

臌脹帶痞

活魚團皮及其人中白煅二味為末每服空心白滾水
送下即消忌鹽三个月為度立效

紅白二痢丸 附效仙方

用鱉血飛末麵和勻如綠豆大為丸曬乾用磁瓶收
貯細小每服三丸十五歲至十八歲每服五丸二十歲
以外者七丸二痢紅甘草湯送下白二痢姜湯送下

仁白春甘桔姜蓮滑芪下三愈

腸仁方

用大腸頭一付將大膝裝滿在內煮過爛〻搗次丸

黄蜡 蠟燭 蜜 驗過

橄欖核燒存性 鳳凰衣分 焙干研末冰片少

研末麦 白螺螄殼研 四味共研末 臨用盛在表上敷

次再後汁服二三次立效如神

男人白濁方 上藥〻分蛋內放〻冬〻將軍

用蛋一個必須無重輕不可用鴨〻佳鴨不可將蛋白

歷去壁黃用大黃研末裝在內外用紙封好

放餅上如豆，蒸熟去麦，同餅為丸，用法丗服二三錢立效

三日瘧神方 此方一兩甚不久效，不可傳人

常山酒烏梅二斤打碎 丁香七斤研末 知母平 竹葉 水加大棗

二枚，多用水盞露一夜，臨服時對太陽服之愈

難產橫生不下 此方甚神效

巴豆三粒 蓖麻子七粒 麝香少許 共為末一餅，貼臍上

即產下，速去藥餅，切記切記，如遲產子腸亦出矣

婦人久痢便交產神方 此方湖郡王太守云十中得來神效

菟絲子一兩 黃芪六錢蜜炙 厚朴七錢薑汁炒 杜仲麩炒

女科 川芎一錢 甘草一錢 服至七八九月

諸骨哽咽方

鳴猪鷄鴨諸骨誤食哽於咽內用象牙磨搽

吞之自去　迪牙梳及牙簪皆可用　木竹銅鐵

刺入肉中用象牙末調之即出

又治哽方

用威靈仙黑砂糖和煎吞之即軟而出　惟忌茶

與麪諭食　古歙方　鐵脚威靈仙　紅花赤肉

煎　佳他諸骨哽一服便安然

鯽魚三斤　鯽魚一尾燒去

活鯽魚　二尾八斤之外更好死不用　真六二麻油　七斤　旺三兩　七十

二九

甘草十斤 血餘一團 柳枝七兩 飛過黃丹炙 杭粉九兩

右藥先將麻油入鍋內一斤將活鯽魚全甘草四三兩

同熬枯色為度離片時濾淨又入鍋下血餘

熬枯為度又濾淨再下鍋內加柳枝熬柳枝

熬枯色焦柳枝將油熬滴水成珠再下黃丹

杭粉熬成軟硬老嫩成膏以冷時血竭兒茶乳

粉後要均下麝香末

加入攪勻共為細末入膏攪勻下黃丹及

速々攪過不住手為度又妙

陰外生瘡

黄柏炒 白薇炒 铅粉炒 乳香炒去油 儿茶 蜈蚣
囊炒 潮脑各用二钱 冰片一分 麝香一分 轻粉五分
调匀以叶末掺上 患日久不愈者五日全愈神
效之至 或遍以皮亦流

阴户生疮或痒或痛或肿

地骨皮 蛇床子 煎水常洗甚效 又方 当归尾
栀子 白芷 茯苓 紫荆皮 楝树根 煎水熏
服极效 此方之妙 有痛加白芥子 有火
加黄芩 有寒加肉桂 又方 防风 苍术 照
胀 柴胡 白术 当归 黄柏 知母 连翘 赤芍

各五 羌活 獨活 赤芍各五分 黄連八分 甘草二分

水煎服其效如神 又方 黄芩 黄柏 苦參各一

蛇床子 防風 花椒 明礬 荊芥各五錢 又方

吳茱萸 苦參各一 蛇床子各五 用水濃煎薰

洗一日數次 再用生豬肝一片 用針刺多孔

或豬肚亦可 放入陰中 引蟲出 如盡可愈

陰戶生瘡 生蟲 身發寒熱 狀似痢疾 又似瘧疾

此蟲食臟腑 必宜用蘆薈散 煎湯吞服 蘆薈

丸 外用臭棗搽敷 塞陰戶 殺蟲止痒 又方

蝦蟆散 兎糞 各等分 為末 敷入陰中 生蟲內

潤尺尺者效此蓋仙翁方也

陰戶突出一物如蛇菌形或雞冠似菌茄方可治此名陰挺蛇床子五錢真烏梅九个煎水薰洗又以豬油調藜蘆末敷之內服逍遙散自清此系陰茄外方亦可治又方白菓嚼融敷之極效

又方水仙花根夾紅糖搗及融爛敷之神效

又方芋芋艿嚼爛敷之大效其比又方大蒜頭煎湯洗之以愈為度又方鯽魚生煎爛由搽之極效或用鯽魚膽搽亦效又方真五加皮泡湯服不服湯煎汁日服數次仍用汁日洗數

三十

次又方槐白皮炒煎水日洗數次又方白蠟三錢
用者饒食並用白蠟卷納入陰户内日換數
次 又方硫磺末麻油調搽陰户生瘡最妙
陰户生物如茄
此名茄子挺也茄樹根燒灰爲末麻油調搽
内服逍遥散即愈 又方用烏賊燒枯研末
加硃煎熱薰洗 又方鯽魚一尾火燒灰存
性用油調搽數次重則百合一杜煙則不差
後以服補中益氣湯二三劑即愈
陰中生核腫大不消

此亦陰挺類也用蛀蚶肉塞陰中日換數次登服補中益氣湯立效

耳邊黃水瘡

蒲黃下 黃柏七分 川楝六分 人言六分 青黛一分 蛇蜕

蛳壳七分 冰片分 均為細末用麻油調搽

咽喉瘡方

雄黃二分 月石五分 廣府 兒茶 兒 龍骨 皆為

末加冰片 共為細丸如菉豆大隨時可含

玉心丸 治一切毒瘡

羊膽 大風子 水銀 鉛 泄胡椒肉各二分 杏肉七枚去皮

三十二

人言末共为丸如弹子大以水泌布包步擦心口又两手心或脚心常擦至愈心别处切不可擦

汗斑方

硫黄 樟脑 密陀僧各五 枯礬各五 月石各半 共

研末用米醋调匀老姜每日十余次立效

脱发癣又治牛皮癣

硫黄 文蛤 樟脑五 人言二分 各为细末大蒜捣成锭用

蘸抹数次立效

常年肥疮

五倍子一个烧灰一钱 桃丹一钱 白礬二钱 烧存十分 东丹

采樟脑各一钱末猪油调共研匀搽抹立效

治癧方 切忌孕婦

硃砂 白鐵 雄黃各二錢 輕粉 斑毛十六只 共為丸如

菉子大 派作廿服 每服火酒送下 住裂

又方 切忌孕婦

大米鹽二錢 斑毛十五只 共末 用麥麵為丸 作十服 入雞蛋內

煨熟食之 外用二服 可消

乳癬方 小兒口內生二洲 亦可抹即愈

苦參末 枯凡各 月石一 冰片七八分 研勻 甜油調擦

抹之愈

枯痔丹 治一切痔瘡 內翻脫落 上即脫

三十三

金花樟腦白礬各五分均末菜油調末干瘡乾掺亦可

點痣挑抹瘡凡瘡如黍子大可治豆大不医

石灰五錢土硃少許共末用鹹水調抹患中過干又點二十餘次有硬痂即止候脫如有痕再點

乳頭燥裂

蓮房二個燒灰為末加冰片五厘用香麻油調數次愈

婦人陰門

牡蠣五錢石膏一兩冰片二分均末香麻油調抹

鵝眼瘡

蜈蚣一條蛇蛻五分為末用鍋炒如栗子大用油將藥浸過放盞蓋上燃即愈

食二瘡方

陈皮 半夏 一两 茯苓 甘草 茯神 等分 用水煎服

每日一服 加黑 嗌饭 嗌食 嗌药 三四服 三剂

茯苓饮

党参 茯苓 白术 甘草 炙 附子 炮姜 水煎服 每日

干呕加 三四服 立效 去附子 加玉米 立可

常年呕吐

附子 薏苡仁 吴肉 川楝子 艾叶炭 附子 水煎服 吃三四服立效

珠黄散 咽喉吹

生石 珠 七厘 黄 五分 冰片 分 珠砂 三分 龙骨 五分 均末 用磁

瓶收贮

冰硼散

硼砂一錢 雄黃一錢 月石一錢 龍骨一錢 人中白五分 均末加冰

片一分 共研末搽頰收效

六分心丸 男婦

火硝一兩 以飯丸如桐子大 水開送下 每服二錢

又方

白豆蔻 丁香一錢 木香一錢 沉香一錢 各錢 均末 分服 開水送下五分

紫金丹丸 孕婦必忌 并治

薏根 石決明各錢 均末以飯為丸 硃砂為衣 臨卧服如

桐子大 每服十五粒 開水送下

天蟾化丸　治瘰疬痈疽背疮以成未成之际猛恐患者

猴狗珠砂各一钱　雄黄三钱　白矾五分　均末加黄占五分熔丸衣

先将蟾酥共研匀以丸，再称至大如豆三五粒，食后下，疾甚者早晚二服，不能出外，不致内攻，服此丸护膜心且散，痰自解走矣。

米字丸　又疗诸丸并治清凉解毒

归尾　羌活　延胡各五钱　乳香　没药各半钱　共末　以饭丸

如桐子大，临卧时以酒送下十廿粒皆可。

蟾酥丸

蟾酥酒化　轻粉　枯矾　寒水石　铜绿　乳香　没药

麝香　胆矾各五分　雄黄一钱　蜗牛廿一只　朱砂二钱　以上均末，先将蜗牛研烂，再入蟾酥

和匀，以加各药为丸，如绿豆大，每服三丸，热酒送下，出汗为效，再服三丸。此丸有回生之功，真宝也。

灵宝丹丸 治骨節酸疼痛

乳香 没藥各五錢 山漆 蓬莪术各五錢 以醋為丸桐子大每

服一二丸臨卧三白湯送下

水停丸 又治痢疾

信子 白礬各五錢 以蔥汁飯為丸如桐子大每服二十丸姜湯送下

諸消丸 又治驚風用中

五靈子 各椒 黑丑 水法為丸白開水送下

内消丸 又名

附子 木香 細辛 山查 青皮 檳榔 草果二錢 十味 連翹 十

桔梗 製大黄 牡蠣 炒吉 山大茶 巴肉去油霜 以上俱各

甘松 山柰 莪术 各等分 晒干为末 滚米饮为丸如桐子大 朱砂为衣每服多以米汁九六開水送

追虫去积 治久虫痛方

牵牛 黑丑 各等分 大黄 減半 各为细末 每服大人三钱 小人

右赤糖老姜汤送下不宜再吃 口一服临卧食

小金丹 治耳聋

降丹三钱 人言二钱半 斑毛十五 蟾酥一钱 巴豆 蜈蚣 十条 共为末 面糊为丸如粟米

至大压扁晒干放耳门上 临时用纸塞上一夜不溃

拨云散 又治喉毒肿痛

贝母 麻子 各五 铜青四分 火硝六分 麻黄 研细研匀放膏内上唬大 加僵蚕小葉子大

咽内锁痛方 喉痈有痛时可吹

三十六

火硝　白凡各半　月石五分　人中白　血竭　螺蛸　雄黄　龙
骨各五分　黑枣十个　青鱼胆将白凡收晒干加冰片一分均为末擦之
又含方　薄荷叶打汁过吹
雄黄五分　月石五分　薄荷五分　儿茶三分　龙骨五分　均末加冰片少
以饭为丸如黄豆大临卧时可含
癣二疮抹芸苔方　豆内吴付麻油调抹
月石　胆凡　枯凡少分　硇砂　青黛五分　均末研匀加清水一盏
研滴晒干将叶子加冰片三分听用
牙疳抹药方
火硝五分　白芷　樟冰五分　石羔三分　均末加冰片一分研匀

加青黛三分，用指揩之

牙红出血方 并治疮出血方

箬叶灰方三分 黄连三分 为末 加冰片三分 均末 指揩擦之即止

二香頭

蒲黄二分 火硝一分 冰片一分 均末抹患处即愈

走马牙疳

白螺蛳烧灰 火走 加冰片少许 共研匀 指揩之 数次三效

鹅口疮 小儿口内雪白一块 其皮可擦

人中白钱 月石一钱 青黛 薄荷叶一 冰片三分 西黄 珍珠各分 均末擦

毛翎抹立效

鼻痛搽方

六八切片 月石一分 雄黄六分 輕粉半分 黄連五分 均末加冰片一分

研匀以麻油調搽

脾疳方

雄黄少為末梅蘿卜樣七八斛塞鼻内三四次三效

點眼藥

芦甘石一錢 月石一分為末人乳點抹々時眼用點之

黄連 黄芩 柏 黄芩各三錢

眼中出血方

黄連切片又用丸三十粒煎出一半用布瀝去渣用

临产催生方

大熟地五钱 牛膝三钱 炮姜五分 当归二钱 川芎一钱 杜仲三钱 炙

绵芪五钱 全当归五钱 上桂十分 冬葵子三钱 炙甘草 水煎 另冲服

粉红丸膏方

朱砂下 铜绿 枯矾 漳丹各一两五钱 黄丹三钱 铅粉五钱

膝胫及 先血 收下 黄占 候冷 加末十分 布扎 为要

癣二疮方

白芷 雄黄 东丹 川椒 黄占各一钱 以桐油二两 五钱 十三

用朱砂 如先煎 为里三钱 用桐 收落 后加黄占 候冷 又用 下未 可用也

皮月热毒 恶疮

吳茱萸 姜黃 白蘞 白及 玉竹子各五錢 生半夏 鱉甲
五分 陳木香 各五 共研末以麻油米醋可調

拔毒

蜈蚣去頭足 五條 乳香 沒藥各一錢 雄黃五分 冰片一分 麝香一分 均細末

收功

赤石子 吳茱萸各三錢 象皮 血竭一錢 冰片一分 均末 研細收貯

八將軍玉散 治一切毒瘡 拔毒收功

又蛤蚧一對 蜈蚣去頭足 七條 蟬蛻七錢 去頭 全蠍十個 去頭足 明雄黃
三錢 大山甲砂炒 七個 冰片八分 麝香一分 均末 研細收貯

珍珠散 一名赤散 八寶丹 能治去口瘡 生肌長肉平
口收功 神效 出此散藥比西黃 真珠功勝十倍

珠子（捨取雲珠子大粒者，左者半片，捨去背側壓之，取用火上焙末研細）[illegible] 廿 石燕 一 土鱉虫 二十

血竭 [illegible] 冰片 研細 血竭 一錢 粉口兒茶 [illegible] 煅石 [illegible] 一錢

赤石子 焙 [illegible] 乳香 [illegible] 焙存性 均為末 臨用 [illegible]

再加冰片 [illegible] 研極細 [illegible] 磁瓶收貯

千捶膏 治一切瘡瘍腫毒 以患處 [illegible] 貼

乳香一錢 沒藥一錢 銅綠 [illegible] 蓖麻仁 七錢 杏仁 [illegible] 巴豆 三錢 [illegible] 七粒

松香 八兩 [illegible] 朱砂 [illegible] 雄猪膽 七個 麻油 [illegible]

臨用銀 [illegible] 攤用 [illegible]

[illegible] 此方藥名全

土荊皮 [illegible] 大斑毛 七只 蒼术 一錢 蜜陀僧 一錢 [illegible] 七個

三九

木鱉四个　砂灵七个　吴茱萸七分　白荆花七朵

生肌定痛散　名聖靈丹

石羔三钱　轻粉五分　龙骨五分　为末用少许涂疮上愈

桃花散

赤石子三钱　石羔三钱　轻粉五分　冰片一分　共为细末

研匀涂疮上　癞痘毒亦可收斂

火麻子一钱　去壳将捣加铜青少许　共末白放膏上贴

十香贴膏　十大帝贴膏　至太乙丹贴一切癞

疮疖疔疮　疮毒诸毒　疮未成即消　有脓

即溃　名撮开膏十张一六

疮疥门 赤游丹

轻粉一钱 生地一钱 黄连一钱 大黄五分 樟脑五分 共为末研匀先将炒熟鸡蛋五个去壳

白用蛋黄放锅子内用铁铫炒至黑见蛋黄内有油加麻油一杯

过滚去渣将油调药搽内服清热消毒饮

刘智远 治疥疮脓窠疥疮 忌荤口物

白芷五 硫黄五 仁凡五 为末用硇油山两先用油熬共熬熔用 末入硇油内将滚猪油入锅内候冷

为丸如弹子大用水放布扎之将药用煎滚抹每可二〇次即

愈云刮等后净以瓜皮

集香方 疥疮抹药方

川椒 蛇床子各五钱 雄黄 硫黄 石黄 枯矾 东丹 安桂

白芷 食盐 樟脑各五钱 研匀放在碗内将猪油二两熬油去 放锅子内熬烊冲入药碗候冷打匀为丸

弹子大用水浸布包用前方法

臁腂瘡 坐板瘡亦可抹

硫黄 雄黄 枯礬 東丹 海螵 白芷 輕粉 各等分 為末每

三錢 每用柏油二兩 熬至加黄占二錢 溶化入碗內候冷 攤紙貼 週日可

抹 洗二次去藥 瘡影自消

坐板瘡 并棺板瘡下部 鉛脂二三錢

大風子去殼 斑毛去足 豬油大蒜 共搗爛 去渣 白黄占上

枯礬不拘多少 溶化候冷臨用時加黄蠟三四分用 一二上

共研勻抹之即愈

五倍散

白礬 胡椒 吳萸 硫黄 烟膠 各等分 陰臁瘡

豬油 為末調搽 立效

護生散 治溼疹

苦參三錢　蒼术五分　水銀五分　研為末　用桐油夜燭調抹

二瘡二痒並臺方

苦參三錢　蒼术三錢　水銀五分　為末和棗肉為丸如彈子大　臨睡用舌尖舐半下微著於脚爐

內煙熏放上蓋好被頭包住被口留住出頭只一丸　得一刻時辰
去被身臥內虫從出入孔　忌熱物魚雞鵝

火丹方　治一切火丹遊瘡治大宿兼治蛇纏

三黃丹　大黃六分切片另黃連一兩共研七厘再黃連五分

黃芩　黃柏　大黃各六分切片炒五分　共為末　用麻油調抹

肥瘡方　治黃水瘡

東丹一兩　白礬七分　蟾蜍十一個煅灰一錢　共為末　白酒調用
前未用麻油亦可

先將猪油煉熟調抹此瘡亦不必洗即好

遠年臁瘡　不論皮爛瘡甚效

松香　銅綠　白凡各　鹽粉　面上照火燒　等候枯　取滅火　再加

東丹　樟腦各三錢　均末　桐油一兩　或用豬油　刮頭捆扎　乾抹愈

何首烏二錢

土荊皮　白鮮皮　南星各五錢　大風子肉廿粒　丁香一錢　杜仲

白芨　蛇床子　斑毛廿只　均末　加樟腦五錢　研勻　入九明礬用
大瓶燒酒浸入瓶內三三日後可用

鵝掌風　治手足皴裂

川槿皮　白鮮皮　土荊皮各五錢　斑毛四只　均末　浸二兩燒酒
鹽水日夜可抹洗

又方

肉桂　蛇床子　五倍子　黃柏　二錢　一錢　鹽粉　調抹　先以　洗　方可抹

眼赤痛方

石決明 夜明沙 黄金卅 威靈仙 白菊花 二錢五分

煎湯代茶

金箍散

鳳仙花 大黄 五倍子各五 人中白五 三錢 陳久粉 又泳

入為同以仙黄為末米醋為調抹

耳内生瘡臭爛

黄連下五倍子炒枯共為末加口瘡藥用芝麻油調搽

搽之立效

偏墜疝氣方 又名小腸氣

归身 橘核 青皮 吴茱萸 半夏 各一钱 白芍

茯苓 二钱 川楝子 一钱 小茴 一钱 炮姜 五分 水煎服

数次立效

二 瘰疬仙方 用地栗数斤大酒浸七日久服必愈

白丁香研末 朴硝末 甫捶二斤去皮 取肉炖烂食

用浸七日早晚服於捶二个自个痛

小便淋闭

炙鸡粉 一钱 大黄 一钱 入鸡蛋内蒸熟 去壳 用好酒

送下每日服一个 十个自愈

白浊初起又治尿胀

白菜末下入豆腐漿水內送數次立效

治蛇咬傷毒及諸毒

蜈蚣蛇殼炒二錢共末分作三次服即消

一切毒瘡毒癬

蜈蚣三条白芷五錢共末作四五服數服立愈

蛀脚爛方

黃柏二錢烏梅五個燒存末毛朮五分滑石二錢牡丹皮大黃五分

姜黃五錢白信下為末香油調搽退行之

一兩煎二膏

麻油二斤方八九兩煎枯去渣加丹春夏十五兩秋冬廿七兩徹火收膏

白玉膏

豬油九兩 煎去渣 於黃占二兩 鉛粉四兩 樟腦一兩 收膏

紅夫膏

麻油八兩 黃占二兩 煎熔 加粉丹佳二兩 銅青 枯礬 各八分

輕粉二錢 樟腦 乳 收膏

出血不止 是二錢用 龍骨 冰片 分水 飛淨二錢

樟腦二錢 各為細末 合用

黑夫膏

麻油八兩 煎枯去渣 加黃占 又白占二錢 收膏 加樟

腦二錢 輕粉二錢 銅青二錢 再收為度 白蠟 銅青 加鉛粉 丸 朱

煉前益法

昇黄灵丹

先砒白凡各半 照凡每 加水銀又研末勻用罐十兩

底火盖子將金引碗口盖用布泥封口不至衝碗

另須燒香三支候冷取用丹已成擦上一夜將

紫灵丹

硃砂五錢 硼砂 硫黃二錢均為末 加水銀又照前法再昇

此用外加黃連末 屋外黃外火黃下為末用紫

次入紫日三次 再燒又紫灵丹凡二六用外加大黄二分

為丸治十服此並治一切土蟲瘡 足熱並物

红灵丹

火硝五分 白礬五分 為末 照前方法合研用是也

白降丹 一名銷冰 一名順形

火硝 綠礬 食鹽各五分 研末 先用微火燉于倒合瓦碟上

碟下用水 碟中用濕布封口 將瓦盆十覆碟口呈一上用

稻柴灰壅覆罐以周圍了上用炭火二支香一炷二撤二起

兩度

二炷香有二兩以九許即膠或二三石至五六石彭調如凡大

如棗子大如手麻 用之有膿即潰 一潰毒出淋痂斯不

知痛 痛者丹知之 痛者不生 此大奪命之靈也

食之癢一方

陈皮半分 茯苓 甘草 茯神 各等分 用水煎服 每

日一服 临卧八九嗽服药三四次

臁疮抹方 临卧时

将蟹数只搗烂 去渣加冰片少许 抹上三日效

顽癣方

土荆皮五钱 白鲜皮 白及 各为末 醋调 用绵纸包好封

癣上自可用

太乙膏

元参 白芍 羌活 白及 甘草 白芷 生地 大黄

独活 各五钱 当归 赤芍 十味 大熟地 十五 人参 麦冬 肉桂 十五

茶叶丁

松蘿茶五錢 川黄柏一錢 川貝母一錢 黄芩 佛手二錢 人言五分半

用豆腐煮煉三次 明礬五分 丁香各半 以上共研細末 江米湯送

下疳脈平

蜜陀丁 治肝胃心氣之痛

蜜陀僧二錢 杏仁七分 黑棗五枚 烏梅五分 人言一分 加烟灰

下有蓋另五味共研細末 用黑棗去核搗爲丸

入棗内每服七分空心湯送下

毒丹丁 治毒瘡爛腫

川山甲炒 輕粉五分 人言二兩 丹 豆腐内煮製三次 蜈蚣三

参蒲形尾 人黄一钱 全虫七个 大黄一钱 以上共研细末每
服一钱用灯心竹叶汤送下 如咽喉肿痛 牙疼者用井
至瑞解之下愈

三白丁 治三阴疮疽

白矾三钱 二钱 硇砂煅三次 又白明矾一钱 白飞面 各
共三味研末为丸如黄豆大每服二八粒经
六粒

三红丁

红砒一钱 石膏煅三次 一钱 砂末 雄黄五分 共为末飞面
为丸如黍米大每八丸 经者六丸 井水送下 此方

琥丁治氣喘

人言三分醋浸製二次 下 以火工 梔子 飛去黃 白礬一分

治共為研細末 金銀箔為衣 共為末為丸如綠豆大

每服七八丸 輕者五六丸 淡姜湯溫送下

急樣半治痧疾每溫開用分次送

紅殺錢 黑丑錢 木香錢 白丑錢 大黃錢 巴霜去油五

青黛錢 檳榔錢 以上八味共為細末 每服五分 用砂糖

三錢水姜五片 煎湯送下

一升三扁散

樟腦 吳萸 蓽撥 硼砂 朱砂 各等分為末 加冰片 更妙

止白丹

瓦楞霜 乳香 海底灰 僵蚕 血竭 石燕 中布

花蕊石 龙骨 象皮 白占 各等分 加冰片更妙

外麻药方

闹羊花 生川乌 蟾酥 生草乌 胡椒 生南星

生半夏 冰片 共为细末各等分

七大毒锋治岂不止

松香 瓦楞霜 三七 冬青 天虫 黄荆叶 各等

分为细末 立宜使 润敷神效

代痛散 治伤

韭菜地内白頸蚯蚓紅糖共搗為丸用陳酒
送下即愈
治瘰癧方
活蟹六只量多少破碎盛瓶内用泥封好火上煨
乾為度後以研末陳酒送下每服二錢
三仙丹 治一切瘡毒仙方
生南星一錢 巴豆霜五粒去油 硃砂半分 二味共研末為
為丸如菜子大每服七粒井水送下
白玉丹 治五臟七疳
巴豆霜五分 大黄一錢 甘遂 檳榔五分 黑丑一錢 白丑一錢 續隨子一錢

鸡内金五钱 砂仁弍钱 玉菓分 桔梗八分 生甘弍钱 共

为细末为丸 每服三分 用井水送下 如泻三次

用黄米汤止之即愈

八利丹 治内伤

巴霜钱 田季弍钱 乳香三钱 没药三钱 硇砂钱

当归工 生半夏弍钱 雄黄弍钱 桃仁弍钱 䗪虫三钱

共为细末 每服八厘 陈酒送下即愈

治头痛

麦芽三钱 麻黄三钱 荜拨四钱 共为细末 入鼻内

雷公丹 治脏腑瘀塊

巴豆去油 大黃七分 牙皂下 黑白丑頭末 雄黃下 右各分

五味共為細末 每服七分 用米飲汁七分 水二姜七片

煎八分送下 用米湯亦可

十二太保丹 治水腫脹

延胡索下 官桂下 枳實下 黑丑下 陳皮下 二十一善下

良姜下 木香下 胡椒下 茴香下 蓬朮下 三棱下

共為細末 每服八分 一姜湯送下

血虫方 治蠱

南貨店買 仁母石 延胡索貝 黑丑 丑各五分 榆皮 南貨店買

先服前 不必 右五六味 共為細末 蜜為丸 如黃豆大 井

水送下

五香串 治胃寒之痛

巴霜五分 小茴香一分 丁香五錢 木香三錢 乳香去油 沒藥一錢

山楂一兩 莪朮二錢 小朴五分 青皮一錢 檳榔一錢 陳皮三錢

枳殼二錢 黑牽牛 玉金五分 官桂五分 共為細末為丸如

綠豆大 每服五粒 井水送下 用姜湯更妙

甘露丹 治時疫之方

松羅茶五錢 雷丸二錢 山楂一兩 檳榔三錢 丁香一錢

雄黃飛過二錢 黑白丑二錢 茵陳二錢 枳殼一錢

蒼朮二錢 共為細末 麵糊為丸 硃砂為衣 如綠

豆大每服十五粒半姜湯送下

大串

巴豆七粒去油 大戟二錢 生牽牛二錢 生軍一兩

莪朮二錢 三棱一錢半 夏二錢 檳榔二錢 共為細末為丸

如芡子大每服十丸米湯送下

小串

檳榔五錢 黑醜二錢 甘遂五錢 木香二錢 皂角五錢 雄黃五錢

巴豆三粒去油 大戟五錢 共為末每服五七八分每天減

式一 滾湯送下

七十二種風方

生四相钱 生山乌钱 当归七分净 江花尔海风露三钱又冬

薄荷钱 以羌活作以独活 千斤稀莶草三钱 地枫子 左秦艽

天麻 南木瓜钱 五加皮钱 川牛膝钱 白术钱 乃以甘草七

生白芍钱 熟地炭钱 生地炭钱 官桂半 蛋苏木

虎骨五钱 生甘草七分 千年健 平 土鳖虫钱 白芥子七

川乌钱 枫茄花大三朵 共为末 每服五钱 用黄酒引 并服

酒送下

上中下三部伤 并宜六

全当归钱 厚杜仲 乳香 没药钱 散红花 川木小青皮钱

以上共四两粉末 每服末五钱 陈酒送下 仙丁 桃仁钱

自然銅三錢　無名異三錢　五加皮五錢　粟殼香附子四錢
參三七五錢　製乳香三錢　延胡索六錢　川桂枝七錢　土鱉虫
正桑枝七錢　杜仲末七錢　地鱉虫七錢　生牡蠣　共研細末
每服三錢　熱陳酒送下

老牙丹　治牙瘡
乳香　明凡　兒茶　龍骨　麝香　冰片　各等分
共為細末收好

秘方　水腹脹
用野蘿蔔子　研泥　和末　粥丸　服三錢　可服
隔下收神

去腐方

当归二钱　牛膝一钱　杏仁一钱　青娘三只　红娘三只　斑毛三只　研

附香木共为细末，每用一分。

回生第一仙方　专治跌打刀镰伤及自刎、缢死、打死、溺水等，凡系伤重气绝，

绝，只要身体软，心有微温，用前药灌服，即刻回苏，候一气绝

于开拔一服，流大便，不必惊心，更妙。惟身体强硬难救。治

时用烧酒冲下，如不能饮，用烧酒化开，灌下，打一瓶，一只气满，尺

此遇方开紧闭，必须打落牙齿，只须用长发二个，用线打断，

用手撑开牙关，自开。用即撬开口齿，灌药之后，方用法

宜多夜，灌入喉，救活，内外宜避风，调养，如胸中二经痛，乃是

痰，只未尽之余，饮上脚痛涌，自此方所费不多，实在大有

起死回生之妙，屡试屡验，千斟万酌，如存心济世，刊方传

各处，村流传，功德无量，每服不过一分，轻可

免。

活地，鑿夫、去耳、五丸，二钱，黄(?)，务要真的，生(?)流，糜，合食不放，此大拙

杭城东乡，离司镇十里，方园内所出者佳，其余米

下倉底及有積處炒淨末四分　自然銅另包以上用炭火燒紅以醋淬出到取出再淬共九次者妙研細淨用二錢　杏子去　真乳香用燈炒炒去

同炒枯以共研末去灰淨用末二錢　真陳血竭飛淨二錢

真硃砂飛淨一錢　巴豆去殼先研用紙包壓去油次去淨油用淨末一錢

右藥揉勻共研末收入小口磁瓶用蠟封口勿令出氣

為丸

跌損骨斷接骨秘方

肉桂平寸香示細辛中三七衣中全虫下去頭

猴子骨炭火共研細末用黑棗三斤打成為丸如黃豆大用時於油拌臨用時研碎放二錢三錢上貼兩太陽

下注偏正頭風頭疼頭痛

七厘散

血竭一兩 乳香五錢 辰砂一錢二分 没藥五錢 紅花一錢五分 射香半

兒茶二錢 冰片一分半 共研細末收好 臨用治一切跌打損

傷等症 三四分見功

行軍散 治一切痧症

薺牛麝黃一錢 真珠一錢 腰黃二錢 辰砂二錢

月石二錢 大泥一錢 金箔卅張 姜粉一錢 琥珀一錢

以上均為細末 用磁瓶收好 勿令泄氣

卧龍丹 治痧症開竅

燈草灰一錢 荊芥炭一錢 寮蔴四錢 麝香二錢 蟾酥四

冰片二 大錢二 犀黄六分 另是外用 羊屎分

以上均研細末用磁瓶收好其臨世氣

又方 犀黄六分 寸香一分 大泥片一分 蟾酥七分 貝母五分 竹蛤灰五分 月石一分 雄黄炭五分 不食草二分 五倍子七分

鵝毛眼藥

寸香一分 梅片六分 真熊膽一分 血珀一分 紫甘石五分 飛辰砂一分

人馬平安散

白蔻仁 又丁香各一分 不食草一分 蟾酥五分 牛黄五分 仁 雄一分

飛辰砂五分 大泥片五分

腰流方

屋搚子 黄魚鰾 三兩 一夜 ……

共研细末当鼻烟吃

青蛤散

青黛五钱 蛤粉五钱 煅杉木灰 柏香五钱 松香五钱 煅石膏三钱

冰片少许

疣胆方

五倍子三钱 苏叶七钱 草三钱 栗子大点下大呢下又有上方

用赤石子八分 红毒少许

烟瘾方

乳香三钱 没药三钱 元参三钱 燕叶三钱 丹皮三钱 牛膝三钱

苍耳子二钱 秦艽三钱 二钱 以上用具共研 调洗

眼〻癬方

雄猪甲爪 眼凡入雄猪甲爪内炙黄 麻油調敷

青黛散

月石 生青黛 五 兒茶 二分 薄荷 生甘 人中白 各五

大梅片

八寶丹

乳香 没藥 龍骨 鉛粉 血竭 一 兒茶 赤石脂

象皮 大梅 以上均一錢為末

消散方

肉桂 川連 大黄 黄芩 川牛膝 黄柏 生地 以上均用三錢

冰硼散

用牛熟大栀子五斤 五月五日午时用信盐朴硝外又水三碗入锅内浸栀子共水拌过栀子三指

浸一夜 再晒七日 防风 荆芥 薄荷 川芎 以上为末

甘草 桔梗 以上 以上均研末拌入罐七日七夜取栀晒干又浸又晒以汁净为度用栀子上面白霜收贮丸

用取栀子一斤 冰片二分 口内以北芦荟五分 大日一疾 吹之 川内芦荟则有清方 以治烟喉之疾之涵

熊狗溃方 此方恐其不对 因于时两页以误传误

大黄五钱 巴豆去油五钱 巴豆 滑石五钱 甘草五钱

治妇人血治不止

猪牙皂 蚕蜕 用药服之立见其功

胃气痛秘方

華池又老喜又志內又 三時共前乾咽之吐出矣

末末氣遠不散矣

右為徐四溪手定秘方

外科傳薪集

外科傳薪集

《外科傳薪集》不分卷，抄本，一册。清馬培之著。是書高二十八點八厘米、寬十七點四厘米，版框高十九點八厘米、寬十三點五厘米，四周雙邊，白口，單魚尾，每半葉十行，爲裘吉生藏抄本用紙。有封面、序言、目録。封面題書名，目録葉首行載『孟河馬文植培之著』。目録前有民國醫家無錫周小農序一篇，記述是書來自馬培之再傳弟子許恒，周氏從許氏處借來抄録而成。其序言落款『無錫周鎮小農别署伯峯識』，其中『峯』字顯係抄者筆誤，用紅筆改正爲『華』，可知此本當據周小農抄本謄録。序言葉有朱色方形鈐章三枚，從上至下分别爲『紹興裘氏』『讀有用書樓藏書之章』『中華書局圖書館藏書』，目録首葉、正文首葉亦有『中華書局圖書館藏書』印，係裘吉生舊藏。

馬培之（一八二〇—一九〇三），名文植，江蘇武進人，爲明清孟河醫派四大家之一，曾應詔入京爲慈禧診病，聲望大振，人稱『馬徵君』，外科著作有《馬培之外科醫案》《醫略存真》等。許恒係馬氏弟子鄧星伯門人，生平不詳。周小農（一八七六—一九四二），名鎮，字伯華，江蘇無錫人。十七歲隨同鄉鄧羹和學醫，復得名醫張聿青傳授，精勤不倦，撰有《惜分陰軒醫案》《周小農醫案》《周氏集驗方撮要》等。

是書名爲『外科傳薪集』，然内容包括兩部分，前載馬氏《外科傳薪集》，後附《許恒君傳用法》。《外科傳薪集》載外科治方二百二十首，所治病證涵蓋諸證，每方下記方名主治、組方劑量、製法服法，多以藥物服法爲主，醫理治則較少。如馬氏所推崇的『外科家第一妙方』金龍丸，藥用番木鱉、甲片二味，服用頗有章法，首先須按病位加入引經藥，頭面加川芎、羌活，腰間加杜仲，足膝加牛膝、木瓜，肩背加角針，兩臂加桂枝，兩脅加柴胡，咽頭加桔梗、甘草，跌仆加紅花、歸身。服用時又須分年老、新産、男、婦、年歲等，使用不同劑量。又醫囑服藥後可能出現的變化，『如冒風，覺周身麻木或發抖，不必驚慌，過片時即安』，醫者之心、方圓之法盡顯其中。部分醫方具有顯著的時代特徵，如『林文忠公戒烟靈丹』『英夷戒烟丸』『仿西洋眼藥』等。書中有少量按語及出處，如『衛生丸』下注『廣東陳利濟出』，『法製半夏』下注『蘇州戈氏』，『小蟾酥丸』下注『抄硯農選録中』，『藥兜肚方』下注『抄静香樓案下』，『紅膏藥』下注『即外科至寶千捶膏，倪氏家藏之方』。書末附《許恒君傳用法》，包括『外科要用』『做攤膏藥布』『攤膏藥法』『膏藥用法』『凡貼傷膏』『燒膏藥』『用膏藥法』及雜方二十餘首，主要闡述外用膏藥的製備方法和使用宜忌。

裘吉生編纂《珍本醫書集成》收有此書，抄本内多有增删乙正及排版説明，當爲《珍本醫書集成》據以排印之本。封面寫有『珍38』字樣，宜是編者將此本列爲《珍本醫書集成》第三十八種（實編入第三十六種）。整理本與是書相比，删去少量醫方，如『截瘧丸』『陽和解凝膏』等，并修改部分方名，如『犀黄丸』作『西黄丸』，『專治洗囊風』作『專治腎囊風』，『梅礬散』作『枯礬散』等。其中『梅礬散』改作『枯礬散』有誤，將白礬煅乾即爲枯礬，而梅礬製法較爲複雜。《尤氏喉科秘書》有云：『製梅礬法，取大青梅圓嫩而脆者，先切下殼蓋，好好去核，再研細白礬末，捺入在内，仍用蓋覆之，以竹針簽好，過一宿，明早用炭火煅之，其青梅灰燼無用。其梅内燒過之礬，輕白如膩粉，味及平酸，收貯磁瓶聽用。』可知二者性味功效當皆不同，不可徑改。又，抄本中縫有頁碼，正文起于第五葉，卷端題『馬培之外科傳薪集』，并『同學許恒外科傳』，録『消疔用拔疔散』『敷藥』『内消丸藥』『定痛丸』『長肉拔毒藥』等方藥及適應用法，而第六葉又另起卷首，題『外科傳薪集，孟河馬培之纂，後學許恒鈔傳，浙杭桂良溥校訂』。今《珍本醫書集成》以第六葉爲卷端，察抄本第五葉天頭有『此頁可删』之批語，所删内容仍可資參考。因此是書雖已有整理本版行，但仍具有重要的研究價值。

（張雪丹）

目録

外科傳薪集

序　一頁

目次　三頁

正文　卅頁

附字

外科傳薪集　全

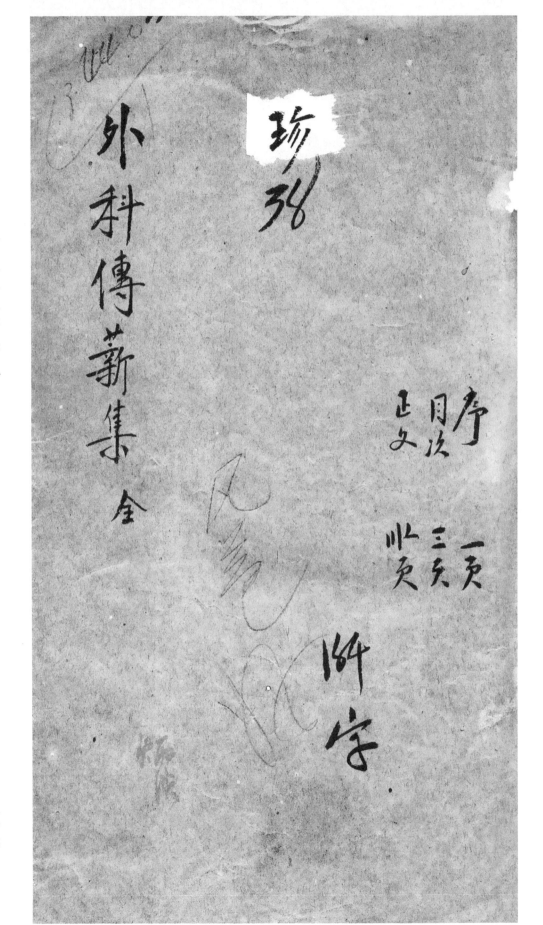

余素不諳外科壬辰歲初就鄧羹和先生讀內科書和其婿
星伯從遊孟河馬培之徵君徵君擅長外科有方書備載外科
諸方即傳薪集也許恒氏曾從星伯君學故得是書余向之
假錄一過什襲以藏之今丁酉歲暮背患搭手重如負數千錢
因家境艱難未延專科治但外敷出毒收口之藥均將此書檢方
用藥化重為輕幸而獲痊故將得書緣由識之如右

無錫周鎮小農別署伯華識

外科傳薪集

孟河馬文植培之著

目錄

中和散　清涎散　平安散　清涼散　涼血散

生肌散　清陽柳華散　牛黃水蓮散　丁桂散　~~[illegible]散~~ 薑芯形

清涼膏　陽和解凝膏　背疽夾青　化腐丹　九一丹

赤靈丹　三黃丹　金素丹　黑龍丹　蜓蟾丹

蟾酥散　補脬丹　八寶丹　四寶丹　黑虎丹

八將丹　十寶丹　消疳丹　三星丹　文星丹

蝦蟆丹　斂疳丹　金丹　金不換　大金丹

家寶丹　五寶丹　九轉丹　去觧丹　去腐丹

海浮散　二仙丹　青敷藥　黃敷藥　黑敷藥

八寶丹　五寶丹　東坡四方　秘藥加料　小兒頭瘡

定心化痰丸　青黛散　参术散　定痛丸　定痛丸

馬氏八將散　秘製白龍丹　止嗽散　解毒散　和中丸

收痔散　三黃丸　蛇蛻洗方　牙痛散　移花散

絛溼丹　定痛丹　截瘧丹　白灵丹　止血丹

太乙丹　截瘧丸　陽和丸　治目多眵淚葯　治螳螂子方

仿西洋眼方

以下第二次集

傷丸　哮喘神效丸　五癇丸　五香丸　壳峯治疝丸

兌金丸　哮喘丸　蟾酥丸　醒消丸　黄金丸　平安丸

琥珀多寐丸　胡連追毒丸　胡連閉管丸　七香丸　保童肥兒丸　祛風換肌丸

神效種子丸　蠟礬丸　青龍丸　痤班丸　白毛指

通音丸　消管丸　鯉鱗丸　賽犀丸　仙苑丸

治老人不寐丸　戒烟丸　致和丸　戒烟丸　痧丹丸本

衛生丸　保靈丹　胃灵丹　伯眼药　水眼药

眼藥　止嗽藥　以下共先父用方

疮花散　八寶丹　吹藥　吹药　解毒丹

翠雲散　珍珠散　梅花丹　蜜痰丸　化毒丹

搨药　眼癬用　蛇床子散　提淹药　紅膏药

黑瘡藥　伯瘡药　以余三並照芸刊芝三其錄又轉亦共壽本抄

臁瘡膏　黄連膏　夹紙膏　夾紙膏　烏金膏

清凉膏　玉仁膏　北庭丹　蛇咬解毒丹　人参胎產金丹

秘藥餅　神燈照　專治頸項瘰癧痰核馬刀失榮等症方

一掃光　紅銅片　桃散膏方　咽喉症方　陽和解凝膏

五叔丸　頸耳諸瘡方　臘梨頭瘡方　小兒頭瘡方　根毒膏

治囊漏 汲孝西 春水　專治洗囊風 止痒消風 止溼　敷藥方　藥條線

耳出臭膿　耳中膿水不乾方　專治頸項瘻小瘡丸　[illegible]　移藥黑虎散

癬藥　活絡丹　楚恩公戒烟靈丹　長肉商紅膏　生地膏

百部膏　腐瘋膏　去腐散　消腐散　換氣戒烟丸

法製半夏　硯農氏選錄中 小蟾酥丸　清涼散 以下皆自任命　去腐丹　八寶丹

藥兜肚方　瘰癧未全　瘍科心得集　外科金鑑　必勝看症候

外科正集　咽喉指掌　全生集

馬培之外科傳薪集

同學許恒外科傳 用伯承[illegible]二張所書心法也

消疔用拔疔散 八將散 治流注腿癰等症其性平散 平安散 治濕熱流注熱癧紅腫等症又

能消散瘰癧痰塊其效如神其性清散 醍醐散 治痰塊不紅等症其性溫散 麝香散 治陰寒流注寒濕等

丁桂散 同上二藥性皆散有火者不宜 敷藥 如 青圍藥 專治熱毒紅腫等俱用絲瓜叶汁調癰用蜜調疔瘡用菊花叶汁調治大

頸癧用鮮青盤打汁調 黃圍藥 與上同 墨圍藥 治陰寒等症或用醋或用酒

內消丸藥 萬靈丹 無論何症皆可服之每服或三分五分至一錢云查待批外科便知其中奧妙 [illegible]洞丹 治流注外瘍

等每服一丸或半丸 茯苓丸 即土茯苓一物研細末為丸專治下疳每日早晚三次每服三四錢 陽和丸 治陰毒流注等每服二三丸陳酒下

西黃丸 治法在傳中 化丸 治肺癰肺痿萬試萬靈每服三錢(即貝母丸) 三黃丸 同上

定痛丸有二種皆立能止痛每服一錢 金龍丸 治法詳傳中 定心化痰丸 治痰[illegible]每服五分

至一錢

長肉拔毒藥（在後如）　去腐丹 拔毒　雄麝散 用法見簿中

九轉丹 開刀後藥線上用 又能去腐肉　五寶丹 拔疔毒　化腐丹 提膿化腐肉

滲血散 其先父亦用此改名鹿花散其色也長肉用之　八寶丹 長肉生肌凡瘡口難斂神效有二種此麝用馬八寶丹云

海浮散 諸藥不能長肉此藥大奇效 又能治跌仆或吮或和入散膠粘　滋毒錠藥　十黃散 即石鹽煆黃柏等研末不痒而頂錠 重藥

蓋正散 頂重　燥濕丹 俱用麻油調塗 頂重可治癢云

一、凡長肉拔毒藥須要研之極細無声恐其痛也

一、凡丸藥須知服法乳齎頂好橘絡或橘核湯送　流注生在腿膝用桑枝湯送 凡生在身上者食後服下身空心服

有款

外科傳薪集　孟河馬培之纂

後學許恆外科傳鈔　孫詳年青而紅腫白滴綠稀薄

浙杭桂言濤校訂

△冰梅丸 治咽喉風痰緊閉不能言 治紅腫疼痛用之立效　大青時梅 二千个　大梅片 二分　川連 二分　西瓜霜 二分　硼砂 分半　水飛青黛 分

細薄荷 分半　粉甘草 分　荊芥穗 二分　象貝 去心 四分

製殭蠶 四分　淡黃芩 蓋水炒 分半　上雄精 二分　製半夏 二分

右十二味各研細末，將大青梅去核，內以明礬放丸上煅至礬枯，去礬，將梅肉搗爛和上藥末為丸，如龍眼核大，以磁罐收貯。臨症用一丸放舌上，化下為度。

△陽和丸　上桂心 一兩　麻黃 五分　炮薑炭 五分　共為

細末灑水為丸 新增白芥子三錢 鹿角霜五錢

△犀黃丸 治乳癌瘰癧痰核流注肺癰小腸癰等毒 每服三錢陳酒送下 上部臨臥服 下部

患服 炙淨乳香 沒藥各一兩 麝香半錢 西牛黃三分 雄精五錢

丁右藥共研末取飯一兩打爛入末藥再打為丸如蘿蔔子大曬

丁乾忌 每服三錢熱陳酒送下醉蓋取汗酒醒癰消痛息

△琥珀蠟丸 治癰疽發背已成未膿之際恐毒氣不能外出必致內攻預服此丸護膜護心散血解毒功效甚大每服在日晚卅丸白湯送甚者日二次

白明礬一兩 黃蠟一兩 雄黃一錢二分 琥珀一錢研極細 朱砂一錢二分

蜂蜜二錢 先將礬雄珀砂四味先研細末再將蜜蠟入銅杓

內溶化離火片時俟邊稍凝入上藥末攪勻共成一塊以一人

將藥火上微烘衆(火)急丸如小菉豆子大用朱砂為衣瓷罐收貯

△三黃丸 治懸癰紅腫熱毒瘡痛大癰楊梅廣瘡結毒等症速服十次甚驗全愈 熟大黃三兩

乳香 沒藥各五分（去淨油者） 雄精五分 麝香三分 犀黃三分 新增雄連三分

淡芩（酒拌晒干）五分 先將熟大黃酒浸透入碗隔湯蒸軟搗爛然後以乳

香沒藥雄麝犀五味末和入再打千搥為丸如梧子大每服一錢

△通聖丸（治一切陽毒小兒疳瘡） 防風 桔梗 麻黃（去節） 甘草各一兩

當歸 川芎（酒炒） 滑石一兩各 白芍（酒炒） 石膏（煨） 白朮（土炒）

芒硝（酒浸焙乾） 連翹 黃芩（酒炒） 黑梔 薄荷 荊芥各五錢共為

細末水泛為丸如綠豆大

△蛇咬解毒丸（其效） 白礬 甘草五錢 雄黃一兩 五七兩

白芷一兩 青木香一錢 川貝一兩 五靈脂一兩 硃砂一錢 共為細末

飯糊為丸硃砂為衣

金龍丸 治一切疔腫并跌仆損傷筋骨穿骱骨癰疽兼治男婦大小頭項瘰癧及乳串流核痰氣滯凝痞核發癧

番木鱉四兩米泔水浸三日刮去毛皮切晒麻油炒透 甲片五錢炒斷烟 共為末以黃米飯搗勻為丸桐子大每服五分量人酌減按部位用引經藥煎湯送下宜煖睡勿冒風如冒風覺遍身麻木或發抖不必驚慌過片時即安初起一二服即消已成膿者服此自能出毒不必咬頭開刀誠外科家第一妙方也

引經 頭面川芎五分羌活 腰間杜仲五分 足膝牛七五分木瓜 肩背角針五分 兩臂桂枝五分 兩脇柴胡五分 咽頸桔梗五分甘草 跌仆紅花五分歸身 年老氣血衰者服四分 新產半月內者服四分 滿月服五分 男婦瘰癧痰毒夏枯草湯服或酒送 小兒週歲以內服九粒 週歲以外服十一粒 三歲服十五粒 四五歲服十九粒 六七歲服廿一粒 八九歲服廿一粒 十歲服三分 十五歲服四分

3

廿歲以臨大人服法，小兒不能吞服，以開水送或甜酒調化送下

△五龍丸（即救流注丸，治半陰半陽及眼口便毒鶴膝瘋症） 鱉魚甲片土炒 金虫酒炒

槐米炒 殭蠶炙 土貝母研各兩 麵糊為丸，每服[illegible]，陳酒送下

△自製霹靂丸（專治一切吐瀉冷麻痧） 桂枝兩 川椒兩半 良

薑半 乾薑兩半 蔻仁兩半 小茴香兩 公丁香兩 防風兩半

降香兩半 附子兩半 蔥白頭兩 檳榔一兩 烏藥兩半

木香兩 蓽澄茄兩 草果兩 吳萸兩 菖蒲兩 細辛兩

生晒研末，水泛為丸，每服三錢，開水送下，小兒減半，孕婦忌服

△琥珀射星丸（治痰迷心竅） 辰砂 琥珀 射干 真陳膽

星各等分，研細末，用豬心血和丸，金箔為衣，如小梧桐子大

△回陽散（治癰疽陰瘡，色不變，漫腫無頭，堅硬疼痛，風痺腳氣，手足麻木，筋骨不舒，寒熱流注，鶴膝風等一概療之）

煨軍薑兩 肉桂半 赤芍炒二兩 南星兩 草烏炒兩 白芷兩

共為細末以熱酒調敷

△拔疔散 治一切疔瘡以膏蓋之未潰即散 或用荔枝肉打爛敷之亦救 月石半 雄精半

千金霜半 巴散半 鐵鏽半 活磁石炒半 麝香三分 梅

片二分 珠砂五分 蟾酥三分 研極細以磁瓶收貯

△黑虎散 治一切無名腫毒 膏以蓋之 麝香半 梅片半 公母丁香各五

蜈蚣七條 大全蝎七個 穿山甲七片 大蜘蛛七個 瓦焙 加腦砂三分

更妙 共為細末用磁石器收貯

△金黃散 治癰疽發背諸般疔毒跌仆溼痰流注大頭時瘟漆瘡火丹風熱天泡肌膚赤腫乾溼腳氣婦女乳癰小兒丹毒等

天花粉斤 黃柏五兩 薑黃 大黃各半 白芷半 紫川樸

陳皮 甘草 蒼朮各五分 天南星五分 白芷 乾為末以磁器收貯凡遇紅
腫皮夏月以冷時用茶湯同蜜水調敷如微熱欲作膿者以葱湯
同蜜水調敷如漫腫無頭皮色不變附骨癰疽鶴膝等俱以葱
酒煎調如天泡火丹遊丹黃水瘡俱以板藍根叶搗汁調和湯備
麻油調其次諸引又在臨用之際順合天時調窺病勢也

△麝香散（非馬氏八將散 蟾酥散下） 川草烏各錢 細辛錢 肉桂錢
麝香五分 乳香 沒藥各錢 丁香錢 附子錢

△雄麝散 治一切癰疽發背初潰時用之化腐定痛之要藥也 楊梅瘡方 頂丁字麝香一錢
真雄精一錢 淨色霜錢 右研細末時磁器收貯勿令出氣

△二味拔毒散 治風濕諸腫痛瘡疥癬 雄精 明白礬 各等分為細末用茶調以鵝翎蘸掃患上

△四虎散 治癰疽硬腫厚如牛領之皮 不作膿腐用此甚效 天南星 草烏 半夏
狼毒 各等分 細研用豬腦子 全搗敷留頂出氣
△鐵箍散 治癰疽以後將潰已潰時根腳走散 不收斂者用此 銅綠 半 明礬 半
膽礬 三錢 五倍子 微炒 二兩 白芨 半 輕粉 鬱金 二錢 麝香 三分
研細末用陳米醋一碗杓內慢火熬至一小杯候起金色為度待溫用
上藥末攪入膏內每用熟溫用新筆塗以綿紙蓋上根自生收不
散
△推車散 去多骨又治 磨出[illegible] 蜣螂虫 焙存性 為末摻於骨上骨自出
△移毒消腫散 生於骨際及膝上不急治 難以收功以此藥移之 紫荊皮 炒 五兩 赤芍 炒 二兩
川白芷 一兩 不可炒 石菖蒲 一兩 不可炒 獨活 炒 一兩半 共

為細末以好酒和葱白五茎煎滚調搽不必留頂一日一換以消為度

△追瘡散 用治一切瘡癧疥癬 大黄 石膏 黄柏 蛇床子各半

硫黄七分 明礬一 樟冰下 金炉底三分 椒目下 共為細末用

桐油調搽 新增 苦參 人中黄

△勝金散 好醋塗痛處甚消 又治刀傷吐衄潮服 白參 野山膝各一 研極細末

△螵蛸散 治破爛諸瘡 海螵蛸 人中白 煅各一 共為細末掺之神效

△退管散 猪蹄管乙個不可亂將管上油膜去淨以瓦焙乾 [illegible]鵝管石二

白砒一 銀硝一 共為細末以白梅葱水麵糕為藥条揉入管内

以腐吹三次其管退出

△平瘡散 專治白泡瘡膿窠肥瘡痛痒立效 寒水石一 東丹一

掃盆子 硫黄半 明礬七乄 川椒乄 黄柏半 牛烟膠半

人中黄乄 為細末以板猪油鴨脚大黄根仝打爛搽立效

△截瘡散 治一切疥癩膿窠諸瘡 嫩松香乄 雄精乄

共為細末入於漉紙捲成条浸菜油一宿取出倒掛火燒滴油塗之

即愈

△梅礬散 治一切風耳開喉閉吹之立效加射香更妙 梅礬乄 製蚕乄 硼砂二下

薄荷分三 大梅片分一 雄精乄 加胆礬乄 山豆根下 甘草乄下研

△吹喉散 治纏喉風痹乳蛾喉痹重舌等吹之神效 殭蚕 薄荷 青黛

朴硝 白礬 火硝 黄連 硼砂粉 共為細末以猪胆七个裝

之埋於土下久之取出揭開焙乾為末

△柳青散 治口舌破碎，先用薔薇根湯漱口，後吹之

薄荷一钱 兒茶八分

黄連四分 青黛二分 冰片一分 共為細末

△金烏散 治頭耳眉癬、燕窩瘡

皂莢炭五分 枯白礬一钱

共為細末，香油調敷

△天疱散 治天疱瘡

滑石五分 粉草一钱 枯礬二分

菉豆粉一钱 共為細末

△吹耳散 治耳病膿水不止

水龍骨煅一钱 海螵蛸去殼一钱 飛青黛一钱

枯礬二分 五倍子炒黄一钱 黄魚齒煅末 細薄荷一分

梅片三分 川黄連三分 蛀竹屑三分 石榴花瓣一钱炙脆 為

末（研細末）

△平安散（即烏龍散）去瘤肉 烏梅 兩 煅存性，為末，搽之。又方，胆礬

燒藥上。

△代刀散 去瘀肉亦可，代開刀。 金頂砒 錢 潮腦 錢 螺螄肉 曬乾 分

輕粉 二錢 巴豆仁 去油 錢 為末，用麻油調搽。

△硇砂散 治鼻痔耳挺及菌 硇砂 錢 輕粉 三分 冰片 錢

雄黃 三分 共為細末，每日點五六次，漸漸化水為愈。

△五龍散 治癰疽疔毒瘰癧初起，調塗。火盛以芙蓉葉汁調，寒重用薑汁調。 生南星 兩 生半夏 兩

全當歸 兩 生大黃 兩 陳小粉 一斤 炒黑 共為細末。

△聖金散 治咽喉紅腫痛嗽痰涎喉痺等，吹之。 淡秋石 二錢 淡黃芩 錢

川雅連 錢 滴乳香 錢 真犀黃 一分 燈心炭 五錢 薄荷頭 三分

大梅片三分　共研細末吹之

△中白散　治喉中腐爛　人中白一錢　兒茶五分　黃柏二分　薄荷五分半　青黛三分　大梅片二分半　研為末

△清陽散　治咽喉腫痛腮痛紅腫　月石飛　青砂各五分　大梅片一分半

右藥研為末

△清涎散　專治牙痛　月石一錢　元明粉五分　大梅片三分

△平安散　與前別散齊用　專消火症疳核　牛黃一分　火硝五分　滑月石二分　雄黃三分　原寸三分　大梅片二分

△清涼散（此藥亦注大約同火症）　熟石膏一錢　黃柏五分　為末

△涼血散　專長血收口　熟石膏一錢　黃丹五分　為末

△生肌散 滑石五 冰片三分 硃砂一錢 為末

△清陽柳華散 治咽喉一切腫痛 黄柏五 青黛五 月石五 人中白煅五 為末

△牛黄冰連散 專治喉痺大約亦咽喉藥也 牛黄一分 黄連二 冰片一分 為末

△丁桂散 治頭痛傷寒之神效也 膏內用 丁香三錢 肉桂五 為末

△薑芷散 專治火痙毒 薑黄 白芷各一斤 為末

△清涼膏 桐油一斤 菜油一斤 鉛粉五 頭髮五 熬至髮盡入丹收膏 先髮油燒至七錢 鉛粉二分 和入再用丹收

△陽和解凝膏 專治寒症 附子 桂枝 官桂

大黄 歸身 川烏 艸烏 地龍 殭蚕 赤芍 白芷

白歛 白芨 各二兩 續斷 防風 荊芥 五灵脂 木香 各一兩

陳皮 鮮牛蒡艸 三斤 活白鳳仙花梗 四兩 蔴油十斤

先將牛蒡鳳仙二味入油煎枯去渣再將上藥入煎至枯濾渣

陽宿油冷見過斤兩每斤油加炒黄丹七兩 攪匀文火熬至

滴水成珠為度以油鍋移陽處再以乳香沒藥各一兩細研

蘇合香 四兩 麝香一兩 入膏攪匀半月後攤貼

又 背疽夾青 炙乳香 炙沒藥 銀珠 黄丹

血竭 兒茶各兩 銅綠 八分 共研細末

又 化腐丹 紅升藥 一斤 銅綠 八分 石膏 一斤 煅 炙乳沒 各三兩

降藥丹八分 研為細末以磁器藏

△九一丹 拔毒生肌 灰浸石膏九分 三仙丹一分 共擂細

末摻之。

△赤灵丹 治疔毒瘡毒不透敷之立起 上血竭一錢 月石一分 為末

△三黃丹 治風毒黃水瘡 大黃一分 黃柏一分 黃連三分

石膏煅一兩 爐底炒二錢 共研川連水調敷

△金素丹 治背疽瘡肉黑黯死肌臭氣難聞以此摻之 生明礬六分 枯礬三分

腰黃一錢 共研細末如霜

△墨龍丹 去實出肉治喉癰或脫肛以此摻之 先用防風五錢 煎湯調搽

豆豉入熟地 炒炭一兩 烏梅炙三分 為末搽

△蜒蟾丹 治漏管 蟅蟲十條 以泥封罐納入炭火煅之 蟾酥一分 熊膽八分
麝香一分 冰片二分 共為細末飯糊為條捻入其管退後用生肌藥

△蟾酥散 蟾酥一分 沒藥炒一分 乳香炙一分 甲片一分 蜈蚣一分
雄黃一分 麝香八分 川草烏 雞藤黃一分 為末

△補膠丹 治痔漏收脱 傷損 白牡丹根一兩 黃絹一尺 優一
煎濃半碗 徐服之 後忌言語

（空二格）△八寶丹 一切不收口摻 大濂珠一分 同豆腐煮过 真青龍骨一兩
上血竭 嫩兒茶各一兩 石膏 童便浸百日漂 一兩 西血珀一分 上浮甘石一兩 煅
鴨內金一兩 炙 共為細末如霜 磁瓶藏好

△四寶丹 治臁瘡 川黃柏 赤石脂 大貝母去心 青黛

共為細末摻之。

△墨虎丹 治一切無名腫毒 全膏貼。 麝香 六分 頂梅片 六分 公母丁香 各分

蜈蚣 七條 靈磁石 煅 分半 大全蟲 七個 炙甲片 七片 大蜘蛛 煅 七個

製蚕 七條 紅硇砂 三分 研細如霜，瓶貯，不可泄氣。

△八將丹 治疽毒不起，疔毒不透，腐肉不脫，用此提毒。 西黃 三分 大泥 三分

蟬衣 焙五 大蜈蚣 七條 炙甲片 三分 麝香 三分 大全蟲 炙 七條

五倍子 焙 三分 共為細末摻之，以膏蓋貼。

△十寶丹 治久不收口。 花龍骨 五 童便浸石膏 一兩 血竭 五分

製爐甘石 五 龍眼核 煅 五 水龍骨 煅 五 炙乳沒 各三分 鴨內金 炙 三分

人中白 煅 三分 大梅片 五 共為細末，磁瓶盛之。

△消疳丹 治一切牙疳臭爛不已 吹之立效 胡連五分 膽礬三分 兒茶五分

銅綠五分 麝香一分 綠礬五分 滑石五分 杏仁霜五分 犀黃五分

青黛五分 内金五分 冰片五分 乾蟾炭三分 上芦薈五分

兒茶五分 人中白煅五分 葶藶子五分 雄黃五分 共為細末

△三星丹 治走馬牙疳黑腐不去近腮穿腫危險不堪吹之 北棗三分 白砒二分

雄黃五分 膽礬三分 將棗去核 三味研入棗内濕布包於炭火煨

脆存性研細加梅片二分 為末收貯

△文星丹 治走馬牙疳 五倍子一分 入烏梅肉一分 白礬五分

南星一分 雄黃一塊 皆用麵裹煅 内入大梅片三分 麝香五厘 研

△輭馬丹 治牙疳作痒 胡連五分 川柏五分 硼砂一分

雄精二錢　川連一錢　兒茶廿錢　薄荷一錢　人中白煆一錢

冰片八分　共為細末○　附法此症熱瘧口起者○當以綠豆飲濃

汁頻用○

△歐府丹治瘡口不脫吹之生肌○　真麻黃一錢　血竭珀二錢　大濂珠一錢

青龍骨二錢　雞內金一錢　梅片八分　研○

△金丹治走馬牙府腐爛吹之立效○　黃牛糞煆　黃柏　人中白鹽泥固封煆各一錢

大梅片一錢　研○

△金不換治瘡府牙府咽喉蛾喉間潰爛吹入神效○　西瓜霜六錢　青黛二錢半

人中白煆一錢　川黃柏二錢　硼砂二錢　元明粉二錢半　大梅

片一錢　共為細末○

△大金丹（治咽喉聖藥，虛火者吹之神效） 硃砂二錢 雄精一錢
硼砂一錢 川連二錢 犀黃五分 甘草一錢 桔礬三分 黃精二錢
淡秋石一錢 製熟附一錢半 共為細末。
△家寶丹（治咽喉風喉，吹之甚效） 薄荷頭二錢 鏡硝二錢 燈灰二分
雄精一錢 大梅片三分
△五寶丹（治諸癰腐爛定痛，又治疔毒腐爛拔毒） 靈磁石五錢 飛硃砂六錢
上雄精二錢 梅片三分 麝香三分 共為細末。
△九轉丹（出膿後用） 紅升五錢 熟石膏一兩 共為細末。
△去解丹（拔毒去膿） 熟石膏五錢 黃柏一錢半 青黛二錢
△去腐丹（祛腐不脫，不可常用） 黃丹五錢 熟石膏五錢

△海浮散（長肉止血定痛。傷寒亦用卻效。） 炙淨乳沒各等分 研極細末

△二仙丹（馬氏）瘡久不斂，圍[illegible]敷之 又婦人乳中每管用之 明礬一兩 銀硃一兩 研極細末

△青敷藥（馬氏方） 大黃八分 薑黃一兩 黃柏一兩 白芷一兩 青黛一兩 白蘞一兩 花粉一兩 陳皮一兩 甘草一兩

△黃敷藥 大黃一兩 薑黃一兩 花粉半觔 黃柏一兩 蒼朮一兩 陳皮一兩 白芷一兩 甘草一兩

△黑敷藥 大黃一兩 陳小粉一斤炒黑 毛菇一兩 貝母一兩 陳皮一兩 南星一兩 花粉一兩 白芷一兩 厚樸一兩 甘草一兩 血竭一兩 芙蓉叶一兩 五倍子炒半斤

12

△八寶丹（馬氏方） 煅龍骨六分 梹榔一分 水飛甘石六分

白占六分 煅石膏六分 寒水石六分 東丹一分 鉛粉一分

△五寶丹（又馬氏方） 煅石膏五分 上白占五分 赤石脂一分

黃丹一分 冰片二分

△東坡方 癬瘡延蔓 草决明子五分 研末入水銀少許

輕粉少許 研擦破塗之

△秘藥加料 治爛喉及喉痛實火 上犀黃一分 滴水石一分 硼砂三分

川雅連二分 淡芩二分 大梅片一分

△小兒頭瘡 胎毒及頭痒等 川黃柏一分 烏金散一分 人中白一分

以研細後菜油調

△定心化瘀丸 明礬各分 鬱金九分 共爲細末飯糊丸

△青黛散專治耳腫痛初起用之吹耳 青黛 薄荷 木鱉子 焙去皮

冰片 半分

△參末散 苦參一斤 研

△定痛丸專治諸痛（馬氏方） 炙沒藥 炙乳香各分 甘草分

真綠豆粉 共爲細末 硃砂爲衣

△又方 加洋烟灰少許 更靈（許壹伯常用此藥）

一方 綠豆二物有洋烟和棗肉爲丸 如桐子大 每服二丸 硃砂爲衣

△馬氏八勝散 五倍子半 雄黃分 乳香三分

角針分 全虫分 蜈蚣二條 麝香一分 冰片一分

△秘製白龍丹 專治肺癰 真川貝母一斤 淡鹽水爲丸五分

真川貝母 上 柿霜 末

△止嗽散（西氏）專治咳嗽 米半夏 研末 白冰糖 錘碎 末

△解毒散 煅石膏 兩 青黛 末

△和中丸 木瓜 兩 人參 三錢 白朮 三錢 炙艸 兩

陳皮 兩 乾薑 兩 清水泛丸

△收瘡散 五倍子 研細 用麻油調敷

△三黃丸 川雅連 半 黃芩 兩 製大黃 二兩 白蜜丸

△蛇咬洗方 白凡楠 莧菜 松花 川椒 蒲公英

青蘇皮叶 荷叶 豆叶 葱白

△牙痛散 蓽撥 石膏 研末擦○

△移花散（葛氏方）小兒痘出眼中，左眼吹右耳○，右眼吹左耳○ 東丹 輕粉 豬牙皂各末 大梅片分 為細末○

△催經丹 蓖麻子 研末○

△定痛丹 三七末○

△截瘧丹 威靈仙 研末，貼臍○

△白靈丹 石膏兩 白占錢 冰片二分

△止血丹 生蒲黃炒黑 研○

△太乙丹 太戟兩半 五倍子兩 毛菇錢 硃砂錢 麝香錢 千金霜兩 雄黃錢

14

△截瘧丸 巴霜一分 冰片一分 雄黄一分 斑猫十六个

皇土二分 麝香一分 硃砂一分 輕粉一分 研細末糯米丸菉豆粒

△陽和丸 麻黄 肉桂 炮薑各等分蜜丸

△治目多眵淚藥 鯽魚胆一个 人乳一盞 和白飯上蒸二

次点眼淚自收也

△治螳螂子方（即奶乳） 青黛三 元明粉三 硼砂二

薄荷四分 冰片一分 同研細末擦口內一日三五次

△治西洋眼藥 猪苦胆取汁 東丹拌匀加冰片青黛少許

攪成条於盤中（大頭磨擦）（至天亮曬收好）

（第二次速）傷丸 淮牛膝三 參山七三 當归三 落得打三

杜仲一兩 骨碎補一兩 山羊血三錢 [illegible]五錢 自然銅三錢 兒茶三錢

甜瓜子二兩 紅花五錢 厚樸三錢 乳香三錢 木瓜五錢 川續斷二兩

肉桂三錢 硃砂三錢 原寸八分 研細末稀粥為丸硃砂為衣

彈子大每服一丸陳酒送下

△嗜嗑神效丸 青皮一枚 去穰 入巴豆一粒 去殼 燒仁研末服[illegible]

可泛丸

△五癇丸 [illegible]膠一兩 飛硃砂三錢 明礬一兩 鉛粉一兩

明雄黃三錢 [illegible]皂丸查用皂角水泛為丸每服壹錢

△五氣丸 廣木香一兩 沉香一兩 降香一兩 肉桂六錢 檀香一兩

△五九峯治吐血丸 大生地八兩 犀角一兩 懷山藥四兩 丹皮三兩

15

当歸一兩　大白芍二兩　雲茯苓二兩　女貞二兩　猪肺一个　童便浸洗煨化　再用藕汁一碗熬膠　加粳米粉八合　糯米粉四合　和前藥擣丸　每服五錢　開水下

◯兑金丸　黑丑二錢　大黃二錢　雄黃一錢　黃連三分　神麯五錢　胆星五錢　青黛　鍛石膏各二兩　飛滑石二兩　胡黃連三分

黑大蝦蟆一个　泥包　蝦蟆煅存性為丸

◯哮喘丸　杏仁二錢　馬兜鈴二錢　蟬衣二錢　桑皮一錢五分　白果肉一錢五分　白礬五分　白信一分　鋪上　藥為末　紅棗肉為丸　如菉豆大　食後冷茶送下　男七丸　女六丸為正　即刻吐痰　神效無比

◯蟾酥丸　蟾酥二錢　膽礬二錢　銅綠二錢　寒水石二錢

掃盆末 雄黃末 硃砂末 枯礬末 乳香末 沒藥末
麝香末 蝸牛廿个 加乳髮末 蜈蚣一条（即飛仙奪命丹）

△醒消丸 乳香沒藥末各一两 麝香一錢半 雄精五錢
共研和取黃米飯一两搗爛入末再搗爲丸如蘿蔔子大晒乾忌
烘每服三錢 熱陳送（酒）服 痛息

△貴金丸 大黃一斤 白芷一两

△平安丸 蒼沉香六錢 丁（香）末 寸香六三分 蟾酥末 牛黄末
硃砂末 木香末 月石末 冰片三分 蒼术末 雄黃末
明礬末 共研細末粽尖爲丸

△琥珀多寐丸 治健忘恍惚神寃不寐 琥珀 羚羊角 茯神

16

人参 白术 远志 甘草

△胡连追毒丸 猬皮炙去刺一两 胡连姜汁炒一两 原寸二分 捣饭为丸，每服一钱，酒下

△胡连闭管丸 遍身诸漏皆妙 煅石决明钱 槐米微炒钱 炙甲片麻油炒钱 胡连净末一两 蜜丸，每服空心米汤下，早晚两服。如漏之四边有硬肉突出者，加蚕茧二十个炒末，和入药中

△七味丸 香附三两 米泔苍术一两 甘松一两 甘草五钱 乌药一两 藿香三两 木香一两 上药为末，水叠为丸，如弹子大

△保童肥儿丸 参叶钱 金樱子去核一两 山查肉一两 麦芽一两 建莲一两 五谷虫一两 茯苓一两 芡实一两

薄橘紅一錢　白朮一錢　使君子錢半　肥知母一錢　鴨內金一錢

砂仁錢半　青皮一錢　地骨皮一錢炙　共為細末　蓮子粉搗糊為丸

彈子大米湯化服

腸風下血　石榴皮燒灰調服

△祛風換肌丸　馬齒莧炒二兩　蝕年一錢　蔓荊子四錢

連翹八錢　浮萍草錢半　防風八分　淡芩四錢　荊芥八分

苦參錢半　白蒺藜錢半　大胡麻錢半　黃柏八分　川膝一錢

鮮皮八分　粉皮一錢　白芷一錢

△神效種子丸　此方云寡婦服下且有孕神驗方也　大熟地一兩半　肉蓯蓉一兩半

萆薢四錢　竹草五錢　木瓜一兩半　山萸肉酒一兩半

澄茄一錢　大茴香一錢　馬蘭花陰乾研八分　乾漆一錢　巴戟肉一錢

17

蛇床子五分半　龍骨五分　全当歸五分　牡蠣粉五分　母丁香八分一五

桑螵蛸五分　全蝎去毛二分　茯神（茯苓）五分半　蜘蛛十个　威灵仙一五

兎絲子一五　沉香二分　車前子五分　木通四分　遠志肉一五

右味研细末煉蜜丸如菉豆大每日清晨服一二錢開水下

又煎藥　每月經期將時服一剂藥方如下　桂枝三分　白芍二分　甘草二分　薑皮三分

再加玉金二分　紅棗三枚

○蠟礬丸　白占二分五　黄占五分　雄黄三分　琥珀七

硃砂八分　白蜜七　煉之為丸

○青龍丸　治疔腫内傷附骨疽瘰癧乳串痰氣硬塊　番木鱉去皮切片四五

炙甲片五分半　殭蚕五分　研末飯糊為丸桐子大每服七分　切冒風

十一

丸

臨臥時服 頭面羌活川芎各半 肩背角針各半 兩臂桂枝各半 胸腹枳殼各半

腰杜仲各半 足牛膝各半 咽頸甘草桔梗各半 跌仆寧筋當归紅花各半

後製爲引婦人新産服各半 一日服各半 瘰癧桑枝炒酒送服 小兒一歲

九丸 三歲十丸 四五歲十五丸 五六歲廿丸 八九歲廿三丸 十四歲

至十四歲以上下

△痤斑丸 玉蘭花瓣 肥皂皮 石硝 上藥搗爛爲丸 日日

洗面時搽

△龜背 兒茶 阿魏各 乳香 末 沒藥 末 肉桂二分

冰片一分 各研細末用猪脂和丸貼突處亦可

△通音丸 川貝母 款冬花 炒桃肉去皮 十枚 白蜜 上藥

18

研末打丸如龍眼大飯上蒸用水沖服

△消管丸 苦參四兩 川連二兩酒炒 當歸 槐花 華澄茄各二錢

各二兩 五倍子四兩 各為細末用 小鱉二只（大約八九斤） 真柿餅二兩

二味共煮以爛搗爛入前藥末搗丸每日空心服四錢開水送

下其管自出

△鯉鱗丸 治一切無名腫毒瘰癧痰核 歸尾四兩 大黃 荊芥（去梗） 乳香八錢

沒藥各二兩 黃芩 連翹各二兩 防風 羌活各二兩 全蝎 蟬衣廿只

殭蠶各二兩 牛皮膠二兩 雄精土炒二錢 金頭蜈蚣去頭足一條用薑汁塗焙乾 一條用

鯉魚鱗炙 一條用麻油 一條用醋 穿山甲二兩 不作用灰 一兩用 細紅花四兩

益母湯土炒焙乾一兩 皂角四兩 煮益母湯一兩 蒼朮四兩 益母湯煮一兩

倍乾大為末米醋打糊為丸硃砂為衣婦乳癰酒下七卜若乳之每服一丸未成内消已成出膿神效

△寒痺丸 治半身不遂言語不利小兒驚風夢搐 槐花各兩 當归 元參

川烏各兩 炒麻黃 茯苓乳拌 防風 薄荷 甘草各五

牙皂去皮牛蒡子炒 冰片五分 蜜丸如櫻桃大每服一丸 小兒半丸茶下

△仙桃丸 治手足麻痺癱瘓疼痛跌仆損傷腰膝痺痛甚效 川烏各兩 五灵脂各兩

威灵仙各兩 洗晒為細末酒糊丸如梧子大或七丸或十丸鹽湯下

忌茶

△治老人不寐丸 六味地黃丸一料 加麦冬各兩 黃連三錢

炒棗仁 棗肉 桂身 當歸身 甘菊花要家種者三兩 柏子霜

共為細末蜜丸每日白滾水送下 服後用飯 此丸老人可服至

19

百歲云

截瘧丸　巴霜五厘　冰片一分　雄黃五厘　斑猫只封　伯土三分

麝香一分　硃砂五分　輕粉五厘　共研細末糯米為丸約百十粒

又致和丸　熟地二兩　厚樸一兩　胡蘆肉十二兩　蒼朮一兩

川椒一兩　當歸一兩　甘草一兩　烏附二兩　砂仁一兩　陳皮黑棗煮丸一兩

又戒烟丸　党參二兩　玉竹二兩　粟殼二兩　橘紅一兩半　沉香一兩

黃芪二兩半　茯苓二兩　炮薑一兩　杜仲二兩半　肉桂一兩　棗仁二兩二分

製半夏一兩半　益智仁二兩半　覆花二兩半　紅棗一兩　全薑用布濾汁再入

烟灰三兩　赤砂糖一兩　全薑汁和在一處熬五日為丸　此平淡之方看

体質用　烟癮重者加烟

△痧丸　蒼术一兩　天麻三錢　硃砂一兩　麻黃六錢　麝香六分
甘草四錢　雄黃三錢　丁香三錢　大黃一兩　蟾酥三錢　醋化丸

△衛生丸（廣東陳利濟出）　熟地　川芎　炙黃芪　砂仁　香附　橘紅
歸身　野於术（空一格）　條參　元胡索（空一格）　茯苓（另去）　肉桂　白芍　木香　人參
麻黃　益母草　炙甘草

○逐痛丹　山膝末
丨乙胃靈丹　木香　延胡
乙白眼藥　月石五錢　藥粉三錢　冰片五分　麝香五分　研令
極細，不細則痛
乙水眼藥　甘石五錢　月石一兩　螵蛸一錢　冰片四分　硃砂一錢

眼藥　珊瑚三分　礞砂三分　蒼粉二分　珠子四分　琥珀一下
元寸三分
心嗽散（本氏）　法半夏八兩　冰糖六兩　鹽兩　井水煎服
（其炎人所用者）桃花散　熟石膏四兩　黄丹四錢　治大燙火爛（腿）瘡用菜油調
又能長肉生肌
八寶丹　熟石膏兩　冰片一分　西黄七分　血竭三錢　拔毒長肉
吹藥　上犀黄二分　大梅片三分　西月石一兩
文　西月石兩　冰片二分　青黛錢
解毒丹　青黛錢　熟石膏四兩　（治回桃花散）
翠雲散　熟石膏錢　牛黄錢　銅綠錢　治小兒耳疳

漏膿用葱管一根（約一寸半長）一頭置菜油中 然後再蘸此藥
置耳中 每日換二次

△珍珠散 濂珠一錢 石膏（煅）一錢 西黃一分 冰片二分 生肌長肉

△梅花丹 治一切癰腫 每服一分至多至下 丸黃豆大 研末

又蝕敷附口瘡 麝香三分 冰片三分 乳香六錢（炙去油） 蜈蚣五條

寒水石三錢 同燒酒浸爛 打膩如綠豆丸 輕粉一錢 腰黃五分

炙沒藥七錢 血竭三錢 杜蟾酥三錢 金箔十張為衣

△蠹瘡方 蝙蝠（瓦上炙為末，二只） 冰片二分 搽膏上貼

△化毒丹 金銀花五錢 夏枯草五錢 共研細末 用蜜為

丸 解熱毒如神

腰

△搽药 治一切火毒　铁石膏一两　大黄一两 生晒不可炙，炙則無力　天花粉一两

右方治一切無毒，或用馬莧根汁調，或芙蓉叶汁，或側柏叶汁調，隨時揀擇。又治疔瘡火毒症，菊花叶打汁調。

△眼癬用　乾眼药 卅五文　傲鷄子油調搽

△蛇床子散 治濕毒膿窠疥瘡　蛇床子二斤　川黃柏二斤　生石膏四斤

濕毒瘡小青油調，膿窠疥瘡麻油調。

△提疱药 治爛穴瘡痛，膏藥上貼之，約二三點鐘時即起疱，待疱以用針挑之，其瘡即休　斑貓一物　研細

撲膏藥上貼之。

△拔膏药　萆麻子 去殼二斤　老松香一斤　鋅丹半斤　先將萆麻研爛，加松香一斤打和，再加麝香一斤，再打，看老嫩，老者加萆麻

十五

子嫩者加松香

又黑瘡藥　皂荚子　極透　研末調搽

又白瘡藥　蛇床子　石膏各半　研細用麻油調敷

比黑瘡藥更靈

臁瘡膏（大生青流膏　火小用）　膽礬一錢　輕粉一錢　芦甘石一錢

黃丹五錢　板豬油五錢　以上三味為細末先將豬油燉烊

又入黃白蠟各化透再入末藥調攤於油紙

又黃連膏　治多年臁瘡溼毒鼻瘡諸毒等症治之神效　黃連一錢　黃柏一錢

薑黃一錢　歸尾一錢　白芷一錢　丹皮一錢　赤芍一錢　生地五錢

合歡皮五錢　大黃一錢　黃芩一錢　秦艽一錢　紫草五錢　鮮皮五錢

右藥用麻油二十兩煤枯撈去渣下黄白蠟各一兩溶化收膏

入磁瓶内以油紙攤貼患處

夾紙膏 治多年新起臁瘡並效

紫草 歸身 細生地 黄柏 白芷 冬青藥 川椒各二兩 黄白占 飛丹 密陀僧 血竭各五兩

輕粉三兩 銀粉一兩 銅綠半 乳没藥各半 冰片三 上藥

麻油一斤入前七味煎枯去渣入二占溶化再將後藥研細和勻攤

紙上貼之如乾加公猪油調再可

又方

煅石膏一兩 爐甘石一兩童便浸煅 龍骨醋煅三次 輕粉

寒水石煅各一兩 嫩松香一兩 放銅杓内熬至黑色起烟倒在水内

候冷用葱白煮四滾 右味爲末以公猪油調勻作夾膏以葱湯洗淨貼之將裏脚緊々縛定隔看黑色即换

△烏金膏 治足三陰溼熱腿脚紅腫皮破脂膿，手血風、風瘡浸淫不已，痛癢非常者 先用桐油一斤

入鍋熬起白星爲度，加黄蠟五錢溶化，入研細炒大黄末一斤

攪匀，再入[illegible]冰片二分，攤貼。

△清涼膏 專治一切熱毒瘡癤。此方是西某所抄，是又方。 長頭髮一斤 菜油四斤

煎枯去渣，再下 活牛蒡 甘菊 金銀藤 馬鞭草

蒼耳草 仙人對坐草各一斤 入菜油十斤，煎枯濾出，再加白芷 甘

草 五靈脂 當歸各五錢 煎枯去渣，再將煎熬髮油[illegible]入

共見斤兩，每一斤油入桃丹七兩，熬膏攤貼，熬嫩膏再添丹少許煮和

[illegible]氏[illegible]又方 （即照抄清涼膏[illegible]日前[illegible]一方[illegible]比清涼方就以備應用，甚好熬法） 先將油髮用文火漸漸熬至髮化爲水，約要大半日功夫，次將鉛粉和入，收用

丹收膏。師曰：頭髮宜漸漸入，油亦生瓜蔞，油甚好。

若熬膏無用別藥漸入

23

乙玉仁膏（存仁堂方） 當歸一兩 白芷五錢 紫草二錢 甘草一兩二錢

用真麻油一斤將前藥浸五日熬至藥枯去渣將油再熬至滴水成

珠下血竭細末五錢攪勻再下白蠟二兩溶化離火微冷再下輕粉

五錢研細攪和成膏

乙北庭丹（治舌菌） 人中白 番硇砂各 溏雞糞瓦上

青苔 亂松各五錢 用傾銀罐子二只將藥裝內將口封固用鹽泥

固滾炭火燒三炷香為度候冷用罐取出入冰片麝香各一分共

研細末用針破舌菌以丹少許點上以蒲黃末蓋之

乙蛇咬解毒丹（潰爛者之神效） 野三七 膽礬 各七 麝香三分

白芷五錢 五靈脂五錢 雄黃五錢 雄鼠糞二錢 千金霜二錢 小

十七

茴香二錢　白桔梗二錢　川貝母一錢　上味共為細末

又洗方（即抄在牙痛散上者）

人參胎產金丹（馬氏方）　人參一錢　全歸當一錢　丹皮一錢　川芎一錢

元胡索一錢　白芷一錢　野於朮一錢　生甘草一錢　藁本一錢　上桂心一錢

白薇一錢　赤石脂煅一錢　懷山藥一錢　沒藥一錢　兔絲子蒸一錢　白

蒺藜去刺二錢　春砂仁一錢　白茯苓一錢　白芍一錢　杜仲一錢鹽水炒

上藥為末白蜜為丸如龍眼核大硃砂為衣以臘固封（[illegible]）

一、臨產湯化服　一、產後童便陳酒化服　一、經後當歸湯化服

一、懷孕後每日白朮條芩化服三五丸　一、胎動不安白蓮花湯化服

一、屢經小產不受孕當歸熟地湯化服永免墮胎之患　一、勞役

虚弱中氣不足人參湯化服　一、勞役虛損小黄米湯化服
一、胎漏下血藕節棕灰湯化服　一、妊孕腹痛脹滿木香磨水化
服　一、妊孕赤帶紅鷄冠花湯化服　如白帶白鷄冠花湯化服
一、妊孕腰腿痠痛桑寄生湯化服　一、產後兒枕痛山查煎陈
酒黑糖化服　一、横生逆產並子死腹中當归川芎湯化服
一、胞衣不下紅花益母草湯化服　一、頭胎交骨不開龟版湯化服
一、產後乳汁不得以好酒當歸山甲煎湯化服　一、妊孕轉胞小便不通
琥珀磨水化服　一、妊孕四肢浮腫桑皮湯化服　一、妊孕子腫大
附腹皮湯化服　一、妊孕子癇抽搐鉤藤湯化服　一、經脉不調月
事參差有餘不足諸虛百損癥瘕積聚乾血勞傷子宮虛冷

十八

血海枯涸一切婦人等百病俱用煮陳酒化服

△秘藥餅 六枚辛 臨用時研極細末每下加此藥七味 大梅片四分 珍珠細四分 西黄六分 麝香六分 輕粉一厘 硼砂六分 共為細末和勻收貯吹之 此餅識不可解七味又改六味前云臨用再加知似尚無有上藥數味也

△神燈照（雷州數藥方） 上雄精 硇砂 血竭 沒藥各五分 麝香六分 四分 共為細末

△專治頸項瘰癧痰核（又名馬刀失榮等症）（本名蟠龍瘡） 蛇床子卅五兩 燒酒五斤

先將瓶酒曬極熱次入卅浸之每日早晚照量大小服之蓋症勢年數未久服之一年即可全愈

掃光 小兒頭瘡等 治一切瘡疥破後未合口

白膠二斤 苦參二斤 明礬半斤 川椒炒半斤 蛇床半斤 硫黃半斤 樟冰四兩

枯礬半斤 紅砒五分 蛇床子炒半斤 大楓子肉二百粒

紅銅片 專治臁瘡

硫黃五分 明礬二錢 紅砒一分 土硃二錢 共研細末將藥入鍋溶化傾出做成餅子每用少許毛絲罩油磨下塗瘡上

貼散膏方

升麻二錢 甘遂二錢 貫眾二錢 斑貓廿只

白芷二錢 苦參二錢 昆布二錢 羌活二錢 全蝎二錢 蜂房二錢

商陸三錢 海藻二錢 白蘞二錢 赤芍二錢 瞿麥二錢 竹茹二錢

白斂二錢 大薊二錢 蜈蚣二錢 花粉二錢 蒼朮二錢 防風二錢

荆芥三錢 伊附子三錢 董黃三錢 細辛三錢 澤蘭三錢 稜蒁各三錢 附子三錢 川草烏各三錢 遠志三錢 官桂三錢 延胡三錢 河車三錢 蓖麻子三錢 水仙根七錢 生首烏三錢 金星草三錢 野薔薇根七錢 蒲公英三錢 地丁草三錢 角針三錢 穿山甲三錢 牛蒡三錢 莧菜二塊 夏枯草三錢 忍冬藤七錢 芙蓉花廿朶 芭豆肉三錢 野菊花三錢 蒼耳子三錢 血見愁三錢 防己三錢 川椒三錢 歸尾三錢 寄生三錢 王不留行三錢 草大戟三錢 木鱉子五 白蘚皮三錢 威靈仙三錢 五靈脂三錢 紫草三錢 殭蠶三錢 童子髮三錢 透骨草三錢 生薑 用大麻油十五斤浸七日下鍋内熬至藥渣枯濾去渣再熬滴水成珠然後投下炒黃丹六

26

疔收膏。

△擒喉痧方（京城中方）（本症先生佳喉良）斑猫去足翅米炒 麝香三分 白芨三分 全虫三分 玄参三分 冰片四分 京川贝五 白蜜半 此方斑猫不论分两，五倍白蜜不知如何用法。

阳和解凝膏 附子 桂枝 大黄 归身 肉桂各分研细末 草乌 地龙 殭蚕 赤芍 白芷 白敛 白芨各五 川芎各 续断 荆芥 五灵脂 乳香 防风 香元 陈皮各分 五半 鲜牛蒡子三斤 [illegible] 白凤仙花梗四两

△五效丸 治带下肠风下血等症 豆腐锅巴 晒乾或焙新瓦上炙黄研细 每两加黄连末 共研细末 加饭共捣为丸 每服半

赤帶參湯下　白帶砂糖湯下　其淋小便出（此下帶方小半迭）

△頭耳諸瘡唇癬及蒸窩瘡　用肥皂燒存性末　枯礬研細

香油調塗

△臘梨頭瘡方 拘大人小兒 ● 獨核肥皂去核塡入砂糖

及巴豆二枚以泥包燒存性入檳榔輕粉五六分 研細香油調塗

△小兒頭瘡方　皂角燒黑爲末去痂 搽之不三次即愈 但禿

肥瘡皆效（即筆峰衛生雜興）

△狼毒膏　狼毒　川椒　硫黃　檳榔　文蛤　蛇床

子　大楓子　枯白礬　各錢　共研細末用茶鐘取香油一鐘煎滾

下公豬膽汁一枚和勻調前藥搽患處

△治囊漏皮厚而出水，寶方。蒼术 川芎 吳茱萸炒 歸身各二錢 肉桂 木通各八分 青木香一錢半 黃芪二錢 白术 花粉各八分 蛇牀子二錢（如無用草代之） 龍膽草八分 用酒煎服。

△專治洗囊風去風消痒除濕。 威灵仙二錢 蛇牀子二錢 當歸尾二錢 縮砂殼二錢 土大黃二錢 苦參二錢 老葱頭七個 用水五碗煎數滾，傾入盆內，先薰，候温浸洗。

△敷藥方 炙乳沒 海螵蛸 赤石脂各等分研末，和黃蠟化開作餅，敷之扎好。

△藥絲線 芫花二錢 壁錢二錢 草烏二錢 白扣線二錢 水一盌，磁罐內慢火煮乾，不晒，陰乾過夜，將絲線扎緊，每日收緊。

其鬼自然枯黑。

（疑是耳字）△耳出臭膿　龍骨（煅）　五倍子（炒）　乳香（去油）　枯礬

血餘炭（各等分）　共研細末，搽盡膿水，搽之。

△耳中膿水不乾方　膽脂　蛀竹屑　石榴花瓣（炙）

冰片　共研細末，搽之。

△治頸項怪瘡方　花椒（一錢）　銅綠（一錢）　火硝（一錢）　雄黃（一錢）

麝香（一分）　共研細末為丸

~~藥末為衣，右（此藥本不知何解）本作素[illegible]　紅[illegible]丹　搽[illegible]一錢~~

~~百草霜　又　輕粉（一錢）　膽礬（末）　明礬（煅）　猪膽汁搽勻~~

△香墨虎散（秦梅初秘方）　麝香（一分）　大蜘蛛（七個）　大蜈蚣（七個）

28

大梅片五分 公母丁香各五分 穿山甲七分 天蚕七条 全虫七只 灵磁石半

火硝 加犀黄一分 大濂珠一分

△ 鲜药 樟末 象末 姜黄 鼠 自和拷之神效

△ 活络丹 川草乌各五分 不炙 昆仙四分 地龙五分 乳香五分

没药五分 活化昆仙各一钱 每重一分（昆仙灵仙胆星）

△ 林文忠公戒烟灵丹（作丸服，亦可作散） 明党参五分 玉竹五分 ☐ ☐ 一两

沙参五分 黄芪五分 杜仲一两 茯苓五分 粟壳五分 杞子五分

益智仁半两 姜半 枣仁半两 橘红半两 沉香三分 炙草半两 旋覆花五分

加上桂心一分 姜枣砂糖汤为丸

△ 长肉商红膏（摘录） 老松香四两 潮脑五分 轻粉八分

銅綠一分半 銀硃七分 冰片一分半 麝香一分 蓖麻仁二錢

△生地膏（外用） 鮮生地一兩 白芷一兩半 麻油八兩

△百部膏 百部 白蘚皮 鶴虱 蓖麻仁 生地黃

黃柏 當歸五錢 麻油半斤 各藥熬枯去渣入黃占

△癘瘋膏 大楓子肉一兩 木鱉子一兩 當歸五錢 小生地一兩

防風一兩 紫草一兩 黃柏一兩 元參一兩 麻黃一兩 黃占 麻油八兩

~~辛夷散（辛夷花為末 即化瘤丹） 鹿茸二兩 黃[illegible]~~

△消瘤散 南星

△英夷戒烟丸（非鴉片病者亦有救。極效） 高麗參 西洋參 東洋參

北沙參 路黨參 菟絲子 淮牛膝 粉草各五錢

29

右藥用陳酒四斤浸服瘰癧到時服三四杯不可不知所苦 初服七日忌
猪肉、汉忌、醋、鴨子、螃蟹、生冷、麵食，斷瘰方可食

△法製半夏（苏州戈氏） 大半夏十斤 用陳石灰十斤滾水
泡化待溫投半夏日晒夜露顛攪之七日取出換清水浸三日
取出晒乾再用明礬五斤皮硝十斤用滾水泡化待溫投半夏於前製
法晒乾 甘草 薄荷 茯苓各四兩 陳皮录 白蔻仁 枳實
大砂仁 木香 青皮 川芎 五味子 上桂心各四兩 丁香
沉香各二兩 生薑十斤 右藥用滾水泡待溫投半夏浸十四日晒日
夜露顛攪之至期滿取揀出半夏將餘藥煎濃汁去渣澄清
即將藥汁煮半夏收乾為度或為丸或為塊收貯聽用

一、凡有痰飲者，開水送服。痰隨大便出，如魚鰾即愈。　一、凡有老年積痰，陳皮茯苓湯服。　一、凡中風痰厥，羌活前胡湯服。

一、凡寒痰喘嗽，生薑陳皮湯服。　一、冷哮痰飲，蘇子陳皮湯服。

一、肝胃厥氣，青蒿陳皮湯服。　一、三陰久瘧，生薑湯服。

一、小兒痰閉，前胡陳皮湯服。　一、濕溫，砂仁湯服。　一、痰迷癡癲狂，菖蒲葉汁湯服。　一、寒濕疝氣，荔枝核炙灰汁湯服。

△小蟾酥丸（抄服蟾選錄中）　蟾酥一分　明雄三分　蜈蚣一條

研細，米糊丸桐子大，每服五丸，蔥湯下。

△清涼散（抄白經帶）　滑石羔九錢　陳黃升乙錢

玉露丹　陳黃升[illegible]　[illegible]

△八寶丹　煅龍骨三分　輕粉一分

△藥兜肚方（抄靜名樓案下）　乾薑一錢　官桂一錢　白芥子一錢半　枳實一錢　阿魏一錢　半夏一錢　水仙子一錢半　麝香一分　上藥共為粗末，用女綿拌匀，大紅沙布作夾兜肚，連了將藥置於中。

（[illegible]）鐵箍散　三年陳小粉，炒黑至烟出，取出研細篩，去粗頭，用好醋調如薄漿樣敷以敷之。善治一切紅白腫毒，其效如神，未膿即散，有膿即潰，使其不致蔓延，故名鐵箍。此方云係坊前倪氏秘方，不可以小粉輕賤之物，豈可而勿信，惜之惜之。

△紅膏藥（印外科全寶手抄並倪氏家藏之方）（[illegible]用法）　老松香半斤　東丹三兩　銀硃一錢　用萆麻子去殼，打成膠。

許恒君傳用法（附）

外科要錄 銅舂筒 鐵碾（鉄研船）角等必碾 石臼 小篩子 藥碌木

大黃切片 曬脆然後放鉄船中研篩之 後再放研子匣中研好可免雜 石膏 火炉上燒將石膏放爐其色變白但然後置船中研 石膏必須

炒至極細透之要雷但研時要去邪脚起渣 炒藥鏟刀 煉膏用 鉄勺子 絞渣藥布 煉膏次並

急燕云昏贖藥枯 乾亂一錢要三四九末藥研得大 丸繃蒴蘆三錢小丸多五分 煉膏者必須搗上用行灶鉄鍋先

配料東丹宜用真呌藥店人值事大約數百文 藥是莽木

九一丹 即清涼藥加青黛 名生肌且又燥又靈 用石膏十錢 黃丹一錢 長肉甚良 研要細 有毒拔毒 無毒長肉 馬氏

八寶丹 前皆長肉必須用甚靈 陳小粉 炒末拌弄返用要炒至黑以漆甲猪油拌膏 瘡合宜、以瘡塊之小、手掌大者、可收速手心搽、 蔡之浦

張撫臺筆龍返傳本瘡果小縫叶

瘡候好時必莖毒皆瘡上生有膿下串無膿生長生根但磨去

毒也經驗方新肉也　按毒長肉之藥要研至無声為度不然非但

痛且不靈　去蠹出血炒蒲黃末吹之靈

藥厨通長上二格〻〻下乃匾字二抽屉〻〻又二格〻〻又二〻他也

連漆在内共五元定錢（舊做以青箱代）據云廿元可做三圓瓶以要

餅西黃珠子冰片餅外合諸藥膏櫥者則十五元每支

太櫃架一只　下木架之硬木為之高與人齊四方方台式脩地作抽屜架心　上隔以放餅架左右立兩木上横木架之中鏤圓空槅杆形之

圓藥餅大小廿個　小帚三把　研藥缘木一（做丹）　秤二根

針一只（攤膏用）　三匾一對（晒丸藥處用及攤膏時用）　做攤膏藥布　光頁青紅之布

大約三四十二尺以洋皮紙糊楠但皮麵帚掃揩之以膏為度

厚者一層指皮鋪向櫃壁上待乾用　攤膏藥法　小鐵鍋一只（下放炭爐）

十五

中底加鐵叉一益 燃灯件 剪油承刀一把 菸油烟 十味 出小 大哉 仔承五味 色葯

重洋鉄針卷攤 用裁好 膏藥用法 傷經凡等用紅 陰毒注流用青 但銅匙 大四挹坪布瓶夜用菊苯小二 把

針穿掛

藥瓶塞孔 燒灰店做結實廿 百片需百文 敷藥 多攬則粘 濕擦軟不到去敷藥 一看去汗北右汗乃葯氣散 毒門

不看

凡貼傷膏 用生薑擦再貼則葯氣速去而化癒 除毒貼薑 再宜一日止外或搓噴 上摩運及薑片艾灸者

熬膏先備柳木棍 候葯入攪 須攪時 之以膏黑如漆明度共亮如鏡矣

攪匀傾於水內要用把一塊用之 大藍缸 綠去敷葯 貼三日 小藍缸 四只碗 店內

毋則貼去 鮮活血 毛缸盆 置長肉膏 百部膏 頭風膏 以肉桂丁香攪膏貼 患痛 葯存 末但花末入之烘熱用

陽和膏 炸 鍋 潰爛 大膏 用油布 貼敷膏場 面用布 發泡 方碍 小瘡 就敢 亦下注火碍 常用七八攪

煉竅 竅注銅勺下放黃片 燭之 牙疳 一根壓舌看喉及 調敷葯 代刀藥 潤則口大厚 則口淺矣

敷药　似成留顶，未成偏敷，脓疮之疮已开，手不宜用　搽药笔　药笔去腐，柴着搽　大毒未尽不

可生肌，生肌则遏毒内攻，或别生疮矣。半腐半肌，即去腐生肌

瘰不可倒河中，外布包研过，俾知未也，当大伊研

凡肿高者痛，敷凉药；漫肿不红不痛，似有脓，敷温散　生葱套

忌走动下部　疔以银针刺破，然后以拔疔散用之，根脚易之

烧膏药桐油一斤，不木半手，铅粉，乳发五日可做，先武后文，火谷然要烧

焦宜乃又搅，锅盖上烧烟，炙黄香则不能遽也。防烧成焦，宜空地上

防失慎　有油未熬，色在壁上，任宜依色在壁去油

外症以乳癖内疽发背对口宜三复详看然后用药　势大者

取功效，听别试　疮先发散，后托补，虚则用之助脓

癰未成宜消者按之堅不熱多紅

用膏藥法　瘍在堅而厚塗難陷實者不用此法須而膿左右注滿

瘍潰　膏藥不可嫩宜老而落廢易於外耳惟外傷要嫩

瘍症淺輕　實高腫　熱腫紅堅　寒腫木黯　濕腫按如爛棉破則滲水

風腫皮緣紅微熱　痰腫軟如棉硬如饅不紅不熱　氣腫按之皮緊肉

軟遲喜暖緩不紅不熱　跌仆瘀血腫不熱不紅　暴腫已成如潰其色必紫

瘍屬陽十四日熟屬陰廿一日熟　久癰不軟膿熟方軟未成按之

即起已成淺按速起則黃水　深按緩起內有汚膿

按之實痛是血　按之實而不疼是氣　輕按即疼是膿成

重按方痛膿深　胖人膿宜多瘦人膿宜少膿出後切忌用寒涼

腐大者去腐後宜生肌藥　近筋骨風症起痒者宜灸之
瘿瘤結核不宜用刀　近毛髮之瘡須剪去毛髮熬膏以免粘瘡
諸瘡及跌打一經房室立時作痛　婦人刀傷遇經來瘡必痛の物
柴胡湯　打傷後不破皮內有瘀宜攻之通之　病十日好期廿日
毒氣攻心護心散不及急服白沙糖三兩亦可
五洪縮有言惟疔用刺禁用升降二丹以防痛煽
癰疽遺精者須看好而治痔痛亦然　大癰須戒傷積以行經
婦人逢前腫痛更甚難以收功好婦人但想逢經來治醫辭毅後
始能見功無忌房　長肉藥力許即結靨若多一蓋就硬反無
攻膿　症未潰者不可敷塞藥　若未腫未瘔　宜帶辛热

其症腫痛甚，渴，大便秘，或是陽毒，治宜涼藥。焮腫作痛，寒熱頭痛者，皆在表也，宜散之。焮痛作痛甚者，邪在經絡也，和解之。漫腫痛而不潰者，血氣虛弱也，急補托之。色黯而不潰，或潰而不斂，陽氣衰也，溫補之。若大便結，邪在內也，疏利之。

薛立齋謂：形傷痛，氣傷腫，皆因厚味炙煿，食毒所致，無問何部，但若腫痛者，少清。若煩躁飲冷，赤痛發熱，二便不通，火熱內熾也，四味清涼飲或活命飲加大黃。微腫紅腫痛，陽氣虛弱也，參芪內托散。微黯，惡寒，不作膿，或熱而不潰，陽虛寒也，十全托裏散，則未成者消。潰瘍若膿潰後二便秘而有毒未解也，清熱消毒散。熱退而渴不退，津液不足也，八珍加麥冬。熱止腫痛反甚，虛熱內作也，保元湯加清心蓮子飲。

熱退肌肉不生〇十全大補　瘡白下陷寒氣凝也〇五味異功　手足並冷〇六君子姜桂等

〔胃熱風〕清胃散　牛蒡解肌湯　〔又方〕鮮石斛　元參

羚羊角〔牙漏〕玉女煎〔牙齦　牙宣　牙痛〕清胃散　玉女煎

犀角地黃湯　涼膈飲　牛蒡解肌湯　黃芩消毒飲　〔又方〕

鮮石斛　炒山梔　元參　桑叶　杏仁　花粉　連翹　薄荷

麦冬　雪梨汁　荊芥　羚羊角　淡芩　淡豆豉

瓜蔞　忍冬藤　鮮白茅根〔牙菌　牙岩〕犀角地黃湯　甘露飲

玉女煎　瀉黃散　清胃散　加石決明〔走馬牙疳〕犀角地黃湯

〔又方〕鮮石斛　荊芥　元參　前胡　忍冬藤　牛蒡　連翹

葛根　豆豉　薄荷　六一散　土茯　蟬衣　青蒿

黑栀 丹皮 白薇 茅根

肺癰腸癰方 不拘遠年 竹打谷一只。燒紅時悶熄之，研為細末，陳酒送下。

癧瘡煎方 金銀花兩 甘草五分 皂角刺半 水煎一劑立消

乳癰方 白芷 貝母各等分 為末 酒服之。

疔瘡初起 白芷 生薑各兩 擂爛 酒一盞 溫服。

喉癰方 鮮荷叶一把 煎湯常服 垂花 鮮石斛各半
豬胆少許冲飲。

口舌瘡方 黃柏五分 蓮蓬五分 松花灰五分 炙草末五分
薄荷末五分 冰片三厘 山豆根五分 各為末。一日搽三次，明日愈。

廿八

中焦統治方　金銀花　元參　生草　白芍　炒梔子　荊芥
連翹　桑寄子　如屬陰虛生梔子加桂末。

下焦統治方　天花粉三錢　生草三錢　銀花三錢　蒲公英錢半

上下統治方　生甘草三錢　蒲公英一兩　黃芩三錢　銀花三錢
並乳香沒藥各五錢調服。

上消癰毒散　金銀花一兩　當歸五錢　川芎錢半　蒲公英三錢
生甘草五錢　桔梗三錢　黃芩五錢　荊芥五錢　連翹三錢　牛蒡子錢半
芙蓉葉一片

上中下皆治方　金銀花五錢　蒲公英五錢　當歸二兩　元參五錢

疹病方　升麻三錢　元參五錢　乾葛一兩　青蒿一兩　黃芪三錢

36

喉痛方　生地　粉丹皮　白芍一钱　麦冬一钱半　川贝一钱

甘草一钱　元参一钱半　薄荷　青果五个打

乳岩方（初生可治）青皮　石膏（炸用）生甘草节（消腫導毒）橘络

（行经络）皂角刺　银花（此症不可用刀）因寒痰结凝当用阳和汤

外敷宜当忌不可寒凉

乳痈方　金银花一钱半　白芍一钱　青皮一钱　寒蒺一钱　柴胡一钱

连翘一钱半　当归一钱　蒲公英一钱半　生草一钱　鲜橘叶十片　砂仁

末冲入　（又方）加浙贝　白芷　灵仙　夏枯草　天冬

肺痈方　元参八分　麦冬一钱　生草一钱　银花一钱

女人羞隐治方　白芍一钱　川芎一钱　熟地一钱半　当归一钱　甘草一钱

柴胡八分 白朮四分 黃芩三分 炮薑三分 夜熱加梔子一錢。

（又方）瘧疾兼治。當歸錢半 梔子一錢 白芍錢半 柴胡一錢

茯苓五分 楝樹根四分 有積火加黃芩一錢。有寒加桂五分